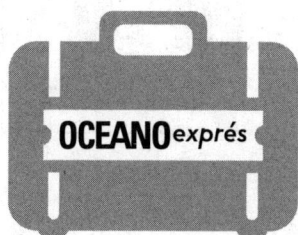

OCEANO exprés

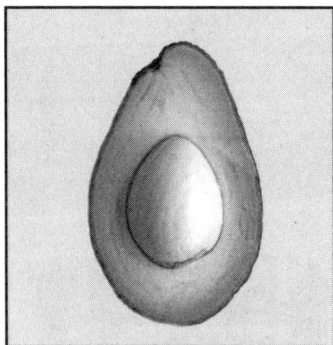

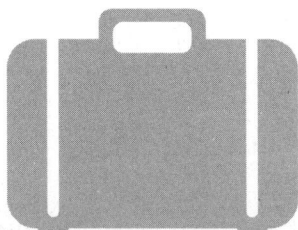

LA DIETA KETO

Tu plan de 30 días para perder peso, equilibrar tus hormonas y revertir padecimientos crónicos

DR. JOSH AXE

OCEANO *exprés*

LA DIETA KETO
Tu plan de 30 días para perder peso, equilibrar tus hormonas y revertir padecimientos crónicos

Título original: KETO DIET. Your 30-Day Plan to Lose Weight, Balance Hormones, Boost Brain Health, and Reverse Diseasee

© 2019, Dr. Josh Axe

Publicado según acuerdo con Little, Brown and Company, New York, New York, USA. Todos los derechos reservados.

Traducción: Enrique Mercado

Diseño de portada: Allison Eddy
Fotografía de portada (aguacate): Shutterstock
Fotografía del autor: David Molinar

D. R. © 2024, Editorial Océano de México, S.A. de C.V.
Guillermo Barroso 17-5, Col. Industrial Las Armas
Tlalnepantla de Baz, 54080, Estado de México
info@oceano.com.mx

Primera edición en Océano exprés: junio, 2024

ISBN: 978-607-557-969-6

Impreso en México / Printed in Mexico

*Este libro está dedicado a mi mejor amiga, mi esposa
y el amor de mi vida, Chelsea Axe,
y a mi padre Dios por haberme dado la plataforma
y el privilegio de escribirlo.*

Índice

PARTE III
TU PLAN CETOGÉNICO PERSONALIZADO

PARTE IV
LA DIETA KETO EN LA PRÁCTICA

Introducción

La búsqueda de un método mejor

> *El médico que menosprecia el conoci-*
> *miento adquirido por los antiguos es*
> *un necio.*
>
> HIPÓCRATES

Debe haber un método *mejor*. La primera vez que pensé esto
tenía trece años de edad, vivía en Troy, Ohio, y con frecuencia encontraba en el piso del baño mechones del cabello ru-
bio rojizo de mi mamá, efecto secundario de la quimioterapia
que dañaba su cuerpo para tratar las células cancerosas acu-
muladas en su seno y ganglios linfáticos izquierdos. Esa inquietante idea reapareció cuando mi vigorosa y atlética madre
(profesora de natación y maestra de gimnasia en mi escuela)
salió, aparentemente curada, de un tratamiento de cáncer,
pero despojada de su chispa, energía y salud.

Debe haber un método *mejor*.

Aunque a esa edad yo no sabía absolutamente nada de
nutrición, el mensaje de una campaña nacional se abrió camino hasta mi cerebro adolescente: los refrescos no son saludables. Así pues, decidí dejar de tomarlos. Nunca antes se me
había ocurrido que la alimentación y la dieta formaran parte

de un "método mejor". Si el refresco hacía daño, ¿también podían hacerlo otros alimentos? ¿Y algunos más harían *bien*?

En la década siguiente, mi madre lidió con una amplia variedad de problemas de salud que la hacían sentirse enferma y cansada todo el tiempo: depresión, hipotiroidismo, estreñimiento, síndrome de fatiga crónica. Todo esto en una mujer que antes de su tratamiento podía desempeñar con facilidad un empleo de tiempo completo, cuidar a su familia y salir a correr después, o ir a una sesión de ejercicio, y sentirse aún con energía. Mientras yo veía que su salud se deterioraba, una idea empezó a cobrar forma en mí y siguió creciendo al paso de los años: sería médico. Aprendería por qué mi madre debía sacrificar su salud para tratar su enfermedad. E intentaría encontrar un método mejor.

Cuando tenía ya más de veinte años, ese sueño comenzó a hacerse realidad. Asistía a una escuela quiropráctica en Florida, donde aprendí los fundamentos de la nutrición. Me especializaba también en medicina funcional, y aprendía acerca de remedios antiguos. La sabiduría de la medicina tradicional china y la medicina ayurvédica tenía sentido para mí. Estas milenarias prácticas trabajaban con el cuerpo, no contra él. En lugar de examinar una enfermedad por separado, esos tratamientos tomaban en consideración a la persona íntegra y atacaban la causa de fondo de su dolencia. Veían el bosque *y* los árboles, así que restauraban la salud al mismo tiempo que erradicaban un padecimiento. Y usaban la alimentación como medicina para reforzar el cuerpo y crear condiciones óptimas para sanar.

La nutrición era la pieza clave del rompecabezas de "un método mejor" que poco a poco se armaba en mi mente. Mientras leía todo lo que podía sobre alimentación y curación, tropecé con la dieta cetogénica o Keto. Las investigaciones al respecto me impresionaron. Ésta es una dieta que transforma el modo en que el cuerpo utiliza los macronutrientes, ya que provoca que la principal fuente de combustible sean las grasas, no los carbohidratos. Ningún otro procedimiento, salvo el ayuno, puede conseguir esto. En consecuencia, esta dieta puede ser un método revolucionario para quienes durante años se han esforzado en bajar de peso sin lograrlo, porque convierte literalmente al cuerpo humano en una máquina quemadora de grasas. Al mismo tiempo, las implicaciones generales de salud son profundas. La dieta cetogénica puede reducir la inflamación, equilibrar hormonas vitales como la insulina y promover la salud de tu cerebro. Durante mis investigaciones descubrí que esta dieta ya se había usado durante décadas para tratar la epilepsia y la diabetes, y que también se exploraba ya para otras enfermedades, como el cáncer.

En esta atmósfera de investigación y descubrimiento, mi madre me llamó un día, llorando. "El oncólogo acaba de decirme que tengo un tumor en los pulmones", me informó con voz trémula, y me quise morir. *No*, pensé, *otra vez no*. Mi madre era mi inspiración y ya había sufrido demasiado. Le dije que la quería mucho y que pronto estaría con ella. Al día siguiente abordé un avión rumbo a Ohio.

En su casa me explicó que los médicos le habían recomendado cirugía y radiación. Yo le dije que creía que había un método mejor, el cual fortalecería los innatos mecanismos curativos de su cuerpo, apuntalaría su salud y le ofrecería un procedimiento sano, sostenible y científicamente sólido para alcanzar bienestar de por vida.

Intensifiqué entonces mis investigaciones. Dediqué cientos de horas a leer sobre cáncer, nutrición, hierbas medicinales y antioxidantes y me comuniqué con algunos de los mejores practicantes de la medicina integral en el mundo entero, para pedirles consejo sobre cambios en la nutrición y el estilo de vida que afianzaran la inmunidad y la curación. Con base en todo lo que aprendí, modifiqué por entero la dieta de mi madre.

Vacié su alacena de alimentos procesados y llené su refrigerador de verduras, hierbas, proteínas sanas, grasas saludables y caldo de huesos. Le enseñé a hacer deliciosos jugos de verduras con apio, espinacas, cilantro, jengibre, limón y betabel. Le compré aceites de salmón silvestre y de hígado de bacalao, con un alto contenido de ácidos grasos omega-3, que reducen la inflamación. Ella empezó a comer varios hongos, como el shitake, el cordyceps y el reishi, conocidos como los hongos de la inmortalidad en la medicina tradicional china . Usaba hierbas como el cardo mariano, con comprobados efectos de desintoxicación del cuerpo, y la cúrcuma, potente antiinflamatorio capaz de revertir varias enfermedades, entre ellas el cáncer. Eliminé casi por completo de su dieta los carbohidratos procesados y el azúcar adicionada.

Mi madre hizo también otros cambios saludables. Empezó a recibir masaje linfático y atención quiropráctica; a orar y hacer afirmaciones positivas de salud, y a usar esencias como el incienso, que alivia el estrés y la ansiedad, refuerza la inmunidad y contiene propiedades contra los tumores. Aunque se le había diagnosticado cáncer, no parecía enferma. Semanas después ya se sentía mejor que en los últimos años, su depresión desapareció y bajó 10 kilos.

Cuatro meses más tarde, cuando fue a ver a su médico para que le hiciera una tomografía, él no podía creer lo que veía. El tumor de mi madre se había contraído a la mitad de su tamaño original, sin quimioterapia ni radiación. Nueve meses después de su diagnóstico, ella estaba casi en completa remisión. Y ahora, trece años más tarde, está libre de cáncer. Practica esquí acuático, participa en carreras de 5 kilómetros y les sigue el paso a sus nietos. Dice que hoy en día, a sus más de sesenta años de edad, se siente mejor que cuando tenía treinta.

Con esto no sugiero que las personas con un diagnóstico de cáncer deban ignorar las recomendaciones de su médico. Las decisiones vitales deben tomarse con la ayuda de profesionales de confianza y basarse en las características particulares de cada caso. Pero reforzar con nutrición las defensas del cuerpo tiene sentido sea cual sea el reto de salud que tú enfrentes. La dieta que ayudó a mi madre a vencer el cáncer fue una versión modificada del protocolo cetogénico que describiré en este libro. Para mí, esa experiencia fue crucial. Tenía por fin todas las pruebas que necesitaba. Había descubierto un método mejor.

NUTRICIÓN ANCESTRAL EN UN MUNDO MODERNO

Mi dieta cetogénica no es una moda engañosa, ni su único propósito es ayudarte a adelgazar. Es un procedimiento científico para reducir la inflamación, corregir los desequilibrios hormonales, emprender en firme tu pérdida de peso y transformar tu salud para que tengas la mejor oportunidad de un futuro sin enfermedades. No implica hambre, privación, ni conteo de calorías. Es un método rico en grasas, moderado en proteínas y muy bajo en carbohidratos, una combinación singular que logra algo que ninguna otra dieta puede hacer: cambiar fundamentalmente la forma en que tu cuerpo quema calorías. Al desplazar de los carbohidratos a las grasas la fuente de energía que tu cerebro y músculos utilizan, obliga a tu cuerpo a deshacerse de esa obstinada llanta de refacción que se ha estacionado en tu vientre, esa grasa frustrante desde el punto de vista estético que es en gran medida responsable de los problemas de salud que acompañan al sobrepeso. En consecuencia, mi dieta cetogénica es la única que puede servirte cuando todas las demás han fallado.

Aunque tiene raíces científicas, este método se basa en la manera en que los seres humanos nos hemos alimentado desde el amanecer de los tiempos. Nuestros antepasados no tenían acceso a anaqueles repletos de cereales, papas fritas y macarrones con queso, como tampoco a alimentos disponibles las veinticuatro horas del día, los siete días de la semana. Su sustento provenía de la naturaleza —de las plantas, hierbas, moras y nueces orgánicas y una extensa variedad de carnes a su alrededor—, así que la disponibilidad de ese sustento dependía de los caprichos naturales y nuestros ancestros experimentaban ciclos de abundancia y hambruna. La alternancia de periodos buenos con gran cantidad de comida y de fases difíciles en las que ésta escaseaba tenía una ventaja: durante las hambrunas intermitentes, el organismo entraba en *cetosis*, estado promotor de la salud en el que el cuerpo quema grasas, no carbohidratos, para abastecerse de combustible.

Puedes entrar en cetosis con el ayuno o con la dieta cetogénica. Ésta se descubrió en la década de 1920. Médicos que trabajaban en la Universidad Johns Hopkins y la Clínica Mayo trataban a pacientes con problemas dispares: trastornos de ataques incurables y diabetes. Sabían que el ayuno aliviaba los síntomas, pero que éstos regresaban una vez que los pacientes volvían a comer. Así, los investigadores de cada una de esas instituciones comenzaron a manipular por separado la dieta de sus pacientes, para tratar de repetir el estado producido por el ayuno. Cuando redujeron los carbohidratos casi a cero, sus pacientes entraron en cetosis. Los ataques desaparecieron y el azúcar en la sangre se normalizó. Había nacido la dieta cetogénica.

Mi programa cetogénico se basa en la muy sólida ciencia detrás de ese importante descubrimiento. Su combinación de macronutrientes da origen a la misma condición metabólica saludable del ayuno. Así, al tiempo que consumes alimentos que te nutren y satisfacen, cosechas los beneficios de salud de la abstinencia: quemas grasas para tener combustible, normalizas los niveles de tus hormonas, reduces drásticamente la inflamación y le das a tu cuerpo la oportunidad de sanar.

Permíteme reiterarlo: mi dieta cetogénica no supone privación, y mucho menos hambre. Gira en torno a deliciosos platillos que eliminan grasas, reducen el antojo de azúcar y te ayudan a sentirte mentalmente despierto, vigoroso y saciado. Como la del ayuno, la intención no es que ésta sea una práctica prolongada. Pero en nuestros días, en los que desde el estrés hasta las toxinas del entorno pueden echar a perder tu sistema, mi dieta cetogénica es una manera científicamente comprobada de reactivar tu cuerpo mediante el reajuste y estabilización de sus funciones bioquímicas básicas. Más todavía: hay un medio para beneficiarse de la cetosis a largo plazo, conocido como ciclo cetogénico, que explicaré en detalle en las páginas siguientes.

UNA GRAN (Y GORDA) VERDAD

Sin duda ya sabes que Estados Unidos es la nación industrializada con más personas con sobrepeso en el mundo. A nadie le gusta padecer sobrepeso, y quienes lo sufren han probado ya una dieta tras otra para ponerlo bajo control. A pesar de esos sinceros intentos, hoy los estadunidenses pesan más que nunca. En 1960, 31% de los adultos en Estados Unidos registraban sobrepeso, y 13% obesidad. Hoy en día, nada menos que 70% de ellos registran sobrepeso, y más de un tercio pertenecen a la categoría de la obesidad, con muy altos riesgos de salud.

Subir medio kilo o un kilo entero al año se ha vuelto la norma, un efecto secundario aceptado y esperado del envejecimiento. Sin embargo, subir de peso por motivo de la edad *no es* inevitable, sino una señal de desequilibrio en tu estilo de vida externo (exceso al comer y muy poca actividad física) y tu entorno físico interno, específicamente el hormonal. Esos kilos de más que demasiadas personas dan por descontados son muy peligrosos, porque te exponen a graves problemas de salud que limitan la posibilidad de que te sientas bien y funciones mejor, desde alta presión arterial, enfermedades del corazón y diabetes hasta apnea del sueño, artritis y complicaciones hormonales como el síndrome de ovarios poliquísticos, que puede dificultar el embarazo. El exceso de peso te expone también a desarrollar ciertos tipos de cáncer, como los de mama, colon y vesícula.

Hay varias causas de la epidemia de obesidad, pero los carbohidratos procesados que constituyen la dieta básica de la mayoría de los estadunidenses son la principal de ellas. Los alimentos muy procesados contienen "obesógenos" —sustancias tóxicas que nos engordan— y azúcares ocultos que enganchan al cerebro, interfieren en el azúcar en la sangre, energía y estado de ánimo y nos hacen desear más de lo mismo. Después de observar a miles de pacientes —incluida mi esposa, Chelsea, quien perdió esos obstinados 5 últimos kilos, balanceó sus hormonas y recuperó su esbeltez gracias a la dieta cetogénica— y luego de experimentar yo mismo el programa (que me hizo adelgazar más que nunca), puedo afirmar con certeza que el modo más rápido de bajar de peso y no volver a subir nunca es reducir radicalmente los carbohidratos, al menos por un tiempo, para que incineres las profundas e inalcanzables reservas de grasa de tu cuerpo. La dieta cetogénica es el único método específicamente diseñado para cumplir esa meta.

El secreto de la efectividad de mi dieta cetogénica es una combinación óptima de macronutrientes: altas cantidades de grasas sanas, proteínas moderadas y muy pocos carbohidratos. La idea de comer grasas para bajar de peso podría parecer contraintuitiva, pero los estudios demuestran que los tipos de grasas correctos te ayudan a perder hasta la grasa más renuente. Mi dieta cetogénica se basa en grasas sanas, como las del aguacate, el aceite de coco, el aceite de oliva y el salmón. Estas grasas son buenas para el corazón y el cerebro, y muy sabrosas además.

Mi dieta cetogénica es más baja en carbohidratos que la mayoría de los planes alimentarios bajos en ese factor. Es superbaja en carbohidratos, de los que se consumen 30 gramos al día. Sin los cereales ni las frutas y verduras con almidones de los que el organismo suele depender para disponer de combustible, tu cuerpo empieza a utilizar grasas en tres o cuatro días. Entras en cetosis y quemas lo que has acumulado en tu vientre, muslos o espalda.

Este estado metabólico es altamente restaurador y desencadena una cascada de cambios saludables:

- Tu cuerpo libera menos insulina, lo que hace que ocurran dos cosas: que almacenes menos grasa y que tu nivel de azúcar en la sangre se normalice, lo cual disminuye el riesgo de diabetes.
- El nivel de triglicéridos y colesterol malo (LDL) baja, mientras que el de colesterol bueno (HDL) sube, factores que protegen la salud de tu corazón.
- Tu capacidad natural para combatir el cáncer mejora, porque el azúcar es el combustible que las células

cancerosas necesitan para sobrevivir. Los estudios indican que la dieta cetogénica muy baja en carbohidratos puede reducir tumores y matarlos de hambre.

■ El funcionamiento de tu cerebro se optimiza, ya que las mitocondrias —minúsculos órganos en las células que transforman el combustible en energía— desempeñan mejor su trabajo. De hecho, nuevas y prometedoras investigaciones señalan que, en vista de que la cetosis mantiene en funcionamiento los centros de energía del cerebro, es probable que proteja de devastadores trastornos neurológicos como el mal de Alzheimer y de Parkinson y la epilepsia, e incluso de dolores de cabeza, traumatismos cerebrales y desórdenes del sueño.

¡EN SUS MARCAS, LISTOS, KETO!

Existen varios enfoques de la dieta cetogénica, pero el mío es único. Está diseñado no sólo para poner tu cuerpo en estado de cetosis y quema de grasas, sino también para crear un entorno óptimo para sanar. Por tanto, mi dieta cetogénica no se reduce a tocino y mantequilla; consiste en darle a tu cuerpo las verduras, hierbas, vitaminas y minerales que representan los componentes básicos de la salud.

Los capítulos siguientes contienen toda la información que necesitas para conocer por entero mi dieta cetogénica y sacar el máximo provecho de los próximos treinta días y el resto de tu vida. La Parte 1 sienta las bases. En ella explicaré, en una forma fácil de digerir, cómo funciona esta dieta y por qué es tan efectiva. Cubriré los principales errores que he visto cometer a otras personas, para que tú evites los escollos más comunes que pueden socavar la efectividad de este régimen. Compartiré impactantes casos de personas, como mi esposa y mis pacientes, que han seguido mi programa Keto360, el cual consta de la dieta incluida en este libro y de apoyo adicional en línea. (Para más información sobre mi programa Keto360, visita www.keto360.draxe.com.) Asimismo, te pondré al tanto de los principales alimentos, suplementos, ejercicios y aceites esenciales de mi programa cetogénico, e incluiré una detallada lista de compras e instrucciones para comer fuera de casa y salir de viaje sin que afectes tu dieta.

En la Parte II cavaremos más hondo. Ahí explicaré la manera en que la dieta cetogénica transforma la salud de todo tu cuerpo, hasta llegar a tus células y mitocondrias, mediante el hecho de reducir la inflamación, producir cetonas y equilibrar la insulina. Cubriré cómo puedes favorecer la salud de tu cerebro, hormonas y metabolismo y cómo combatir el cáncer con esta dieta.

La Parte III te dará a escoger entre cinco planes cetogénicos de corto plazo, con base en tus metas de salud y lo lejos que quieras llegar con este régimen: un plan para principiantes, uno avanzado que incluye el ayuno intermitente, otro para veganos, uno más para quienes deseen estimular su colágeno y combatir el envejecimiento y uno último contra el cáncer. Volveré superfáciles todos estos planes dándote acceso a más de ochenta recetas cetogénicas deliciosas.

Sea cual sea el plan que elijas, necesitarás una forma de incorporar a largo plazo en tu vida la dieta cetogénica. Es ahí donde entra en juego el último programa de la Parte III. El plan para un ciclo cetogénico permanente es un método sostenible que te permitirá entrar y salir de la cetosis una y otra vez a fin de que mantengas en el porvenir un cuerpo esbelto, joven y sano.

Me da un gusto enorme que emprendas la lectura de este libro, y te agradezco que hayas decidido sumarte a mi misión de procurar un mundo más fuerte y saludable. Si deseas afianzar tu salud cerebral y neurológica, equilibrar tus hormonas, mejorar tu salud digestiva, perder peso, quemar grasas, aumentar tu energía y sentirte mejor que nunca, mi dieta cetogénica es para ti. Ya es hora de que dejemos atrás la frustración y desaliento de dietas fallidas y una salud en deterioro. Bienvenido a un método mejor.

PARTE I

Conoce la dieta cetogénica

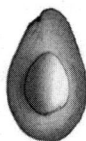

Capítulo 1

La dieta que da resultado cuando no funciona nada más

Necesidad de la nutrición ancestral en el mundo tóxico de hoy

En los veinte años que he dedicado a ayudar a pacientes, amigos y familiares a mejorar su salud, una de las realidades de la dieta que más les sorprenden es que las grasas son cruciales para el cuerpo humano y que los carbohidratos desempeñan un papel menor. Se nos ha hecho creer que los carbohidratos son buenos y las grasas malas. Falso. De los tres macronutrientes contenidos en los alimentos —grasas, proteínas y carbohidratos—, médicos y científicos saben ahora que los únicos no esenciales son los carbohidratos.

Para comprobarlo, basta con que consideres tu cuerpo. Si dejamos fuera el agua, el cuerpo humano promedio se compone de 73% de grasas, 25% de proteínas y 2% de carbohidratos. ¿Te das cuenta de la proporción? Principalmente grasas y casi nada de carbohidratos. Las grasas son decisivas para el óptimo funcionamiento de los 37 billones de células de tu cuerpo. Protegen tus órganos, brindan energía a tu cuerpo y cerebro y desempeñan un papel vital en las señales emitidas por hormonas como la insulina, el estrógeno y la testosterona. No sólo eso; alrededor de 60% de tu cerebro y sistema nervioso se componen de grasas,[1] 25% de las cuales son colesterol. Y aunque pesa apenas 1.360 kilogramos, una fracción muy reducida de tu peso total, tu cerebro utiliza 20% de la energía metabólica y el oxígeno de todo tu organismo.

En este libro te demostraré que consumir más grasas y menos carbohidratos —lo contrario de lo que te han dicho siempre— es la estrategia dietética que puede transformar tu salud. En mi clínica de salud funcional he visto pruebas de que el singular método alto en grasas y muy bajo en carbohidratos que yo describo en *La dieta keto* puede cambiar la vida de la gente.

A cierto paciente se le prescribió una dieta sin grasas para tratar su enfermedad del corazón. Cuando llegó a verme, se estaba quedando calvo, sus músculos se habían desgastado y le fallaba el hígado. Yo lo sometí a una dieta cetogénica alta en grasas que hizo que recuperara su cabello, recobrara su masa muscular y viera sanar a tal punto su sistema cardiovascular que pudo dejar de tomar todos sus medicamentos para el corazón.

Otra paciente llevaba varios años combatiendo la esterilidad, como resultado de su grave desorden hormonal. Padecía hipotiroidismo y síndrome de ovarios poliquísticos. Yo le prescribí una estricta dieta cetogénica de 30 días, seguida por un plan menos riguroso del ciclo cetogénico. Dos meses después, sus hormonas habían sanado y ella se embarazó.

Traté a un amigo médico al que se le diagnosticó cáncer en la espina dorsal. Sus doctores le dijeron que su única esperanza era la quimioterapia, y que aun así su pronóstico era desconsolador. Yo le sugerí que probara una dieta cetogénica estricta. Esto sucedió hace ocho años; desde entonces ha estado libre de cáncer.

Mi dieta cetogénica ha dado resultado a cientos de pacientes y puede funcionarte a ti. Antes, sin embargo, debes olvidar casi todas las reglas convencionales que te han enseñado acerca de lo que debes comer, porque la mayoría de esas reglas están totalmente equivocadas.

Te dijeron que la clave para bajar de peso es comer menos y hacer más ejercicio.

No es cierto.

Te dijeron que comer grasas te haría engordar y contribuiría a enfermedades del corazón.

No es cierto.

Te dijeron que tu falta de resultados se debe a que no tienes fuerza de voluntad.

No es cierto.

Te dijeron que tu desequilibrio hormonal, problemas digestivos, dolores y otras afecciones son incurables y que ninguna dieta puede remediarlos.

No es cierto.

Ahora sabemos que la composición de tu dieta —la combinación de grasas, proteínas y carbohidratos de *alta calidad*—, más que el minucioso conteo de calorías o la quema de muchas de ellas mediante el ejercicio, es la clave para bajar de peso y mejorar tu salud. Un paquete de galletas de 100 calorías tiene un efecto en tu cuerpo muy distinto al de medio aguacate o un puñado de almendras con el mismo número de calorías. *La dieta keto* se basa en ese cambio radical en nuestra comprensión de lo que hace que una dieta surta efecto o no, así como en mi larga experiencia como experto en medicina funcional y nutriólogo clínico, durante la cual he tratado a cientos de pacientes que intentaron seguir las reglas convencionales y terminaron más obesos, enfermos y cansados que antes.

No todas las dietas cetogénicas son iguales. Para obtener el máximo provecho de este nuevo enfoque para verte y sentirte mejor, los alimentos específicos que ingieres son muy importantes. *La dieta keto* explica mi especial versión, megasaludadable y superlimpia, de ese concepto, la cual te ayudará a evitar los escollos comunes de otras dietas de este tipo, extraer el mayor contenido nutritivo de cada bocado y optimizar los beneficios de este plan transformador. Al paso de los años he descubierto la combinación ideal de los nutrientes clave, junto con sus mejores y más saludables fuentes. Mis pacientes que siguen este método reducen la inflamación, equilibran sus hormonas y pierden esa grasa obstinada que los vuelve infelices y poco sanos. Después de varios años de intentarlo, cumplen por fin sus metas de salud y bienestar.

LA DIETA CETOGÉNICA DEL DR. AXE *VS.* LA ESTÁNDAR

Dieta cetogénica del Dr. Axe	Dieta cetogénica estándar
Infinidad de verduras	Pocas verduras
Carnes orgánicas	Carnes convencionales
Alta en colágeno	Sin colágeno
Alimentos con un denso contenido de nutrientes	Centrada en mantequilla/tocino
Alcalinizante	Acídica
Hierbas y especias antiinflamatorias	Sin hierbas/especias

Si tú eres como la mayoría de mis pacientes, puedes suponer que perderás de 7 a 8 kilos en tus 30 días con mi dieta, y que seguirás bajando de peso en adelante si te apegas al programa del ciclo cetogénico permanente, diseñado para alcanzar y mantener a largo plazo una salud y peso óptimos. Por cierto, no comerás los mismos platillos de siempre. Las sencillas recetas de crepas cetogénicas, pizza florentina cetogénica y natilla cetogénica te encantarán. ¿Alguna vez pensaste que bajarías de peso comiendo alimentos como éstos?

Lo que puedes suponer que *aumentarás* con mi dieta es también transformador: energía, vitalidad y claridad mental. Quienes han lidiado con afecciones como diabetes, síndrome de ovarios poliquísticos, epilepsia, esterilidad, enfermedades del corazón y de la tiroides, problemas digestivos, esclerosis múltiple, migraña y padecimientos autoinmunes verán probablemente mejoras drásticas. Y pese a que resulta controvertido afirmar que cambios en la dieta pueden producir mejoras en el mal de Alzheimer, el autismo y el cáncer, yo he visto curaciones significativas con el *tipo correcto* de dieta cetogénica. Aun si intentos fallidos de sanar un trastorno crónico o bajar de peso te han desanimado tanto que ya no quieres intentarlo, en estas páginas encontrarás esperanza. Esta dieta cetogénica puede dar los resultados que ninguna otra te dará.

MITOS CETOGÉNICOS

LA DIETA CETOGÉNICA ES ALTA
EN GRASAS Y PROTEÍNAS.
SÓLO SIRVE PARA BAJAR DE PESO.
NO TE PERMITE HACER EJERCICIO.
PERDERÁS MASA MUSCULAR.
TU ENERGÍA BAJARÁ.
ES IGUAL PARA HOMBRES Y MUJERES.
TIENES QUE AYUNAR
INTERMITENTEMENTE.
NO PUEDES BEBER ALCOHOL.

LA NUEVA CIENCIA CONFIRMA QUE HAY QUE VOLVER A LA NUTRICIÓN ANCESTRAL

Mi dieta cetogénica no es mágica. Su efectividad se basa en sólidos y conocidos principios científicos de la fisiología. Todos los demás planes para perder peso, incluidos los bajos en carbohidratos, te hacen quemar carbohidratos o glucosa —el azúcar que se crea cuando metabolizas aquéllos— para tener combustible, justo igual que cuando llevas una dieta normal. En cambio, la excepcional combinación de muchas grasas, pocas proteínas y muy pocos carbohidratos de mi dieta cetogénica provoca un cambio bioquímico vital en tu metabolismo. En lugar de quemar glucosa para disponer de combustible, en cuatro días empezarás a quemar grasas. Piénsalo. Luego de unos cuantos días comenzarás a incinerar esas tercas llantitas y grasa en tu vientre que quizás has intentado desaparecer durante años. Y seguirás quemando grasas mientras duermes, así que despertarás con una sensación y apariencia más esbelta. Ninguna otra dieta, salvo el ayuno, hace esto. La dieta cetogénica es una categoría en sí misma.

En comparación con la forma en que hoy come la mayoría de la gente, este enfoque de la salud máxima es revolucionario, pese a lo cual representa un regreso a los principios nutricionales de nuestros antepasados, probados por el tiempo. La biología básica de la dieta cetogénica viene de los días en que nuestros ancestros cazaban y recolectaban sus alimentos. No hacían tres comidas al día. No tenían tiendas repletas de todas las formas imaginables de alimentos, ni despensas llenas de bocadillos empacados que pudieran tomar tan pronto como les daba hambre. Por el contrario, su supervivencia dependía de lo que podían recolectar o cazar. Y aun después de que aprendieron a cultivar, comían de manera esporádica. Por ejemplo, desayunaban bien a media mañana y omitían más tarde una o dos comidas, o pasaban varios días comiendo muy poco. Su relación con los alimentos era simple y directa. Consumían lo que tenían a la mano. Cuando los alimentos escaseaban, pasaban hambre. Pero por increíble que parezca, el hambre intermitente les hacía bien.

Quizás hayas oído decir que el ayuno puede ser beneficioso para tu salud, pero no sepas por qué. En realidad es muy simple: el cuerpo humano es capaz de almacenar sólo 24 horas de glucosa, la modalidad de combustible más accesible y rápida. A menos que consumas carbohidratos, tu cuerpo es incapaz de producir más glucosa. Cuando tu provisión natural de ésta se agota, tus células recurren a su siguiente mejor opción y queman grasas para abastecerse de combustible. Tu sistema entra así en un estado restaurador, conocido como *cetosis*.

5 PASOS PARA PERDER PESO MEDIANTE LA CETOSIS

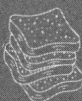

1   Reduce tu consumo de glucosa procedente de carbohidratos.

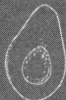

2   Sin glucosa como combustible, tu cuerpo recurrirá a otra fuente: las grasas de la dieta.

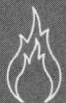

3   Tu hígado produce cetonas y empiezas a quemar las grasas renuentes.

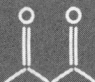

4   Cuando el nivel de cetonas aumenta, entras en el saludable estado de la cetosis.

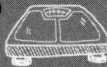

5   La cetosis resulta en una pérdida de peso rápida y sistemática, hasta que alcanzas un peso sano y estable.

Durante la cetosis suceden muchas cosas buenas. Como utilizas ácidos grasos para disponer de energía, las profundas reservas de grasa persistente en tu cuerpo empiezan a desaparecer, lo que te vuelve más delgado y saludable, porque la grasa tiene que ver con las enfermedades del corazón, la diabetes, la resistencia a la insulina y otros trastornos metabólicos. Tu cerebro también se beneficia, y los efectos son tangibles: mejor memoria y claridad mental, y dolores de cabeza menos frecuentes. Al mismo tiempo que quema la grasa, la cetosis pone en equilibrio la insulina, y domar a una insulina fuera de control tiene un efecto dominó en docenas de afecciones tan peligrosas como la diabetes, problemas relacionados con las hormonas (desde síndrome premenstrual hasta testosterona baja) e inflamación crónica, responsable de afecciones como la artritis, el síndrome de intestino irritable, el dolor crónico y el mal de Alzheimer.

En la época en que los seres humanos no sabíamos de dónde provendría nuestra siguiente comida, el cuerpo funcionaba como los automóviles híbridos: usaba carbohidratos como fuente de combustible cuando había alimentos a la mano y se pasaba a las grasas en periodos de hambruna. El patrón cíclico de entrada y salida de la cetosis a lo largo de la vida les permitió a nuestros antepasados, a juzgar por las evidencias esqueléticas, mantenerse esbeltos y libres de las enfermedades que asedian a nuestra sociedad moderna. Y este patrón también puede favorecerte a ti.

El plan de 30 días de *La dieta keto* está diseñado para que comiences a perder peso de inmediato y reajustes tu salud mediante el hecho de mantenerte en un estado continuo de cetosis. Después, el plan para el ciclo cetogénico permanente te permitirá entrar y salir naturalmente de la cetosis, igual que nuestros ancestros, por el resto de tu vida. Así, la dieta cetogénica es la forma más confiable para que pierdas peso rápido y por siempre, abandones la rutina de yoyo de tus dietas y modifiques tu salud de por vida.

POR QUÉ OTRAS DIETAS NO SURTEN EFECTO Y ÉSTA SÍ

Pese a que los médicos y funcionarios de salud pública libran una guerra contra la obesidad desde la década de 1980 y pese a que los estadunidenses gastan 66 mil millones de dólares al año para tratar de ser leales soldados de a pie y deshacerse de sus kilos de más, lo cierto es que libran una batalla perdida. Los estadunidenses en general están cada vez más obesos y menos sanos. En 1980, poco menos de la mistad de adultos tenían sobrepeso u obesidad. Ahora, más de 70% se ajusta a esa descripción, y 8% de ellos pertenecen a la categoría de la "obesidad extrema", con un índice de masa corporal (IMC) de 40 o más.

Ésta es una tendencia preocupante, y hasta desoladora. Tener peso extra se asocia con toda suerte de efectos de salud negativos, y hay indicios de que esto podría empeorar. De acuerdo con investigaciones recientes, el número de personas que hacen dieta ha disminuido 10% desde 2015. ¿Por qué individuos con sobrepeso abandonan sus esfuerzos por sanar? Algunos expertos en salud especulan que menos personas hacen dieta ahora porque el movimiento a favor de aceptar a individuos de cualquier talla ha mitigado el estigma del sobrepeso. No obstante, yo creo que la verdadera razón es nuestro erróneo enfoque de la dieta. Luego de repetidos intentos de bajar de peso, cada vez más personas llegan simplemente al punto de la fatiga. ¿Y quién podría culparlas? Si pruebas y fracasas una y otra vez, en algún momento dejarás de intentarlo.

Por fortuna, ahora conocemos las razones de que la mayoría de las personas que se someten a las dietas tradicionales recuperen en uno a cinco años el peso que perdieron. También es importante que comprendas por qué tus pasados intentos de estar sano y perder peso han fracasado y por qué mi dieta cetogénica puede ayudarte a tener éxito:

Quemas menos calorías porque tu cuerpo cree que pasa hambre. Una investigación reciente demostró que cuando pierdes 10% de tu peso con una dieta convencional, tu metabolismo se retarda.[2] De hecho, el número de calorías que quemas durante el día puede bajar de 30 a 40%, cantidad suficiente para socavar por completo tus esfuerzos por mantener tu nuevo peso. Además, tu metabolismo podría no recuperarse en varios años. Para mantener el peso a raya, tienes que comer todavía menos, un reto a largo plazo inalcanzable para la mayoría de la gente.

Diferencia de la dieta cetogénica: como alteras la composición de macronutrientes de tu dieta, impides que tu metabolismo se resienta. Participantes en un estudio de 2012 publicado en el *Journal of the American Medical Association*[3] perdieron de 10 a 15% de su peso antes de seguir una de tres dietas de mantenimiento: baja en grasas, con 60% de calorías diarias procedentes de carbohidratos; baja en índice glucémico, con 40% de carbohidratos saludables como cereales integrales y verduras, y muy baja en carbohidratos, con sólo 10% de calorías diarias procedentes de carbohidratos, nivel similar al de mi dieta cetogénica. Después de cada dieta, los investigadores probaron los índices metabólicos de los participantes y descubrieron que la dieta muy baja en carbohidratos había impedido la desaceleración del metabolismo que suele verse tras una pérdida de peso. De hecho, quienes siguieron el plan muy bajo en carbohidratos quemaron a diario 325 calorías *más* que quienes siguieron la dieta baja en grasas —misma cantidad que quemarías durante una sesión común de ejercicio— y 150 calorías más que quienes adoptaron la dieta baja en índice glucémico. En otras palabras, a diferencia de todos los demás regímenes, la dieta cetogénica mantiene tu metabolismo en un ritmo saludable, para que puedas seguir consumiendo una cantidad normal de alimentos sin subir de peso.

Te da más hambre. Casi todos los programas para adelgazar que han existido hasta ahora —desde la dieta de la toronja, la del vinagre y la del cigarro (que alguna vez estuvo de moda) hasta la mayoría de los enfoques más populares de hoy— se basan en las matemáticas erróneas que los expertos siempre han creído irrefutables: come menos + quema más = baja de peso. Cierto, esta ecuación te ayuda a perder unos kilos, *al principio*. Después ocurre algo que nadie podría haber predicho. Cuando bajas de peso, tu cuerpo pasa al modo de hambre y lanza potentes contraataques, diseñados para prevenir pérdidas adicionales. Cuanto más peso pierdes, más se defiende tu cuerpo, y sus tácticas son brutales. No sólo tu metabolismo se retarda, sino que, además, tu sistema primario de autopreservación genera poderosas hormonas relacionadas con el hambre y la saciedad. La ghrelina, la hormona del hambre, se dispara, eleva tu deseo de comer y desata el antojo de golosinas con un alto contenido de calorías y cargadas de carbohidratos. Por su parte la leptina, la hormona que hace que te sientas lleno, no interviene tan rápido como debería, así que te sientes menos satisfecho con una razonable cantidad de comida. Dada la desactivación de tu interruptor de saciedad y el desbocamiento de tu apetito, todos los días son una batalla: tu cuerpo te empuja inconscientemente a comer, a lo que tú tratas de resistirte con desesperación. Por eso hasta 95% de las personas que bajan de peso con dietas convencionales lo recuperan todo —y con frecuencia más— en cinco años. Si peleas con tu cuerpo, te condenas a una batalla que nunca podrás ganar.

Diferencia de la dieta cetogénica: un aspecto notable de mi plan cetogénico es que deja satisfecho de una manera increíble. A los pacientes les impresiona siempre que se sientan tan llenos; una comida los mantiene satisfechos durante 3 o 4 horas. El aumento en el consumo de grasas anula la sensación de ansia de la mayoría de las dietas, porque las grasas tardan más tiempo en digerirse y liberan energía lentamente, así que tu energía no se dispara ni desploma como cuando quemas glucosa. Además, la quema de grasas como combustible, en lugar de carbohidratos, parece nulificar el mecanismo del modo de hambre del cuerpo. Investigadores australianos reportaron en 2013 que aun cuando los sujetos de su estudio perdieron 13% de su peso inicial —una cantidad importante— en una dieta cetogénica, sus niveles de ghrelina, la hormona del hambre, no aumentaron como suelen hacerlo en quienes pierden peso.[4] Cuando te quitas unos kilos mediante la cetosis, tu cuerpo no opone resistencia.

El conteo permanente de calorías es tedioso y te mantiene atento a la privación. En 1990 se aprobó en Estados Unidos la Ley de Educación y Etiquetado Nutricional, y tan pronto como la gente pudo ver el número de calorías contenidas en los alimentos, procedió a contarlas y reducirlas. Las dietas comenzaron a versar entonces sobre restricción, negación y privación, potentes disparadores emocionales del antojo. Así, no es de sorprender que este enfoque punitivo sea insostenible. El conteo de calorías tiene otro defecto fatal: te alienta a evitar fuentes satisfactorias de grasas sanas, porque las grasas tienen más calorías que los carbohidratos, 9 contra 4 por gramo. Muchos de quienes se concentran demasiado en las calorías cometen el error de optar por alimentos procesados altos en carbohidratos y bajos en calorías en lugar de hacerlo por grasas que satisfacen, y he aquí lo que sucede: los carbohidratos procesados se convierten muy pronto en azúcar y provocan que tu cuerpo libere más insulina, la hormona producida por el páncreas para regular la cantidad de glucosa en la sangre. La insulina induce a su vez a tu cuerpo a almacenar calorías en forma de grasas. En consecuencia, cuantos más carbohidratos bajos en calorías consumes, más grasa acumulas.

Diferencia de la dieta cetogénica: no tiene nada que ver con las calorías. Cuando consumes fuentes de grasas supersaludables y muy pocos carbohidratos, te sacias tanto que ingieres naturalmente el número apropiado de calorías y bajas de peso aun sin proponértelo. Asimismo, las grasas no aumentan la insulina. A todos nos han dicho siempre que una caloría es una caloría, pero no es cierto. Una barra de granola y un puñado de nueces tienen el mismo número de calorías, pero una barra llena de azúcar provoca un drástico aumento de insulina, mientras que las nueces no causan ninguno. Al comer más grasas, quemas más de ellas y almacenas menos. ¡Es fabuloso!, ¿no?

Comes los alimentos equivocados. Buen número de alimentos envasados —e incluso algunas frutas y verduras— contienen obesógenos, sustancias químicas que inducen el almacenamiento de grasas. Esas insidiosas sustancias interfieren con tus hormonas y pueden dificultarte que bajes de peso y no vuelvas a subir. Endulzantes artificiales como el aspartame y la sacarina, el glutamato monosódico (frecuente en la comida china) y el jarabe de maíz con alto contenido de fructosa pertenecen a esta categoría que promueve las grasas. Un producto químico conocido como BPA (Bisfenol A), el cual se emplea en alimentos enlatados y en los envasados en plásticos, también es un obesógeno. Sin embargo, hasta los alimentos saludables pueden ser un problema. Las frutas y verduras de cultivo convencional contienen plaguicidas y fungicidas que pueden alterar el funcionamiento de tus hormonas y promover la obesidad. Si no evitas los obesogénos, socavarás tus esfuerzos para estar sano.

Diferencia de la dieta cetogénica: mi plan sólo incluye alimentos limpios, sanos y sin químicos: verduras orgánicas cultivadas sin plaguicidas; carnes orgánicas de animales alimentados con forraje; pescados capturados en su hábitat natural; huevos de gallinas criadas en libertad (no dentro de jaulas), y grasas y aceites orgánicos de alta calidad. No consumirás nada procedente de una lata o que contenga endulzantes artificiales. Mi dieta cetogénica está libre de sustancias químicas que promueven el aumento de peso y abunda en nutrientes que favorecen la buena salud y apoyan la pérdida de peso.

POR QUÉ LA DIETA CETOGÉNICA ES UNA OPCIÓN SALUDABLE PARA TODOS

La dieta cetogénica es el único plan alimentario que hace que tu fuente de combustible pase de los carbohidratos a las grasas, y resulta imposible sobreestimar los provechosos efectos de ese simple cambio. El uso de las grasas como combustible te vuelve más delgado y más sano, y ataca además un flagelo reciente que se ha convertido muy rápido en la "nueva epidemia de obesidad". La grasa excedente, afección que consiste en que, a pesar de que tengas un peso normal, tu cuerpo esté desproporcionadamente compuesto de grasa en contraste con el tejido muscular magro y los huesos, perjudica a 80% de las mujeres y 90% de los hombres en Estados Unidos.[5]

Aun si no debes bajar de peso, es muy probable que tengas demasiada grasa, un riesgo oculto que te expone en silencio a enfermedades del corazón, derrame cerebral, cáncer, diabetes, artritis, gota, dolencias pulmonares y apnea del sueño. Un estudio a gran escala de 2016 publicado en los *Annals of Internal Medicine* determinó que las personas con un alto porcentaje de grasa tenían más riesgo de muerte, cualquiera que fuese su IMC.[6] En otras palabras, tu cifra en esa escala no refleja adecuadamente tu bienestar general, porque no mide lo que está debajo de tu piel. Aunque no puedas verla, la cantidad de grasa en tu cuerpo puede favorecer o dañar tu salud.

El perfil específico de los macronutrientes en mi dieta es el único que ataca con rapidez y efectividad la nueva epidemia de la grasa excedente, junto con los riesgos que le son inherentes. Y éste es sólo uno de los muchos aspectos cruciales de amplio impacto de este régimen. Por eso el perfil de mi dieta cetogénica, de muy pocos carbohidratos y abundancia de grasas, es radicalmente distinto a cualquier otro que hayas probado, y ésta es la razón de que pueda cambiar tu vida.

Los carbohidratos te engordan y enferman

La dieta de la mayoría de la gente se compone de 50% de carbohidratos, 34% de grasas y 16% de proteínas.[7] Como tu cuerpo procesa los carbohidratos mucho más rápido que las proteínas o las grasas, tu energía sube y baja todo el día. Junto con esos altibajos, los carbohidratos inundan de azúcar tu torrente sanguíneo, lo que da lugar a dos reacciones nocivas. Primero, un alto contenido de azúcar en la sangre mueve al páncreas a liberar demasiada insulina, hormona que el doctor David Ludwig, endocrinólogo y profesor de nutrición de la Escuela de Salud Pública de Harvard, llamó "el principal fertilizante de las células grasas", porque instruye a tu cuerpo para que almacene calorías en forma de grasa.[8] El resultado: tus células grasas aumentan en número y tamaño.

Por si tal cosa no bastara, después de que la insulina introduce calorías en tus células grasas, cierra la puerta, de manera que las atrapa ahí. Una vez que esas preciosas fuentes de combustible quedan encerradas en tus células grasas, dispones de muy poca glucosa para la propulsión de tus músculos y cerebro. Al percibir una escasez de alimentos, el cerebro estimula la sensación de hambre. Por tanto, según el doctor Ludwig y otros especialistas, no engordamos porque comamos en exceso; los alimentos procesados y azucarados han programado el crecimiento de nuestras células grasas, y esto es lo que hace que comamos de más. Para decirlo de otro modo, los bocadillos azucarados altamente procesados y los almidones, todos ellos bajos en grasas, son una importante causa de la epidemia de obesidad.

Al mismo tiempo, el azúcar inducida por los carbohidratos que flota en tu sangre provoca en tu cuerpo una reacción inflamatoria inmune para deshacerse de esa azúcar y, como ya dije, la inflamación está implicada en afecciones tan graves como el mal de Alzheimer y el cáncer. La inflamación es la respuesta de tu cuerpo a amenazas externas. Cuando la emplea para impedir que se infecte una herida en uno de tus dedos, puede salvarte la vida. Cuando se vuelve crónica por problemas como demasiada azúcar en la sangre o placa en las arterias, equivale a un incendio de grandes proporciones en tu cuerpo, que perjudica a los tejidos y causa estragos en diversos órganos.

Las grasas densas en nutrientes te mantienen sano

El furor del bajo contenido de grasas iniciado en la década de 1970 se basó en una lógica imperfecta pero bien intencionada: como un gramo de grasas tiene más del doble de calorías que uno de proteínas o carbohidratos, los expertos dedujeron que comer menos debía ser una forma sencilla de bajar de peso. Pronto había por doquier productos sin grasas, y adivina qué contenían: carbohidratos refinados y azúcares adicionados, ingredientes que inducen la liberación de insulina y que promueven por tanto el almacenamiento de grasa. Así, el furor del bajo contenido de grasas contribuyó a la epidemia de obesidad.

La marea se ha invertido. En la última década, varios estudios reivindicaron las grasas en la dieta. Un artículo seminal publicado hace varios años en el respetable *New England Journal of Medicine* comparó a personas con sobrepeso sometidas a una dieta baja en grasas, otra (mediterránea) moderada en grasas y una última alta en grasas.[9] Este experimento duró dos años, periodo considerable en el campo de los estudios sobre dietas y lo bastante largo para dar confiabilidad a los hallazgos. Los investigadores descubrieron que quienes ingirieron la dieta alta en grasas no sólo perdieron más peso, sino que también presentaron los cambios más propicios en factores de riesgo relacionados con enfermedades del corazón, como triglicéridos y HDL, en tanto que los participantes con diabetes controlaron mejor su azúcar en la sangre. El consumo de grasas, demostró ese estudio, favoreció en alto grado la salud de los participantes.

¿Esto te sorprende? No debería hacerlo. Sabemos ya que las grasas sanas en la dieta tienen múltiples beneficios, y mi Dieta Keto sólo incluye las grasas más ricas en nutrientes. Por ejemplo, al igual que las dietas de nuestros antepasados, carece de aceites hidrogenados, y he aquí por qué: durante su procesamiento, estos aceites sufren cambios estructurales y se oxidan, y los aceites oxidados inflaman el cuerpo. Todas las grasas sanas en mi programa provienen de las fuentes más nutritivas, y muchas de ellas están repletas de otras supersaludables vitaminas, minerales y nutrientes solubles en grasas.

Así como es bueno que comas una amplia variedad de verduras a fin de que obtengas toda una serie de fitoquímicos y nutrientes, también es importante que consumas una extensa gama de grasas sanas, porque cada tipo de ellas ofrece beneficios diferentes. Profundizaremos en los beneficios específicos de las grasas en los capítulos siguientes, pero he aquí un rápido vistazo:

- Las grasas saturadas componen una proporción significativa de las membranas de las células, así que son vitales para la salud de cada célula de nuestro cuerpo, y en particular de las células cerebrales. Buenas fuentes de este tipo de grasas son los productos derivados de animales alimentados con forraje.

- Los ácidos grasos de cadena media son el tipo de grasas que el cuerpo metaboliza y quema como combustible más fácilmente. Tienen como fuente los aceites no procesados de coco y de palma.

- Los ácidos grasos omega-3 y omega-6 son importantes para mantener bajo control la inflamación de tu cuerpo. Sus fuentes nutricias son los pescados capturados en su hábitat natural, como el salmón; las semillas de linaza, chía y cáñamo (hemp), y los aceites de hígado de bacalao y de linaza. Las algas marinas, con usos medicinales desde hace siglos, contienen los ácidos grasos omega-3 antiinflamatorios, entre muchas otras cosas. Son tan nutritivas que las llamo *superalgas*.

- Las grasas monoinsaturadas omega-9 lubrican las articulaciones y sostienen la salud de las hormonas. Mi programa alienta el consumo de gran cantidad de deliciosos alimentos ricos en omega-9, como el aguacate, las nueces, las semillas y las aceitunas.

- El colesterol de la yema de huevos orgánicos de granja, pese a lo que se te haya dicho en el pasado, puede mejorar tu colesterol bueno HDL, salud hormonal y neurotransmisores cerebrales.

LOS 12 ALIMENTOS CETOGÉNICOS MÁS RICOS EN GRASAS

1. Aguacate

2. Pescado capturado en su hábitat

3. Carnes orgánicas de animales alimentados con forraje

4. Huevos orgánicos de aves alimentadas con forraje

5. Quesos no procesados

6. Nueces y semillas

7. Crema de cacahuate y tahini

8. Ghee/mantequilla de animales alimentados con forraje

9. Aceitunas

10. Coco

11. Chocolate amargo

12. Aceites saludables

Si quieres iniciar de una vez tu viaje de por vida a una buena salud, mi Dieta Keto alta en grasas y muy baja en carbohidratos es el punto de partida que necesitas. Como pone a tu cuerpo en estado de cetosis, este programa te ofrece los efectos curativos más amplios. Le da a tu páncreas, el órgano que procesa los carbohidratos, la oportunidad de descansar y rejuvenecer. Permite que tu cuerpo descomponga el tejido cicatricial y ayuda a tu sistema a identificar y eliminar células insanas que han acumulado daños en el ADN y podrían provocar cáncer. La cetosis es la forma más efectiva de emprender la curación de todo tu cuerpo.

Ahora que conoces los componentes básicos de mi Dieta Keto, en las páginas siguientes te guiaré paso a paso por los por qué y cómo de este programa. En mi consultorio de medicina funcional trato a mis pacientes como si fueran miembros de mi familia. Les doy recetas y listas de compras, igual que como lo hice con mi madre mientras combatía el cáncer y todos sus demás problemas de salud que se derivaron de su tratamiento. Les señalo los escollos más comunes del enfoque cetogénico y les ayudo a resolver sus retos particulares. Les hago saber que estaré con ellos en cada paso del camino, y es mi intención hacer lo mismo en este libro. Así como creé para mi madre un programa completo y fácil de seguir, tengo el plan más adecuado para ti, con todo lo que necesitas para adaptarlo a tu estilo de vida en la forma más sencilla posible. La Dieta Keto no es un viaje que harás solo; lo compartiremos. Sea que lidies con el sobrepeso o la diabetes o simplemente que no te sientas tan bien como deberías, creo que mi dieta puede transformar tu vida.

Ya es hora de que mejores radicalmente tu salud.

CUESTIONARIO CETOGÉNICO:
¿Mi Dieta Keto puede beneficiarte?

Contesta este rápido cuestionario de cierto/falso para que sepas si la dieta cetogénica es indicada para ti. Si tu respuesta es "cierto", lee el párrafo complementario para que entiendas por qué mi dieta puede ayudarte.

1. Uno de mis mayores problemas con las dietas que he probado en el pasado es el hambre.   C F

   Gracias a su perfil alto en grasas y bajo en carbohidratos, con mi dieta cetogénica no pasarás hambre.

2. Haga lo que haga, mis llantitas ni mi barriga desaparecen.   C F

   La dieta cetogénica muy baja en carbohidratos pondrá en cetosis a tu cuerpo y empezarás a quemar grasas para abastecerte de combustible. En cuestión de días verás que esa obstinada grasa comienza a desaparecer.

3. Mi energía sube y baja durante el día, y quizá tenga un desequilibrio en el azúcar en mi sangre.   C F

   Los carbohidratos son los responsables de esos bruscos altibajos de energía. Cuando reduces su consumo y comes gran cantidad de grasas sanas, disminuyes el azúcar en tu sangre y equilibras la insulina.

4. Me siento torpe y ofuscado con frecuencia.   C F

   La culpa es de los carbohidratos. Los altibajos de azúcar en la sangre aletargan a la mayoría de las personas. La dieta cetogénica alta en grasas es magnífica para tu cerebro, porque las usa como combustible.

5. Mi familia es propensa al cáncer, así que quiero hacer todo lo posible para protegerme.   C F

Estudios promisorios demuestran que el estado de cetosis es capaz de librar al cuerpo de células dañadas que pueden causar cáncer.

6. Tengo problemas hormonales (una afección de la tiroides, síndrome de ovarios poliquísticos, síndrome premenstrual, síntomas de menopausia, testosterona baja).   C F

Cuando la insulina abunda en tu sistema, afecta también a las demás hormonas. Si reduces el consumo de carbohidratos, disminuirás la insulina, lo que te ayudará a poner bajo control tus dificultades hormonales.

7. Mi memoria no es tan buena como antes y no siento que mi cerebro funcione a un alto nivel.   C F

Los estudios indican que la dieta cetogénica permite un óptimo funcionamiento del cerebro y mejora la memoria.

8. Tengo problemas digestivos y/o de desarrollo de levadura y cándida.   C F

El muy bajo contenido de azúcar de la dieta cetogénica ayuda a revertir los problemas gástricos y el desarrollo del hongo cándida. Al mismo tiempo, mi plan cetogénico contiene incontables productos sin almidones, lo cual quiere decir que también le da a tu cuerpo prebióticos en forma de fibra. Los prebióticos nutren a los probióticos, las sustancias que mantienen sanos tus intestinos.

9. Me duelen a menudo las articulaciones, la espalda baja o el cuello.   C F

Como reduce la inflamación, la dieta cetogénica también aminora tus dolores en todo el cuerpo.

10. **Tengo dificultad para dormir o tener un sueño de calidad.** C F

    El consumo de demasiados carbohidratos en la noche puede ser causa de insomnio, igual que el aumento de la insulina.

11. **Soy alérgico a diversos alimentos y mi sistema inmunológico es débil.** C F

    Algunas de las alergias más comunes a los alimentos provienen de carbohidratos supuestamente saludables, como el trigo, la cebada y el centeno. La dieta cetogénica elimina muchas fuentes de alergia a los alimentos. Al mismo tiempo, algunas de ellas son provocadas por bacterias intestinales. Como mejora la salud de esas bacterias, la dieta cetogénica también protege contra esta clase de alergias.

12. **Tengo problemas neurológicos y/o migraña.** C F

    La dieta cetogénica se creó originalmente para tratar la epilepsia, un tipo de problema neurológico. Se ha demostrado que alivia el dolor de cabeza y es buena para una extensa variedad de padecimientos neurológicos, desde el mal de Parkinson hasta el de Alzheimer.

Capítulo 2

Las ventajas de la dieta cetogénica

Las notables maneras en que la cetosis puede transformar tu salud

Ahora que ya sabes un poco acerca de cómo funciona mi Dieta Keto, te compartiré lo que hace por tu salud. Aquí es donde las cosas se ponen interesantes. Cuando oyes la palabra "dieta", es muy probable que pienses en "pérdida de peso". Punto. Sin embargo, los estudios médicos comprueban que la dieta cetogénica no sólo te ayuda a perder peso muy rápido, sino que también favorece la salud de tu cerebro, equilibra tus bacterias gastrointestinales, reduce la inflamación, combate el cáncer, balancea tus hormonas y muchas cosas más. Cuando digo que esta dieta puede dar resultados que ninguna otra dará, sé lo que digo. Docenas de estudios han revelado que este método es muy poderoso para transformar tu salud.

La Dieta Keto se cuece aparte porque, en esencia, trata a tu cuerpo como ninguna otra: te pone en cetosis, así que dejas de quemar azúcar como fuente de energía y empiezas a quemar grasas. Ésta es la analogía que suelo usar con mis pacientes: supongamos que quieres formar una fogata que arda despacio, emita calor constantemente y dure mucho tiempo. Tienes tres opciones como combustible: leña, troncos o carbón. La leña enciende pronto y arde rápido; los troncos arden más tiempo una vez que encienden, algo que tardan en hacer. Pero el combustible que arderá de manera más prolongada, estable y satisfactoria es el carbón. El problema es que es también el más difícil de encender.

Lo mismo sucede con tu cuerpo. Puedes usar como fuente de energía tres tipos de combustible. Los carbohidratos son como la leña; "encienden" pronto y te dan energía al instante, pero arden rápido, así que tu energía se desploma un par de horas después de que los ingeriste, lo que te provoca hambre y antojos. Las proteínas son como los troncos; te dan una energía más sostenida que los carbohidratos, pero la mejor fuente de combustible son las grasas. Ellas son el carbón de tu cuerpo: la fuente de energía más estable y duradera. Y el único modo de lograr que tu cuerpo queme grasas, aparte de ayunar total o parcialmente, es consumir una dieta cetogénica rica en nutrientes y que te satisfaga. La proporción de altas grasas y bajos carbohidratos de mi Dieta Keto fuerza a tu cuerpo a buscar combustible en sus reservas de grasa persistente, un cambio fisiológico tan beneficioso como el ejercicio en términos de la variedad de efectos que puede tener en tu cuerpo.

Lamentablemente, necesitamos con urgencia un rescate dietético. En la década de 1960, los médicos empezaron a recomendar una dieta baja en grasas como el camino hacia una mejor salud, mientras que en la de 1990 el Departamento de Agricultura de Estados Unidos transmitió al público ese mismo mensaje bajo la forma de una pirámide de los alimentos: una dieta sana, indicaba esa pirámide, debía cimentarse en un sólido fundamento de pan, cereal, arroz y pasta, y tan pocas grasas como fuera posible. Con base en esa mentalidad de que las grasas eran malas, cambiamos todas las grasas sanas que habían impulsado al cuerpo y cerebro de la gente durante miles de años —cosas como el caldo de huesos, las carnes de animales alimentados con forraje, el aguacate y el coco— por carbohidratos, carbohidratos y más carbohidratos. Para prueba, visita el supermercado de tu localidad y recorre sus pasillos. ¿Qué ves ahí? Es factible que al menos la mitad de la tienda esté repleta de carbohidratos: cereales, galletas saladas, pasta, salsas, aderezos para ensaladas, pan, galletas dulces, caramelos y refrescos. Estos atestados anaqueles son el epicentro de la presente epidemia de obesidad, el lugar donde se originó la mayoría de los actuales problemas de salud de Estados Unidos.

La diabetes es un buen ejemplo. Se trata de una de las diez afecciones más comunes en Estados Unidos. Casi diez por ciento de la población de ese país —más de 30 millones de personas—[1] padece esa enfermedad, lo que la expone a toda suerte de graves y adicionales problemas de salud, como enfermedades del corazón, derrame cerebral, insuficiencia renal, pérdida de la vista y muerte prematura. Más de la mitad de las amputaciones que se practican en esa nación son atribuibles a la diabetes. Ésta causa literalmente pérdida de vidas y extremidades. Y 84 millones de personas más tienen cifras de azúcar en la sangre que las ubican en la escala prediabética, personas que podrían desarrollar en cualquier momento la versión íntegra de ese mal. Esto me trastorna. En 1958, sólo 1.5 millones de individuos tenían diabetes.[2] Ahora, más de 100 millones de adultos estadunidenses viven con prediabetes o diabetes y enfrentan las graves consecuencias de salud del exceso de glucosa en el cuerpo.

Deb McFeely, de San Diego, estaba a punto de ser una de ellas. A sus 59 años de edad, su médico le dijo que su azúcar en la sangre era alta. No mucho después de haber recibido esa inquietante noticia, ella se enteró de Keto360, el programa que desarrollé con mis colegas Jordan Rubin y los doctores Jason Olafsson e Isaac Jones y que constituye el fundamento del amplio método que despliego en este libro. Preocupada por su salud, Deb decidió probar esta dieta.

En el primer mes, perdió 6 kilos, además de *20 centímetros* de grasa, 13 de ellos en la cintura, 2.5 en cada muslo y 1 en cada brazo. "He estado a dieta la mayor parte de mi vida adulta y éste es el régimen más fácil y eficaz que he seguido hasta ahora", dice. "Esta dieta es tan saciadora que a veces tengo que recordar que debo comer, y es raro que se me antoje el azúcar. Además, duermo mejor. Antes despertaba mucho durante la noche y me sentía exhausta todo el día; ahora duermo tan bien que mi energía es muy alta."

No obstante, el momento de la verdad llegó cuando Deb volvió a ver a su médico. "Me dijo que el azúcar en mi sangre se había revertido por completo; mis cifras estaban de nuevo en la escala normal", recuerda. "Fue un gran momento. Estoy envejeciendo y mi salud es muy importante para mí, pero creí que no podría hacer nada para modificar el azúcar en mi sangre. Dejar de lado el azúcar y el pan y comer más verduras y grasas sanas ha restaurado mi salud. Ya puedo ponerme otra vez los jeans entallados que usaba hace cinco años. Esto no es sólo una dieta; yo la veo como una receta para vivir."

LOS SIETE PRINCIPALES PROBLEMAS DE SALUD PARA LOS QUE LA DIETA CETOGÉNICA ES ÚTIL

Nunca me canso de escuchar historias como la de Deb; me recuerdan que hago lo que me propuse: no sólo ofrecerles a las personas la posibilidad de verse bien con las prendas de su preferencia, sino también ayudarles a remediar los problemas de fondo debidos a nuestro estilo de vida moderno. Si tú sufres cualquiera de las dolencias más comunes —azúcar anormal en la sangre, colesterol alto, problemas hormonales, inflamación crónica, falta de energía o dificultad para concentrarte—, es probable que un factor clave sea que consumes demasiados carbohidratos. Si durante años has batallado para bajar de peso pero nunca has tenido éxito a largo plazo, quizá los carbohidratos sean los culpables. Sin embargo, un creciente número de investigaciones demuestran que si recuperas la nutrición ancestral y comes muchas grasas sanas para aprovechar el potente estado de la cetosis, le darás a tu cuerpo la oportunidad de librarse de toxinas, reajustar sus hormonas, combatir una asombrosa serie de enfermedades y, en esencia, curarse solo.

La cetosis es propicia para los siguientes siete problemas comunes de salud. Si tú lidias con cualquiera de ellos, mi Dieta Keto es para ti.

Diabetes. Cuando consumimos alimentos procesados y azúcares refinados, inundamos de glucosa nuestro torrente sanguíneo. No es sano tener demasiada azúcar en la sangre, así que el cuerpo hace todo lo que puede para deshacerse de ella; el páncreas entra en acción y secreta insulina, la hormona que traslada el exceso de glucosa de la sangre al hígado, los músculos y la grasa. Pero cuando la mayoría de tus calorías provienen de alimentos como pastas, pan, papas fritas y galletas, el páncreas no cesa de generar altos niveles de insulina. Al paso del tiempo, tus células se adaptan a ese asalto de insulina reduciendo el número de receptores de ella en su superficie. Se vuelven resistentes a la insulina, uno de los factores que más contribuyen a la diabetes y las enfermedades del corazón.

Piénsalo así: cada célula es una casa con cierto número de puertas. La insulina es la única sustancia capaz de abrir esas puertas para que la glucosa entre a la casa. Cuando el cuerpo produce demasiado de ella, las "casas" responden reduciendo el número de puertas, lo que significa que la insulina y la glucosa se acumulan afuera, en la sangre. Cuando tienes demasiada azúcar en el torrente sanguíneo, tu sistema se inflama, tus arterias y órganos se desgastan y el cuerpo entero sufre daño, lo que provoca que envejezcas antes de tiempo. El páncreas no sabe que el número de puertas ha disminuido, así que su respuesta es producir *más* insulina para eliminar el exceso de azúcar en la sangre. Aunque esto ayuda por un tiempo, en determinado momento el páncreas no puede satisfacer una demanda tan intensa. Cuando esto sucede —cuando tienes un alto nivel de azúcar en la sangre en asociación con células resistentes a la insulina—, te conviertes en una estadística nacional: eres diabético.

DIETA CETOGÉNICA VS. DIETA ESTÁNDAR

Dieta cetogénica: alta en grasas

Equilibra el azúcar en la sangre
▼
La lipasa libera triglicéridos
▼
La grasa se va al hígado
▼
El hígado produce cetonas para disponer de energía

Dieta estándar: alta en carbohidratos

Aumenta el azúcar en la sangre
▼
El páncreas libera insulina
▼
El azúcar entra en las células
▼
Las células usan azúcar para disponer de energía

Por fortuna, estudios clínicos han probado que lo que le pasó a Deb es la norma: en un estudio publicado en *Nutrition & Metabolism*, investigadores del Centro Médico de la Universidad Duke y el Centro Médico del Departamento de Asuntos de Veteranos sometieron a personas con sobrepeso y diabetes tipo 2 a una dieta cetogénica por 16 semanas.[3] Al final, el control glucémico de más de 80% de los participantes había mejorado tanto que pudieron reducir la dosis de sus medicamentos, y más de un tercio de ellos abandonaron éstos por completo. Como señaló hace no mucho tiempo un grupo de investigadores italianos en una revisión muy completa de los usos terapéuticos de la dieta cetogénica, cuando personas con diabetes tipo 2 siguen esta dieta "los resultados son francamente extraordinarios".[4]

Enfermedades del corazón. Librarte de excesos de azúcar en la sangre y descontroles de la insulina también es bueno para tu corazón, aunque hay formas adicionales en las que la dieta cetogénica protege el sistema cardiovascular. Un estudio de 2013 publicado en el *British Journal of Nutrition* reveló que quienes siguieron una dieta cetogénica obtuvieron mejor peso y control a largo plazo de factores de riesgo cardiovasculares en comparación con aquellos a quienes se asignó una dieta convencional baja en grasas.[5] La dieta cetogénica reduce el colesterol y los triglicéridos y aumenta el nivel del colesterol bueno HDL, lo que restringe los factores de riesgo más comunes de infarto y derrame cerebral.

BENEFICIOS DE LA DIETA CETOGÉNICA

CAUSA PÉRDIDA DE PESO (GRASA)	
¿CÓMO?	▶ Usa la grasa como combustible, en lugar del azúcar
	▶ Reduce la insulina, así que el cuerpo almacena menos grasa
	▶ Disminuye el apetito en muy alto grado

COMBATE LA DIABETES TIPO 2	
¿CÓMO?	▶ Impide la excesiva liberación de insulina
	▶ Crea niveles normales de azúcar en la sangre

COMBATE LAS ENFERMEDADES DEL CORAZÓN

¿CÓMO?
- ▶ Reduce el colesterol malo (LDL)
- ▶ Reduce los triglicéridos
- ▶ Aumenta el colesterol bueno (HDL)

PROTEGE CONTRA EL CÁNCER

¿CÓMO? ▶ Podría "matar de hambre" a las células cancerosas (las dietas altas en azúcar las alimentan)

COMBATE TRASTORNOS NEUROLÓGICOS

¿CÓMO?
- ▶ Mejora el funcionamiento de las mitocondrias
- ▶ Ejerce un efecto neuroprotector

ASEGURA LA LONGEVIDAD

¿CÓMO?
- ▶ Causa un estado de ayuno asociado con el gen de la longevidad
- ▶ Reduce la inflamación, la cual promueve enfermedades

Pérdida de peso. La mayoría pierde en mi programa ceto-génico una cantidad de peso significativa, y lo hace rápido. En un estudio, 83 pacientes obesos que pesaban entre 99 y 103 kilos siguieron una dieta cetogénica.[6] Ocho semanas después habían perdido en promedio 10 kilos, y 24 semanas después hasta 19. He visto en mi clínica pérdidas de peso más asombrosas aún, lo mismo que colegas que prescriben dietas cetogénicas en su consultorio de medicina funcional. Cuando consumes una die-ta satisfactoria que te ayuda a quemar grasa como combustible y a reducir tus niveles de la hormona que almacena grasas, la insulina, es fácil que bajes de peso y no vuelvas a subir.

Epilepsia y ataques. La dieta cetogénica se descubrió a principios de la década de 1920, cuando diversos médicos emprendieron en Estados Unidos la búsqueda de un régimen para tratar la epilepsia.[7] Estos médicos ya sabían que el ayuno era muy eficaz para mitigar y hasta eliminar ataques. El ayuno se había usado desde al menos el año 2000 a.C. Se le menciona en el *Corpus Hippocraticum*, colección de 60 documentos médicos de la antigua Grecia asociados con las enseñanzas de Hipócrates, el "padre de la medicina", y es recomendado en la Biblia por sus curativos beneficios físicos, mentales y espirituales.

Sin embargo, obviamente el ayuno no es factible como tratamiento a largo plazo. Así, el doctor Russell Wilder, de la Clínica Mayo, y un grupo de médicos de Harvard comenzaron a experimentar con varias dietas para buscar una forma de reproducir los efectos del ayuno sin que los pacientes dejaran de comer, y llegaron a la misma conclusión: una dieta muy baja en carbohidratos y alta en grasas no sólo creaba el mismo estado biológico que el ayuno, sino que también tenía el mismo efecto benéfico en niños con ataques. (La epilepsia es más común en niños y ancianos que en adolescentes y adultos.) Su conducta y cognición mejoraron igualmente. En otro estudio temprano de más de un millar de niños en el Hospital Johns Hopkins a quienes se les prescribió esta dieta, 52% de ellos alcanzaron una remisión completa de ataques y 27% tuvo una reducción significativa.[8]

Yo he conocido casos similares. Cuando un neurólogo recetó una dieta cetogénica a la hija de Eric Alber, Hayleigh, de 10 años de edad, quien padecía ataques incurables debido a un raro trastorno del desarrollo conocido como síndrome de Smith-Magenis, Eric decidió que tanto su hija como él debían probar mi protocolo cetogénico. Antes de que iniciara la dieta, Hayleigh tenía al menos un ataque menor todos los días, y uno mayor cada dos o tres semanas, mientras que sus medicinas no hacían más que agravar el síndrome de fondo.

"Durante su primer mes a dieta, Hayleigh no tuvo ningún ataque, ni siquiera los menores que antes tenía a diario. Desde entonces ha tenido algunos episodios, pero creo que ocurren cuando no está en cetosis. También su funcionamiento cognitivo ha mejorado. Ahora es más cariñosa, conversadora y jovial, y duerme seis o siete horas seguidas cada noche. Eso era inaudito antes. Esta dieta nos ha ayudado a ambos a sentirnos mejor."

De hecho, Eric bajó de 97 a 86 kilos y de la talla 40 de pantalones a la de 34, y sus persistentes llantitas y barriga, de las que nunca había podido librarse, desaparecieron casi por completo. "Hice la dieta por Hayleigh", dijo, "pero a mí me salvó también."

Otros trastornos neurológicos. Un estudio del *European Journal of Clinical Nutrition* apuntó en datos recientes que sugieren que la dieta cetogénica puede ser útil para tratar numerosos trastornos neurológicos, como dolor de cabeza, lesiones como conmoción cerebral, mal de Parkinson, trastornos del sueño, cáncer de cerebro, autismo y esclerosis múltiple.[9] He aquí una muestra de esas promisorias investigaciones:

- Según ciertos estudios, esta dieta podría mejorar el funcionamiento cognitivo de pacientes con Alzheimer.[10]
- En pacientes con mal de Parkinson, la severidad de los síntomas decreció 43% después de un mes bajo la dieta cetogénica.[11]
- Estudios de caso reportados en la revista médica *Frontiers in Pediatrics* establecieron mejores aptitudes de aprendizaje y habilidades sociales en niños autistas que siguieron una dieta cetogénica.[12]

A pesar de sus diferentes síntomas, la mayoría de las enfermedades neurológicas comparten una anormalidad de raíz: las
células cerebrales de quienes las padecen muestran una deficiente o defectuosa producción de energía. Y es ahí donde mi
programa cetogénico puede ser muy provechoso. Las cetonas,
el combustible que quemas cuando estás en cetosis, cruzan fácilmente la barrera de sangre en el cerebro y aumentan el número y funcionamiento de las mitocondrias, las "fábricas de
energía" de las células cerebrales, especialmente en el hipocampo, región importante para el aprendizaje y la memoria.

En personas con enfermedades cerebrales relacionadas
con la edad, como mal de Alzheimer y demencia senil, síntomas como pérdida de la memoria son causados por la degeneración de las células en el hipocampo. Gracias a que la cetosis
ayuda a las mitocondrias a generar más energía, protege a células cerebrales vulnerables de problemas que por lo común
acabarían con ellas.

Además, las cetonas son un combustible más eficiente
para el cerebro que la glucosa, ya que proporcionan más energía por unidad de oxígeno utilizada e inhiben la producción
de los dañinos radicales libres, electrones desapareados que son
un subproducto normal del metabolismo celular pero que
pueden perjudicar a las células y su ADN, y son propios del envejecimiento y la degeneración del cerebro. Así, la dieta cetogénica ofrece la esperanza no sólo de reducir síntomas y
retardar la progresiva devastación de los trastornos neurológicos, sino también de favorecer el desempeño cognitivo de
personas sanas y proteger su cerebro contra el deterioro indu-
cido por la edad.

¿QUÉ SON LAS CETONAS?

La cetosis ocurre cuando el hígado convierte las grasas en ácidos grasos, proceso llamado beta oxidación. Después, el cuerpo convierte esos ácidos grasos en cetonas, que tú puedes quemar como combustible.

¿POR QUÉ SON IMPORTANTES LAS CETONAS?

▷ Una vez que el nivel de cetonas en la sangre llega a cierto punto, entras formalmente en el estado de cetosis, el cual estimula el metabolismo.

▷ Cuando el cuerpo es impulsado por las cetonas en tu circulación, el metabolismo se altera y te convierte en una "máquina quemadora de grasa".

▷ Muchos expertos consideran que quemar cetonas es una forma "más limpia" de producir energía que depender de los carbohidratos y el azúcar. Se ha demostrado que quemar cetonas causa menos daño a las células por oxidación, lo que a su vez les ayuda a crear más energía.

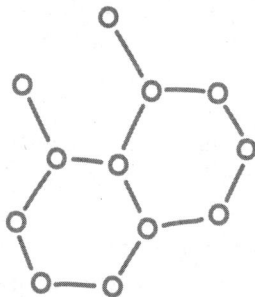

Cáncer. No sé con certeza cuál fue la causa última de la remisión del segundo brote de cáncer de mi madre, pero mi instinto médico y mi conocimiento de los efectos de la cetosis en la biología de las células cancerosas indican que su dieta cetogénica tuvo mucho que ver con eso. Los estudios sugieren que las dietas cetogénicas pueden matar de hambre a las células cancerosas, y he aquí cómo: aunque las células sanas del cuerpo usan la grasa como combustible, las cancerosas prefieren alimentarse de glucosa. Una dieta alta en carbohidratos, baja en nutrientes, demasiado procesada y causante de inflamación es propicia para las células cancerosas, hace que proliferen y las deja fuera de control. La glucosa es el jugo que el cáncer necesita para sobrevivir y propagarse.

Desde 1987 los investigadores empezaron a reportar menor peso de tumores y más fuerza y peso en ratones con cáncer de colon sometidos a una dieta cetogénica.[13] Estudios animales han demostrado desde entonces que las dietas cetogénicas limitan el crecimiento de tumores y mejoran la supervivencia en diversos tipos de cáncer, como glioma (que afecta al cerebro y la médula espinal), de colon, gástrico y de próstata.[14] Al mismo tiempo, hay razones para creer que puesto que te ayuda a bajar de peso y reducir la inflamación —factores ambos del crecimiento y proliferación del cáncer—, una dieta cetogénica puede aminorar tu riesgo de desarrollar cáncer.

Inflamación. A corto plazo, la inflamación es buena. Es la primera línea de defensa de tu cuerpo contra todo tipo de ofensivas del dolor, desde lesiones hasta infecciones. De hecho, la hinchazón, enrojecimiento y dolor de una respuesta inflamatoria son promotores vitales del proceso curativo.

No obstante, cuando la inflamación persiste demasiado, se vuelve peligrosa. Cuando las células inflamatorias permanecen en tus vasos sanguíneos, por ejemplo, promueven la acumulación de la nociva placa, la cual eleva el riesgo de infarto y derrame cerebral. La inflamación crónica puede desempeñar también un papel en el mal de Alzheimer, la inflamación de los intestinos, artritis, cáncer, psoriasis, enfermedades pulmonares, depresión y padecimientos de las encías e impedir incluso la pérdida de peso, ya que atrofia las señales de hambre y saciedad y retarda el metabolismo.

Pero he aquí la gran noticia: cada vez se cuenta con más evidencias de que la dieta cetogénica puede ser muy eficaz en el combate a la inflamación. Si concibes ésta como un incendio interno, la cetosis aplaca las llamas, porque produce menos radicales libres que cuando tu cuerpo metaboliza carbohidratos, y los radicales libres agudizan la inflamación. Al mismo tiempo, cuando el hígado convierte los ácidos grasos en cetonas, el nivel de adenosina aumenta, y éste es uno de los mejores antiinflamatorios naturales del cuerpo. Mi programa cetogénico contiene innumerables alimentos antiinflamatorios, desde moras hasta hierbas, diseñados para aprovechar al máximo este beneficioso efecto natural de la cetosis y recuperar para tu cuerpo un estado de bienestar.

PROCURA CETOGÉNICAMENTE UNA VIDA MÁS SANA Y PROLONGADA

Cuando Kristy Marchand, veterana del ejército de 58 años de edad residente en Bullhead City, Arizona, se subió a la báscula en el consultorio de su médico, no podía creer a sus ojos. Con 1.72 metros de estatura, pesaba 111 kilos. De acuerdo con el IMC, era obesa. Kristy había sido una persona muy activa toda su vida y nunca había tenido que preocuparse por su peso. Engordó mientras tomaba esteroides contra un tumor en el ojo que su médico creyó cancerígeno (no lo fue), y sus kilos de más y la incertidumbre por su salud la deprimieron. Así, hizo lo que muchos de nosotros hacemos: buscó consuelo en los carbohidratos.

Para el momento en que subió a la báscula de su doctor, había desarrollado artritis en el cuello, la espalda baja y las rodillas, motivo por el cual le dolía hacer cualquier movimiento. "Me sentía fatal, así que hablé con mi esposo para que hiciéramos juntos la Dieta Keto", dice. Después de cuatro meses en mi protocolo cetogénico, Kristy había bajado 16 kilos y su esposo 18, y hoy el dolor de la artritis es un pálido recuerdo, debido quizás a que este método alto en grasas y bajo en carbohidratos aminoró su inflamación. "Nos sentimos mucho mejor", afirma. "Nos dimos cuenta de que este plan alimentario puede ayudar a que nos mantengamos sanos el resto de nuestra vida."

Hay muchas razones para creer que mi programa cetogénico puede ayudarnos a *todos* a envejecer de una forma más sana. Después de todo, como ya mencioné, esta dieta se descubrió porque pone al cuerpo en cetosis, igual que el ayuno. Y el ayuno es uno de los medios más eficaces para incrementar la longevidad. Los estudios demuestran que disminuir el consumo de calorías de 30 a 40% prolonga un tercio o más la vida en muchos animales,[15] y datos adicionales confirman que limitar la ingesta de alimentos puede mantenerte más sano mientras envejeces. Esto no sólo agrega años a tu vida; añade vida a tus años. Ratones sometidos a ayuno, por ejemplo, tienen más altos niveles de BDNF (Factor neurotrófico derivado del cerebro), proteína que impide la extinción de células cerebrales estresadas y que eleva la autofagia, el sistema del cuerpo para deshacerse de moléculas dañadas, entre ellas las ligadas a enfermedades neurológicas como los males de Alzheimer y Parkinson.

En efecto, los estudios han señalado que el ayuno intermitente se asocia con una vida más sana y prolongada. Cuando investigadores de la Universidad de Florida sometieron a

19 personas a un programa de ayuno cada tercer día (en el que comían normalmente un día y al siguiente consumían menos de 500 calorías) durante sólo 3 semanas, las células de los participantes generaron más copias del gen SIRT3,[16] uno de los varios genes de la longevidad que previenen la producción de radicales libres y aumentan la capacidad de las células para reparar mutaciones.

Se dispone cada vez de más pruebas de que la dieta cetogénica reproduce los beneficios de longevidad del ayuno. Un estudio de 2017 del Instituto Buck para la Investigación sobre el Envejecimiento determinó que ratones alimentados con una dieta cetogénica vivieron en promedio mucho más que los alimentados con una dieta de control y que los ratones viejos bajo la dieta cetogénica eran notoriamente ágiles, con mejores funciones motrices, masa muscular y memoria.[17] Aunque no se ha hecho ni se hará ninguna investigación semejante con seres humanos, quienes viven mucho más y no se apegarán confiablemente a una dieta estricta durante varios años, un estudio en la renombrada revista médica *The Lancet* acerca de más de 135,000 adultos en 18 países reveló que una dieta alta en carbohidratos se asoció con un alto riesgo de mortalidad, en tanto que una dieta alta en grasas se vinculó con bajos índices de mortalidad.[18]

El potencial de la cetosis para proteger y promover la salud es asombroso. Por eso es que creo tan sinceramente en mi programa cetogénico. Espero que la comprensión de que este plan puede ayudar a que te veas y sientas mejor aquí y ahora, a que reduzcas el riesgo de las numerosas enfermedades que aparecen con la edad y a que agregues años felices y saludables a tu vida te permitirá descubrir, también a ti, la fuerza y promesa de mi Dieta Keto.

Capítulo 3

Cómo iniciar la cetosis

El arte de la macromanipulación y las ocho estrategias cetogénicas básicas

Luego de varios años como profesional de la salud, un nuevo paciente llegó a verme. Dave era un sujeto simpático que había jugado futbol americano en la preparatoria y subido un par de kilos al año desde que dejó de practicar ese deporte. Cuando apareció en mi consultorio era ya mayor de 30 años, tenía 11 kilos de más y su salud pagaba las consecuencias. Su nivel de azúcar en la sangre lo ubicaba en la zona de la prediabetes, y él tomaba medicinas para mantener bajo control su presión arterial y colesterol. Me contó que poco antes había iniciado una dieta cetogénica para recuperar su salud, y que aunque había bajado unos kilos, no se sentía bien.

—El problema —me dijo— es que me duelen las articulaciones. Me siento torpe y cansado. Mi piel está tan irritada como cuando estaba en la preparatoria. He oído tan buenos comentarios de esta dieta que no sé qué pasa. ¿Podría ayudarme?

Le respondí que me daba gusto que hubiera descubierto la dieta cetogénica y le expliqué que muchos de mis pacientes habían obtenido excelentes resultados.

—Pero hay una forma correcta y otra incorrecta de hacer la dieta —añadí—, y sin una guía es fácil meterse en problemas.

Le expliqué entonces que él tenía un caso clásico de Keto Flu o gripe cetogénica, afección que se desarrolla en ocasiones cuando el cuerpo de una persona pasa de quemar azúcar a quemar grasa y tiene que ajustarse a la cetosis. Pero señalé que la Keto Flu no era inevitable, y que en realidad era improbable si la dieta se aplicaba del modo correcto.

—Platícame qué comes todos los días —le dije— y te aseguro que aclararemos esto.

Describió su día usual: desayunaba café y tocino frito en mantequilla, comía huevo con queso y tocino envuelto en una tortilla sin cereales y cenaba una hamburguesa no orgánica cubierta con —¡adivinaste!— queso y tocino. Le puse la mano en el hombro y sonreí.

—Esto será muy fácil de remediar —afirmé, y le hice algunas sugerencias para que pusiera en regla su programa cetogénico para que pudiera sentirse sano y maximizar su pérdida de peso.

Para comenzar, le sugerí que sustituyera el tocino de cerdo por el de res (el de cerdo está saturado de toxinas y podría tener parásitos) y que lo limitara a una vez al día. En lugar de hacerlo con tocino, le dije que empezara el día con un vigorizante smoothie cetogénico de aguacate, leche de coco, colágeno en polvo y espinacas. Como la forma más sana de iniciar un régimen cetogénico es consumir una amplia variedad de antioxidantes y nutrientes, le sugerí también que a mediodía comiera una enorme ensalada de nutritivas verduras cubiertas con aguacate, pechuga de pollo orgánica deshebrada y aceite de oliva. Y para la cena le recomendé una hamburguesa orgánica de carne de animales alimentados con forraje, para evitar las hormonas y toxinas de la carne de res convencional, junto con una abundante guarnición de verduras asadas al horno cubiertas con ghee, mantequilla que contiene vitaminas solubles en grasas y ácidos grasos saludables y que es capaz de fortalecer los huesos y estimular la pérdida de peso. Se lo escribí todo y le pedí que regresara en seis semanas.

Cuando volví a ver a Dave, era ya otra persona. Había bajado 9 kilos y se veía esbelto y en buen estado físico. Su piel se había limpiado y su energía era mayor que nunca. Su presión arterial y colesterol habían vuelto a la normalidad, lo que le permitió dejar de medicarse, y su glucosa en la sangre se hallaba de nuevo en una gama saludable, así que se había librado también del riesgo de diabetes. Tiempo después me enteré de que Dave participaba ya en medios triatlones Ironman. Años más tarde me encontré con él en una carrera y su aspecto seguía siendo increíble.

En la última década he conocido a cientos de Daves, personas sinceramente interesadas en mejorar su salud y dispuestas a hacer los cambios de estilo de vida indispensables, pero que cometen algunos errores clásicos. Necesitan una guía firme y de base científica para implementar modificaciones de la manera más efectiva y segura posible. Yo he asumido la misión de brindar esa guía, lo cual es justamente el propósito de mi programa cetogénico.

QUÉ SON LA MACROMANIPULACIÓN
Y LA KETO FLU O GRIPE CETOGÉNICA

La historia de Dave saca a relucir un riesgo común entre quienes improvisan su dieta cetogénica. Él leyó que esta dieta era un enfoque alto en grasas para la pérdida de peso e inventó una dieta alrededor de los alimentos grasosos de su preferencia: tocino y mantequilla. El problema es que el tocino de cerdo y la mantequilla convencional no son ni de cerca tan ricos en nutrientes como muchas otras opciones altas en grasas. Como ingería fuentes de grasas menos nutritivas, se expuso sin saberlo a desarrollar la gripe cetogénica. Hay un arte para la macromanipulación, y en mi Dieta Keto yo elegí con todo cuidado los tipos de grasas más saludables, junto con toda una serie de ingredientes nutritivos que alientan la energía y la claridad mental, reducen el estrés (sí, la comida puede ayudar a esto) y promueven la curación, a fin de ofrecer a tu cuerpo un firme sostén en su entrada en cetosis.

Más adelante detallaré esas otras opciones alimentarias; primero deseo extenderme en la gripe cetogénica y sus causas, porque una nutrición deficiente es sólo una de varias razones de que las personas experimenten ciertos síntomas poco después de empezar la dieta.

Entrar en cetosis te hace pasar de ser quemador de azúcar a ser quemador de grasa. Francamente, no hay muchos otros cambios metabólicos que puedas hacer que resulten *mejores* para tu salud. Pero si toda tu vida has consumido carbohidratos, como es el caso de la mayoría de nosotros, tu cuerpo nunca ha estado cerca de la cetosis. Así, no es raro que durante este proceso experimentes síntomas físicos como fatiga, dolor de cabeza, náusea y estreñimiento, justo los que caracterizan a la gripe cetogénica.

Además, si tu régimen normal ha sido la dieta estadunidense clásica, es muy probable que seas adicto a los carbohidratos y el azúcar, así que es lógico que tengas síntomas de abstinencia cuando abandonas por primera vez ese hábito, tal como sucede con cualquier otra sustancia adictiva, como el tabaco o el alcohol. La comparación entre azúcar y sustancias adictivas no es meramente teórica, por cierto. Las señales médicas de abuso de sustancias son los antojos, un consumo continuado pese a las consecuencias negativas, fallidos intentos de abandono y síntomas de abstinencia. ¿Todo esto te suena conocido? La gran mayoría de los adictos al azúcar o los carbohidratos con los que he trabajado dijeron haber

experimentado eso, y una buena explicación científica acla-
ra por qué.

Las investigaciones demuestran que los postres y los alimentos altos en carbohidratos afectan al sistema de recompensas del cerebro casi igual que como lo hacen la cocaína y
la nicotina.[1] Cuando esa región cerebral se activa, libera dopamina, neurotransmisor asociado con el placer. Este patrón es
inconsciente e incontrolable. Cada bocado de azúcar detona
una descarga de dopamina que te hace desear más azúcar; tan
pronto como interrumpes el ciclo azúcar-dopamina con la reducción de carbohidratos, tu antojo se intensifica. De hecho,
los antojos de azúcar son la razón número uno que mis pacientes dan por la cual no pueden apegarse a su dieta.

Dadas las evidencias de que el azúcar es adictiva, no es
de sorprender que los síntomas de la gripe cetogénica sean
similares a los de la abstinencia de otras drogas: dolor de cabeza, fatiga, ofuscación y mal humor, síntomas que no son peligrosos pero que dificultan el apego a una dieta y hacen que
algunas personas se den por vencidas antes de que consigan
experimentar sus beneficios. Sin embargo, si tú entiendes *por
qué* ocurren esos síntomas —que son una señal de que te has
librado de tu larga esclavitud a los carbohidratos, incluidos los
altibajos de energía y los cada vez más agudos antojos de azúcar, y de que ya sigues un camino más limpio y saludable—, la
gripe cetogénica será más fácil de enfrentar y tenderá menos
a descarrilar tus esfuerzos.

Los síntomas desaparecen por sí solos en unas semanas,
una vez que superas la abstinencia de azúcar y que tu sistema
se adapta al uso ya no de glucosa sino de cetonas, productos
finales de la cetosis que tu cuerpo emplea como combustible.
Si sigues mi programa cetogénico, minimizarás la intensidad
de la gripe cetogénica o la evitarás por completo. Al paso de

los años, he identificado los alimentos más nutritivos cuya sinergia da sustento a la dieta cetogénica y que incrementarán la probabilidad de que te sientas a la perfección mientras pasas por la cetosis.

Igual que muchos otros que se informan superficialmente en internet sobre la dieta cetogénica, Dave cometió un error clásico: atendió sólo a los macronutrientes —es decir, aumentó su consumo de grasas y redujo el de carbohidratos—, en lugar de considerar los alimentos específicos que ingería. Como hizo del tocino y la mantequilla los elementos primordiales de su régimen, pasó por alto todas las vitaminas, minerales y antioxidantes presentes en alimentos ricos en grasas como el aguacate, la carne de res alimentada con forraje, el salmón fresco capturado en su hábitat natural, las nueces y las semillas, por no mencionar las verduras y hierbas repletas de nutrientes y que combinan a la perfección con las grasas sanas.

REMEDIOS DE LA GRIPE CETOGÉNICA

Efecto secundario	Remedios
Poca energía	Cafeína y hierbas adaptógenas
Náusea	Aceites de hierbabuena y jengibre
Ansia de antojos	Más grasas sanas y caldo de huesos
Neblina mental	Aceite de romero y ejercicio moderado
Estreñimiento	Agua, probióticos y magnesio
Dificultad para dormir	Aceite de lavanda y colágeno
Mal aliento	Probióticos, jugos verdes y aceite de hierbabuena

Para ser sincero, la gente puede tropezar con problemas similares en prácticamente cualquier tipo de dieta. He conocido a veganos y vegetarianos que jamás se acercarían a un bistec pero que consumen Cheetos. La conclusión es ésta: los macronutrientes importan, pero también la selección de alimentos específicos que consumes. Cuando cambias de dieta, debes poner atención en el bosque *y* en los árboles.

En mi plan cetogénico, el bosque y los árboles trabajan en común para transformar tu salud. Por ejemplo, investigaciones recientes han demostrado que las grasas sanas que componen la espina dorsal de este programa promueven la absorción de micronutrientes del resto de la dieta. En un estudio de 2017 de la Universidad Estatal de Iowa, los investigadores pidieron a los participantes que comieran una enorme ensalada con una amplia variedad de verduras; cuando examinaron la sangre de los sujetos, descubrieron que quienes consumieron más grasas absorbieron una cantidad mucho mayor de siete nutrientes vitales —vitamina K, dos formas de vitamina E y cuatro carotenoides—[2] que participan en la prevención del cáncer y la protección de la vista. De hecho, quienes comieron el doble de grasas duplicaron la absorción de nutrientes.

Debido a que mi dieta cetogénica combina ricas fuentes de grasas y proteínas con verduras y hierbas rebosantes de antioxidantes y fitoquímicos saludables, puede facilitar tu transición a la cetosis y aumentar tanto tu potencial para quemar grasa como el total de genuinos nutrimentos que recibes en cada bocado.

LAS OCHO ESTRATEGIAS ESENCIALES PARA INTENSIFICAR TU EXPERIENCIA CETOGÉNICA

Mi programa cetogénico es un enfoque sano de la alimentación, cualquiera que sea tu meta específica: reducir el azúcar en la sangre, reajustar tus hormonas, bajar de peso o simplemente adoptar un camino a una mejor salud general. No obstante, creo que si comprendes por qué este enfoque es tan bueno para la salud, será más fácil que te apegues a él. Con eso en mente, he aquí los ocho elementos básicos de mi plan que te ayudarán a evitar la gripe cetogénica y a maximizar los beneficios de tu travesía cetogénica:

Fortalécete con abundantes supergrasas. Como la pieza principal de mi programa cetogénico son las grasas sanas, comerás de ellas mucho más de lo que acostumbras. Para permanecer en cetosis, deberás obtener de 70 a 80% de tus calorías diarias de las grasas, y completarlas con 15 a 25% de proteínas y 5% de carbohidratos. Esto puede resultar difícil al principio, en especial si se te educó con la mentalidad de que las grasas son malas. Si tienes hambre, es tentador que recurras a tus rápidos carbohidratos o proteínas habituales. En lugar de ello, deberás buscar alimentos ocasionales que sean altos en grasas, como el aguacate, las nueces y las verduras junto con una generosa dosis de ghee o aceite de oliva. El consumo de muy pocas calorías puede contribuir a antojos, mal humor y fatiga. En mi dieta encontrarás grasas supersanas que quizá no hayas probado nunca, como potentes grasas saturadas de las que tu dieta ha carecido siempre. Los TCM, o triglicéridos de cadena media, son ácidos grasos saturados que refuerzan el funcionamiento del cerebro y una saludable baja de peso y que por lo general están ausentes de la dieta occidental moderna. En mi régimen cetogénico comerás muchos de ellos. El aceite de coco es una importante fuente de TCM, por ejemplo, una de mis preferidas. Los TCM favorecen la quema de grasa y la reducción de peso, ayudan a que te sientas satisfecho más tiempo e incluso aceleran tu ritmo metabólico, para que quemes calorías más rápido.[3]

Consume colágeno, el ingrediente más destacado de los que es probable que te falten. Cuando piensas en las proteínas en tu cuerpo, el tejido que quizá te viene más pronto a la mente es el muscular. Pero algo que la mayoría ignora es que 30% de las proteínas de tu organismo se componen de colágeno: ligamentos, tendones, fascia, cabello, uñas, discos, huesos y piel, el órgano más grande del cuerpo. El colágeno es el tejido que mantiene unido al cuerpo, como un pegamento. Es el andamiaje que aporta fuerza y estructura y la sustancia que da a la piel su elasticidad. Gramo por gramo, las fibras de colágeno tipo 1 —presentes en la piel, los tendones, los órganos y los huesos— son más fuertes que el acero. Por desgracia, la producción de colágeno declina con la edad. Por eso, con el paso del tiempo la piel se afloja y arruga y las articulaciones nos duelen y chirrían, ya que el cartílago que protege a los huesos se desgasta de modo gradual y no es reemplazado. Sin embargo, las cosas no necesariamente deben ser así. Nuestros antepasados obtenían mucho colágeno de su dieta. Comían tendones, ligamentos y carne de órganos de animales y hacían caldo con sus huesos. Nosotros prácticamente no obtenemos nada de él, y si tú quieres regenerar y sanar tu cuerpo, lo necesitarás sin duda alguna. El colágeno debería componer de 25 a 30% de las proteínas de tu dieta. El caldo de huesos es su principal fuente. Puedes prepararlo tú mismo, comprarlo congelado o adquirirlo en polvo y añadirlo a tu smoothie matutino. (Si lo usas en polvo, busca uno que contenga múltiples fuentes de colágeno, como los tipos 1, 2, 3, 5 y 10.) También puedes obtener colágeno de la piel del pescado, pavo y pollo silvestres. Otros alimentos que estimulan la producción de colágeno son los huevos, los hongos shitake, la raíz de cúrcuma y frutas y verduras con un alto contenido de vitamina C, como el camu camu, los cítricos, el brócoli y el pimiento. Yo enfatizo el colágeno en mi programa cetogénico porque es el nutriente más subestimado hoy en día, pese a que resulta vital para que mantengas joven y fuerte la estructura de tu cuerpo y sin problemas relacionados con la edad.

Ingiere muchas verduras para alcalinizar tu cuerpo. Aunque el grueso de tu consumo de calorías procederá de las grasas, debes ingerir verduras en cada comida. Las verduras son valiosas por varias razones. La meta última de mi programa cetogénico es que te sientas mejor y más sano, y por ello debes alcalinizar tu cuerpo. He aquí lo que entiendo por eso: cada alimento pertenece a una de tres categorías —ácida, neutral o alcalina— y produce esas mismas condiciones en el cuerpo. Por ejemplo, el consumo de demasiados carbohidratos procesados, que son ácidos, puede crear una acidosis crónica de bajo grado, la cual dejará a tu cuerpo sin minerales tan preciosos como el magnesio, el calcio y el potasio; degradará tus huesos; incrementará la inflamación y sentará las bases de enfermedades crónicas. En cambio, las dietas altas en alimentos alcalinos —como verduras frescas, en especial las verdes— promueven un entorno alcalino, que mitiga la inflamación, reabastece tus reservas de nutrientes y balancea tu nivel de pH (la medida de acidez en tu sistema). Los alimentos alcalinos equilibran al cuerpo desde dentro y crean un entorno en el que la salud puede iniciarse. Buenas opciones de alimentos alcalinos son las verduras verdes con hojas, el aguacate, los hongos, el rábano, la alcachofa, el coco, los germinados, el brócoli, el ajo, los ejotes, la endivia y la col. Estas verduras contienen también mucha fibra, y ayudan por tanto a prevenir síntomas como estreñimiento y diarrea, que con frecuencia ocurren durante la transición a la cetosis.

Consume más hierbas con adaptógenos. Todos hemos oído frases como "El kale (o col rizada) es excepcional" y "El brócoli es incomparable", referentes a verduras que, en efecto, son grandes potencias nutritivas cuyo consumo yo aliento. Pero hay algo que no oyes tan a menudo: que muchas hierbas, como la cúrcuma y la canela, son más completas en nutrientes que las verduras. Son la medicina más poderosa de la naturaleza y forman parte integral de mi plan cetogénico. Aportan a tu cuerpo componentes que necesita para rejuvenecer en el nivel celular, y algunas de mis hierbas favoritas son vitales para moderar el estrés. Sin duda has escuchado que el estrés crónico incrementa el cortisol, hormona capaz de perjudicar al cuerpo de muchas formas. Uno de sus efectos más peligrosos es que promueve la acumulación de grasa; la grasa en el vientre que acentúa problemas metabólicos suele ser resultado del exceso de cortisol. Las hierbas conocidas como adaptógenas aplacan a este villano relacionado con el estrés. Los adaptógenos son una categoría especial de plantas curativas que estabilizan tu cuerpo, por lo que son un eficaz antídoto contra el estrés. Las hierbas han sido utilizadas durante milenios por sistemas ancestrales de medicina natural, como la medicina tradicional china y la medicina ayurvédica. Hoy la ciencia de vanguardia se ha puesto al día y revelado ya que es un hecho que las hierbas poseen una grandiosa fuerza curativa. Diré más sobre las potentes propiedades de las hierbas a lo largo del libro, pero por lo pronto quiero destacar un puñado de ellas, capaces de mantener bajo control el cortisol y aumentar tu energía en general. A continuación, se enlistan siete hierbas adaptógenas que pueden afianzar e impulsar tus esfuerzos cetogénicos, gracias a que limitan los perniciosos efectos del estrés además de poseer un sinnúmero de beneficios curativos adicionales:

- La ashwagandha o bufera, hierba de uso común en la medicina ayurvédica, reduce la ansiedad, porque relaja el sistema nervioso central.[4] También puede tener efectos antiinflamatorios; promueve la sensibilidad a la insulina;[5] protege de daños a los cartílagos y reduce el dolor en la osteoartritis,[6] y restringe el crecimiento de células cancerosas en los senos, el sistema nervioso central, el colon y los pulmones.[7]

- La albahaca santa o Tulsi, conocida en la India como un suplemento eficaz contra el envejecimiento, contiene dos fitoquímicos que disminuyen la corticosterona, otra hormona del estrés, en la sangre. Protege a órganos y tejidos de contaminantes industriales y metales pesados y combate los cánceres pulmonar, hepático, oral y de piel inducidos por sustancias químicas, pues incrementa la actividad antioxidante y propicia la extinción de células cancerosas.

- El ginseng panax (o asiático) tiene demostrados efectos biológicos, como el alivio y prevención de la fatiga mental y el estrés. En 2010, investigadores del Reino Unido reportaron que mejoró algunos aspectos de la memoria funcional y promovió una sensación de tranquilidad en sujetos que realizaban operaciones aritméticas mentales.[8] En la medicina china se usa como un tónico yang (el yang es la fuerza activadora en la teoría del yin-yang) para multiplicar la fuerza y el vigor. También tiene propiedades antiinflamatorias,[9] puede estimular el metabolismo[10] y podría inhibir el crecimiento de tumores cancerosos, en particular en el colon.[11]

- La raíz del astrágalo abate el estrés, porque restringe la liberación de algunas hormonas del estrés y aumenta temporalmente otras que permiten al cuerpo responder con más efectividad a la tensión.[12] Refuerza asimismo la inmunidad,[13] protege al corazón,[14] puede retardar el crecimiento de tumores[15] y desde hace mucho tiempo ha sido empleada por practicantes de la medicina china para incrementar el vigor y la fuerza.

- La raíz de regaliz aumenta la energía y la resistencia y tiene demostrados efectos de eficiente regulación del cortisol,[16] con lo que mejora la respuesta al estrés. Posee igualmente propiedades antivirales y es un analgésico natural.[17]

- La rhodiola brinda una defensa biológica contra el estrés, porque reduce el cortisol. Investigadores en Suecia determinaron que también ayuda a enfrentar la fatiga por estrés, pues aumenta la concentración.[18] Además, puede combatir la ansiedad[19] y contribuir a la pérdida de peso, ya que promueve la quema de grasa en el vientre.[20]

- Los hongos cordyceps, aunque no estrictamente hierbas ni adaptógenos, también tienen impacto notable en el cortisol. Los estudios han demostrado que lo incrementan temporalmente en respuesta al estrés y que provocan una caída considerable en periodos sin estrés, lo que permite al cuerpo recuperarse.[21] Igualmente, tienen importantes propiedades contra los tumores y en pro de la inmunidad. Contienen azúcares complejos, conocidos como beta-glucanos, que pueden detener el crecimiento y prevenir la propagación de células cancerosas. Cuando animales fueron alimentados con beta-glucanos, algunas células de su sistema inmunológico se volvieron más activas.[22]

Hidrátate. La deshidratación agrava cada uno de los síntomas de la gripe cetogénica y puede causar estreñimiento, así que es vital que bebas suficiente agua, un litro por cada 30 kilos de peso. En otras palabras, si pesas 70 kilos, bebe al menos 2.33 litros de agua al día, además de los jugos de verduras verdes y los smoothies con caldo de huesos que consumirás como parte de mi programa cetogénico.

Adopta la sal de mar. Electrolitos como el magnesio, el potasio y el sodio pueden perderse más rápido durante la cetosis, ya que los riñones los eliminan, y los desequilibrios de electrolitos podrían contribuir a dolor de cabeza, debilidad y estreñimiento. Para combatir este problema, te recomiendo que añadas sal de mar a tus alimentos. Espolvoréala en tus huevos del desayuno y en tus verduras de la cena. Cuando compres sal, busca la rosa del Himalaya y la celta, que poseen la más amplia gama de minerales beneficiosos para la hidratación.

Saca provecho de la cafeína. Un reto común de la transición de tu cuerpo a la quema de grasa es la pérdida temporal de energía. No todos la experimentan, pero puede suceder. Cuando estás acostumbrado a quemar glucosa —un combustible de fácil acceso que te brinda rápidos y temporales estallidos de energía— y eliminas esa opción, es lógico que sientas pereza. Por fortuna, la cafeína armoniza a la perfección con la dieta cetogénica y es una opción excelente para superar esa fase de poca energía. ¿Y sabes qué? Un estudio reciente demostró que la cafeína aumenta la producción de cetonas, en especial si la consumes en la mañana.[23] Consulta mi deliciosa receta de café cetogénico en la página 312.

Consiéntete. Mientras tu cuerpo se adapta a la cetosis, no lo sobrecargues con el estrés extra del ejercicio intenso. Sal a caminar, haz un poco de yoga, toma una clase de cardio o ve en bicicleta a la tienda; pero si te sientes siquiera levemente fatigado, aplaza el ejercicio intenso hasta que tu cuerpo se ajuste a tu nuevo régimen. Duerme bastante (idealmente, de siete a nueve horas) y toma descansos para relajarte durante el día, ya que el estrés exacerbará cualquier síntoma que tengas.

CÓMO SABER SI ESTÁS EN CETOSIS

Desde una perspectiva médica, la cetosis nutricional se diagnostica cuando las cetonas en tu sangre alcanzan cierto nivel. Sin embargo, medir las cetonas en tu sangre, respiración u orina complicaría este plan, así que por lo general no lo recomiendo. Es preferible que te apegues a mi programa cetogénico a que te preocupes por evaluar tu nivel de cetonas. Además, si prestas atención a tus sensaciones físicas, podrás saber cuándo estás en cetosis.

Buenas señales de cetosis son la pérdida de peso; una energía más sostenida, sin las usuales caídas vespertinas que sueles experimentar cuando quemas glucosa como combustible, y reducción del hambre y los antojos. La supresión del apetito es una de las señales de cetosis más obvias y significativas. Mis pacientes acostumbrados a batallar con la constante sensación de hambre cuando consumían una dieta alta en carbohidratos aseguran que la sensación de no tener hambre mientras bajan de peso es uno de los aspectos más gratificantes y milagrosos de mi plan cetogénico.

Una vez que alcances un punto firme en la cetosis, podrás comenzar a ejercitarte como de costumbre. La actividad física regular es útil para todos. Para apuntalar tus sesiones de ejercicio, consume suficientes calorías en general, y en especial grasas en abundancia. Si te sientes aniquilado después de hacer ejercicio, tendrás que considerar dos posibles soluciones: consumir un poco más de combustible y reducir la intensidad de tu rutina. Cuando haces un ejercicio intenso, tu cuerpo transita al uso de glucosa como combustible, estés o no en cetosis. Así, durante mi programa cetogénico de treinta días, el ejercicio moderado es la clave para quemar grasa y fortalecer los músculos. Una vez que pases al plan para el ciclo cetogénico permanente, podrás programar tus sesiones de ejercicio para los días en que ingieras más carbohidratos, método que te permitirá entrenar con intensidad sin dejar de cosechar los beneficios de la cetosis.

Aunque armarte de información te preparará para el éxito, la información no basta. Mi plan cetogénico no será del todo eficaz si no estás dispuesto a hacer cambios simples pero significativos. No existe una respuesta mágica para la transformación de tu salud. La única solución es que renuncies a las dietas de hambre y adoptes un estilo de vida que cree un bienestar sostenible a largo plazo. Pese a que verás rápidos resultados con mi programa cetogénico, no lo concibas como temporal, algo que harás sólo hasta que tus cifras de azúcar en la sangre cambien notoriamente o cumplas tu meta de peso. Si en verdad quieres hacerte cargo de tu salud, deberás renovar tu compromiso todos los días, en cada comida.

Tendrás tropiezos. Desanimarte por eso es contraproducente y hará más factible que abandones el programa. Reconoce simplemente que te desviaste de tu plan y sigue adelante. Cada comida es una nueva oportunidad de tomar decisiones acordes con tus metas generales.

Esto no es una prueba de velocidad ni un maratón. No hay una línea de meta. Si te comprometes con este programa, abrazarás una nueva manera de comer que te orientará a una vida de bienestar. El beneficio será enorme: un emocionante futuro libre de enfermedades.

Capítulo 4

Guía del usuario
de la dieta cetogénica

Alimentos que consumir, alimentos que limitar
y alimentos que omitir

Hoy se habla mucho de "cumplir tus macros". Ésta es sólo la expresión coloquial más reciente para aludir a la obtención de la cantidad correcta de cada uno de los tres macronutrientes —grasas, proteínas y carbohidratos— en tu dieta diaria. Los macros son importantes en la dieta cetogénica. En mi plan de 30 días recomiendo una proporción de 75% de grasas, 20% de proteínas y 5% de carbohidratos. Pero si tú te concentras exclusivamente en esas amplias categorías y no consideras los alimentos específicos que consumes, pasarás por alto algunos de los principales beneficios de la cetosis.

Esto es lo que diferencia a mi programa de cualquier otro enfoque cetogénico que hayas visto. Dediqué varios años a buscar las fuentes de grasas, proteínas y carbohidratos de la más alta calidad y más densas en nutrientes; así, si sigues mi plan, puedes estar seguro de que consumirás los alimentos más indicados para ponerte en cetosis, y también de que capitalizarás los mayores y más amplios beneficios de salud de la quema de grasa como combustible (desde la regeneración de tejidos y la producción de colágeno hasta el equilibrio de hormonas como la insulina y la curación de todo tu cuerpo). Mi programa persigue usar los alimentos no nada más como combustible, sino también como medicina. Este enfoque de 30 días está diseñado para ser una plataforma de lanzamiento que te prepare para la vida más larga, sana y activa posible.

En mi práctica como médico funcional, pronto me di cuenta de que no todos los alimentos son iguales. De 2010 a 2012 tuve la oportunidad (y el honor) de ayudar a nadadores olímpicos a prepararse para los juegos de Londres de 2012. Siempre preguntaban cosas como: "¿Qué debo hacer para nadar una fracción de segundo más rápido?". Estos atletas tan adiestrados querían hacer todo lo que estuviera en su poder para consumir la dieta más sana del mundo, y exigían que yo los ayudara a lograrlo. No sólo se ejercitaban como los olímpicos de la antigüedad; también querían comer como ellos, y mientras yo los aconsejaba sobre sus opciones alimentarias reparé en algo muy importante: que también todos los demás debíamos adoptar una mentalidad de nivel olímpico sobre la dieta. Tú no compites por una medalla de oro, pero tu vida tiene un propósito valioso y tus acciones diarias son significativas, sea que te ocupes de tus hijos o tus padres ancianos o apoyes a tus amigos y familiares. Todos deberíamos comer como si persiguiéramos el oro, a fin de que tengamos la energía, concentración, vitalidad y vigor indispensables para poner nuestro nivel de juego más alto al servicio de nuestros seres queridos, nuestro trabajo, nuestra comunidad y el mundo.

Mientras lees las secciones de este capítulo, piensa como un olímpico. En lugar de fijarte en lo que *no puedes* comer en mi programa cetogénico, fíjate en lo que *sí puedes* comer, y en por qué esos alimentos específicos proporcionarán a tu cuerpo el mejor y más sano de los combustibles. Este simple cambio de actitud es muy poderoso. Cuando investigadores de la Escuela de Medicina de la Universidad de Yale enseñaron a un grupo de personas a pensar en las consecuencias positivas de los alimentos saludables, sucedió algo increíble.[1] Al concentrarse en los aspectos positivos de los alimentos sanos —su sabor, valor nutritivo y efectos de salud—, los participantes vieron crecer su *antojo* de esos alimentos. Con el tiempo, ese sutil cambio de actitud les ayudó a tomar en forma sistemática mejores decisiones alimentarias todos los días. Para decirlo de otro modo, pensar con optimismo en comidas sanas les ayudó a apegarse a una dieta nutritiva. También lo contrario es cierto: si te recuerdas todo lo negativo de los alimentos perjudiciales —que obstruyen tus arterias, agotan tu energía o hacen que almacenes grasa—, reducirás sustancialmente tu antojo de papas fritas, galletas, dulces y refrescos. Puedes adiestrar a tu cerebro para que desee más comida saludable y menos alimentos chatarra.

Poseo evidencias del poder de la mentalidad de los pacientes para influir en el resultado de la dieta cetogénica. Cuando examino la lista de alimentos cetogénicos, sé de inmediato quiénes tendrán éxito y quiénes fracasarán. Los que se fijan en lo que *pueden* comer usarán esa dieta como trampolín para su salud y bienestar a largo plazo. Así, cuando leas las listas de alimentos de este capítulo, ten en mente esta idea de triunfo. En lugar de ver la comida sana como un castigo, vela como un privilegio, algo que debes hacer para *alcanzar* tu máximo potencial.

ALIMENTOS QUE DEBES COMER SIEMPRE

He aquí una excelente noticia: una vez que tu cuerpo se adapta al estado de la cetosis, promotor de la salud, experimentarás más energía y menor deseo de alimentos chatarra, lo que representa un doble triunfo. Luego de que venzas tu adicción al azúcar, te adherirás con más facilidad a mi plan cetogénico. Y cuanto más te apegues a él, más anhelará tu cuerpo consumir alimentos sanos y nutritivos en vez de productos procesados rebosantes de azúcar. Sin embargo, para que llegues a ese punto debes saber exactamente qué alimentos ingerir. A continuación, hallarás un desglose de la lista de alimentos de la dieta cetogénica, la manera más sana de nutrir tu cuerpo y tu cerebro.

Las fabulosas grasas

Las grasas son una parte decisiva de toda receta cetogénica, porque este poderoso macronutriente es el ingrediente secreto que proporciona energía sostenida y previene el hambre y los antojos, así como la debilidad y la fatiga. Al mismo tiempo, te ayuda a absorber los nutrientes de los demás alimentos que consumes. Literalmente, carga al máximo tu ingesta de nutrientes. Y como obtendrás hasta 80% de tus calorías de las grasas, y muy pocas de ellas de los carbohidratos, pasarás a un modo de quema de grasa y empezarás a transformar tu salud. Enseguida se detallan los tres principales tipos de grasas que deberás incluir en tu dieta diaria, junto con alimentos que armonizan bien con los cetogénicos en cada categoría.

Grasas saturadas: aunque estas grasas han sido muy controvertidas, los estudios más recientes demuestran que no son el chico malo que se nos ha hecho creer. Piensa en esto: 40% de la leche materna consta de grasas saturadas.[2] Éstas son esenciales para los bebés y lo siguen siendo toda la vida. De hecho, los estudios indican que estas grasas se asocian con diversos beneficios, desde un cerebro más saludable en quienes sufren deficiencias cognitivas leves[3] hasta menor riesgo

de derrame cerebral[4] y mayores niveles de colesterol bueno
HDL,[5] el cual recorre literalmente tu torrente sanguíneo y elimina de tus arterias el colesterol malo LDL. Las grasas saturadas son la base de la membrana de las células, la envoltura que
encierra y protege a cada una de ellas y que vigila qué sustancias entran y cuáles salen. Su consumo ayudará de verdad a tu
cuerpo a quemar grasa y bajar de peso.

En mi Dieta Keto, ingerirás las siguientes fuentes de grasas saturadas:

- *Mantequilla de animales alimentados con forraje*: los estudios revelan que la leche de vacas alimentadas con forraje
es mucho más rica en ácidos grasos[6] y vitaminas solubles en
grasa que la leche de vacas que comen cereales, y lo mismo puede decirse de la mantequilla, desde luego. Además, ésta tiene
un más alto contenido de ácido linoleico conjugado, ácido
graso que reduce la grasa, previene la formación de cánceres,
alivia la inflamación y aminora la presión arterial.

- *Ghee*: parecido a la mantequilla clarificada, el ghee se
produce calentando la mantequilla para quitarle sólidos lácteos y agua, aunque se deja hervir a fuego lento más tiempo
que aquélla. Está repleto de nutrientes tan provechosos como
las vitaminas A, E y K, que intervienen en la salud de la vista y la piel. Al igual que la mantequilla de animales alimentados con forraje, es alto en ácido linoleico conjugado, lo mismo
que en butirato, ácido graso de cadena corta que contribuye a
la salud gastrointestinal. Más todavía, no tiene lactosa ni caseína, así que es una buena opción para quienes son alérgicos
a la leche o intolerantes a la lactosa.

- *Aceite de coco*: este aceite es una espléndida fuente de
importantes ácidos grasos de cadena media. Uno de ellos es el
ácido láurico, también presente en la leche materna. Durante

la digestión, este ácido se transforma en monolaurina, uno de los antimicrobianos y antibacteriales más potentes del cuerpo relacionados con la dieta, capaz de combatir infecciones virales como la influenza y el resfriado común, intoxicaciones, herpes labial y herpes genital. Otro es el ácido cáprico, con saludables efectos en el cerebro y en las propiedades anticonvulsivas de la dieta cetogénica, y el tercero es el ácido caprílico, con efectos fungicidas que preservan el buen funcionamiento de la vejiga, los intestinos y la uretra. El aceite de coco también reduce la inflamación, mejora el rendimiento de la tiroides, acelera el metabolismo y aumenta el colesterol bueno (HDL). Se ha comprobado asimismo que ayuda a pacientes del corazón a perder su exceso de masa corporal y estrechar su cintura, dos factores que protegen al corazón. Quizás hayas oído que también aumenta el colesterol malo (LDL), pero es probable que esto no importe si sigues una dieta cetogénica, la cual es antiinflamatoria. ¿Esto te parece absurdo? Me explico: imagina tus arterias como los tubos de tu casa; si uno de ellos se avería y desarrolla una fuga, debes parchar y reparar el área. En cuanto a tus arterias, ese parche se hace con colesterol LDL, y por eso se dice que éste causa que las arterias "se tapen", cuando el origen del *daño* es la inflamación. En otras palabras, la causa última de enfermedades del corazón no es el colesterol sino la inflamación.

■ *Aceite de TCM*: TCM significa "triglicéridos de cadena media", modalidad de ácidos grasos saturados con numerosos beneficios de salud, desde un mejor funcionamiento cognitivo hasta mayor control del peso. El aceite de TCM es fácil de digerir y llega directamente al hígado, donde tiene un "efecto termogénico" y estimula el metabolismo. El aceite de coco es una magnífica fuente de TCM; hasta 65% de sus ácidos grasos son TCM, en especial ácido láurico, uno de los cuatro tipos de TCM. A últimas fechas se ha popularizado un aceite más concentrado, casi compuesto por completo de TCM. La ventaja del aceite concentrado de TCM es que contiene los cuatro tipos de éstos, lo cual es importante para tu salud. Ciertos estudios han demostrado que el aceite de TCM ayuda a bajar de peso, mejora la salud del corazón, estimula la energía y el buen humor, favorece la digestión y absorción de nutrientes y balancea incluso las bacterias gastrointestinales, que contribuyen a preservar tu salud. Dado nuestro miedo a las grasas, quizás estos saludables aceites falten en tu dieta; ya es hora de que los recuperes. Además de estar presentes en el aceite de coco, los TCM se encuentran también en el aceite de palma y, en cantidades reducidas, en la mantequilla, los quesos (siendo los mejores los de vacas alimentadas con forraje), la crema entera y el yogur de grasas enteras. Aunque en mi estricto plan cetogénico de 30 días deberás evitar los lácteos, podrías recuperarlos en pequeñas cantidades una vez que te halles en el modo del ciclo cetogénico.

■ *Carne de res alimentada con forraje*: de acuerdo con un estudio del Colegio de Agricultura de la Universidad Estatal de California, la carne de res alimentada con forraje incluye muchos más ácidos grasos omega-3 y más ácido linoleico conjugado (ALC) que la carne de res alimentada con cereales.[7] Junto con la mantequilla de vacas alimentadas con forraje, la carne de res alimentada con forraje es una de las principales fuentes de ALC, poderoso ácido graso poliinsaturado capaz de combatir el cáncer, reducir el riesgo de enfermedades del corazón, prevenir el aumento de peso y fortalecer los músculos. Además, es menos probable que los ganaderos empleen hormonas y antibióticos en vacas alimentadas con forraje. Y hay otro beneficio aquí: la producción de carne de res alimentada con forraje contribuye al medio ambiente, ya que restringe la emisión de gases de efecto invernadero, aumenta la biodiversidad de los ecosistemas de pastura y mejora la calidad del aflujo de agua de las pasturas.

■ *Huevos de granja*: los huevos son una de las más saludables fuentes de proteínas, así como fuentes fantásticas de grasas sanas. A pesar de que las recetas sin yemas son muy populares, si no comes la yema omites muchos de los nutrientes vitales del huevo. Las yemas son una estupenda fuente de colina, nutriente de importancia para el funcionamiento del hígado y los nervios, el movimiento muscular y el desarrollo del cerebro, lo mismo que de vitaminas E, D, K y A, folato y vitamina B_{12}. El huevo reduce el riesgo de enfermedades del corazón, según un estudio de 2018,[8] y contienen nutrientes que hacen incontables cosas para mantener sanos tus ojos y retardar el daño del sol en tu piel, en beneficio del funcionamiento del hígado y la salud del cerebro.

Grasas monoinsaturadas: el término "monoinsaturadas" se refiere a la estructura química de estas grasas. Cada una de sus moléculas tiene un carbono insaturado, que las vuelve líquidas a temperatura ambiente y sólidas cuando se enfrían. Los ácidos grasos monoinsaturados, o AGM, previenen la depresión (de acuerdo con un estudio de 12 mil personas), aminoran el riesgo de enfermedades del corazón[9] y podrían proteger del cáncer. También se asocian con un *menor* nivel de grasa en el cuerpo. Al mismo tiempo, elevan la sensibilidad a la insulina, ayudan al organismo a hacer un uso adecuado de las grasas y fortalecen los huesos. Tienen además potentes propiedades antiinflamatorias, una de las razones de que sean tan saludables. La inflamación es la causa última de muchas enfermedades, así que todo alimento que la reduzca debe estar presente en tu dieta.

En mi Dieta Keto, comerás las fuentes siguientes de grasas monoinsaturadas:

- *Aguacate*: en mi opinión, el aguacate debe estimarse como uno de los cinco alimentos más saludables del planeta. Este rugoso alimento verde es en realidad una fruta repleta de AGM, entre ellos el ácido oleico, capaz de mejorar la memoria y la actividad cerebral y de promover la absorción de carotenoides, compuestos que disminuyen la inflamación y que dan a ciertas frutas y verduras su brillante color amarillo, anaranjado o rojo. El aguacate es también una excelente fuente de vitaminas solubles en grasas, como A, E y K, y de las vitaminas solubles en agua B y C, y contiene minerales tan vitales como magnesio, potasio, hierro y cobre, además de estar cargado de fibra.

- *Aceitunas y aceite de oliva extravirgen*: componentes primordiales de la supersaludable dieta mediterránea, estos alimentos se han consumido ampliamente desde hace siglos en algunas de las poblaciones más longevas del mundo. El aceite de oliva extravirgen (AOE) se asocia con reducción de inflamación, riesgo de enfermedades del corazón, depresión, demencia senil y obesidad. Cabe una advertencia: es común que el "aceite de oliva extravirgen" de la mayoría de los grandes supermercados esté mezclado con aceite de canola que contiene GMO, un aceite modificado que puede dañar tu salud. Para garantizar que consigas un producto de calidad, busca en la etiqueta el sello del Consejo Oleícola de California o la fecha de cosecha, país único de origen y una lista de ingredientes que diga "Sólo aceite de oliva extravirgen".

- *Nueces y semillas*: las almendras, nueces de Castilla, nueces de la India, macadamias, semillas de girasol, pistaches, castañas, semillas de calabaza y tahini son buenas fuentes de grasas sanas. Las almendras, cacahuates y nueces de la India, por ejemplo, abundan en AGM, así que no es de sorprender que se les asocie con buenos efectos de salud como más sensibilidad a la insulina y menos grasa en el vientre. Es mejor optar por nueces y semillas germinadas, si es posible, porque son más fáciles de digerir. También las cremas de cacahuate y nueces son saludables, aunque muchas de ellas resienten grandes montos de azúcar, sal y aceites hidrogenados. Busca cremas orgánicas no procesadas y con ingredientes mínimos para garantizar que obtengas la mejor calidad. Las semillas de chía y de linaza son altas en fibra, así que promueven una buena digestión; pero como son levemente altas en carbohidratos, vigila su consumo.

Grasas poliinsaturadas: igual que las grasas monoinsaturadas, los ácidos grasos poliinsaturados, o AGP, son líquidos a temperatura ambiente y sólidos cuando se enfrían. Tienen numerosos beneficios de salud. Reducen el colesterol "malo" (LDL) en la sangre y contienen nutrientes que desarrollan y mantienen la salud de las células. Aportan asimismo grasas esenciales que tu cuerpo necesita pero no produce, como los ácidos grasos omega-3 y omega-6.

Mi dieta cetogénica incluye las siguientes fuentes saludables de grasas poliinsaturadas:

■ *Salmón capturado en su hábitat natural*: el salmón capturado en su hábitat natural (no en criaderos) es uno de los alimentos más nutritivos del planeta. Se le atribuye todo, desde prolongar la vida hasta prevenir infarto y cáncer. He aquí por qué: posee uno de los más altos contenidos de omega-3 entre todos los alimentos, y abunda igualmente en otras vitaminas y minerales. Por ejemplo, una porción de 110 gramos contiene más vitamina D que la que requieres para un día entero. Al mismo tiempo, su alto contenido de omega-3 promueve la salud de los huesos y las articulaciones, así como la restauración cerebral y neurológica y una piel sana. Este pescado ayuda incluso a prevenir el cáncer. El salmón de criadero, por su parte, está en mi lista de los pescados que no debes comer nunca, en virtud de las toxinas que lo contaminan.

■ *Nueces de Castilla*: ¿alguna vez has notado que el aspecto de una nuez de Castilla es similar al del cerebro humano? Según la sabiduría ancestral, no es casual que sea así. Está demostrado que las nueces de Castilla favorecen el aprendizaje y la memoria y combaten la depresión, lo cual no es de sorprender si se considera que, entre todas las nueces, éstas contienen una de las más altas cantidades de ácidos grasos omega-3, que levantan la moral. Hay evidencias preliminares de que protegen asimismo contra el cáncer, además de lo cual constituyen un bocadillo que te dejará satisfecho al tiempo que aporta compuestos que quemarán grasa en tu vientre.

■ *Aceites de linaza, chía y cáñamo (hemp)*: las semillas de linaza se han consumido desde hace al menos 6,000 años, lo que las convierte en uno de los primeros superalimentos en cultivarse en el mundo. Rebosan de antiinflamatorios omega-3, junto con sustancias antioxidantes llamadas lignanos que promueven el equilibrio hormonal. El aceite de chía tiene un perfil de nutrientes similar al de linaza, mientras que el aceite de cáñamo posee un ácido graso omega-6 conocido como ácido gamma-linolénico, un factor indispensable en ciertas prostaglandinas, sustancias químicas parecidas a las hormonas que controlan la inflamación y la temperatura, y sostienen el equilibrio de las funciones fisiológicas básicas de tu cuerpo.

CONOCE EL PUNTO DE HUMO DE LOS ACEITES

Cuando un aceite se calienta tanto que humea, comienza a descomponerse, y produce los dañinos radicales libres, compuestos que debes evitar en tus comidas. El aceite sabrá agrio, además. Así, es importante que te familiarices con el punto de humo de los aceites. El de aguacate y el ghee son buenas opciones para cocinar a alta temperatura. De igual forma, el aceite de coco y grasas animales como la manteca de res y la grasa clarificada de gallina son buenos a temperaturas medias. Cuando sellas carnes, deseas calentarlas lo más rápido posible, así que debes usar un aceite con un alto punto de humo. Lo mismo vale para cuando quieres freírlas. Para saltear, usa aceites con un bajo punto de humo. Elige siempre versiones de aceites sin refinar.

Aceite/grasa para cocinar	Punto de humo en °C	Punto de humo en °F	Ideal para...
Aceite de linaza	107	225	Rociar, aderezar
AOE	160	320	Rociar, saltear
Mantequilla	176	350	Rociar, saltear
Aceite de coco	176	350	Rociar, saltear
Manteca de res	204	400	Saltear
Ghee	232	450	Sellar, freír
Aceite de aguacate	271	520	Sellar, freír

Detalles valiosos de los ácidos grasos omega-3, 6 y 9

Es importante que consumas estos ácidos grasos en forma equilibrada. El cuerpo humano no produce los ácidos grasos omega-3 y omega-6, así que se les conoce como ácidos grasos "esenciales": tenemos que obtenerlos de los alimentos. He aquí lo que debes saber sobre cada tipo:

Omega-3: el ácido graso más conocido es el omega-3, relevante elemento de las membranas de las células que mejora la salud cardiaca y mental, y combate la inflamación. Hay tres tipos principales: ácido eicosapentaenoico (AEP), el cual reduce la inflamación y los síntomas de depresión; ácido docosahexaenoico (ADH), vital para el desarrollo y funcionamiento del cerebro, y ácido alfa-linolénico (AAL), que sirve para generar de energía. Las mejores fuentes de los ácidos AEP y ADH son los pescados grasosos, como el salmón y la sardina. El AAL se encuentra en la chía, las nueces de Castilla y las semillas de linaza. Nuestra dieta moderna contiene muy pocos omegas 3, de modo que debes comer al menos dos porciones de pescados grasosos a la semana. También hay un tipo especial de omega-3, llamado ácido eicosatetraenoico (AET). Presente en el caviar (hueva de pescado), este ácido es más antiinflamatorio que el AEP y el ADH y puede conseguirse también como suplemento.

Omega-6: usada sobre todo como fuente de energía, esta grasa produce compuestos proinflamatorios, conocidos como eicosanoides. La dieta occidental es alta en aceites vegetales que contienen omega-6, como los de soya y maíz, y aporta mucho más omega-6 del que necesitamos. La dieta cetogénica reemplaza esos aceites por mantequilla clarificada, ghee o aceite de oliva. Las semillas de cáñamo son una nutritiva fuente de omegas 3, 6 y 9; como ya se dijo, el tipo de omega-6 en esas semillas se llama GLA y contribuye al equilibrio hormonal.

Omega-9: nuestro cuerpo produce este ácido graso, pese a lo cual es bueno consumirlo también en los alimentos. Se encuentra en los aceites de oliva y de aguacate, las almendras, las nueces de la India y las nueces de Castilla.

Las potentes proteínas

Tus órganos, tejidos, músculos y hormonas están hechos de proteínas. Las que obtienes de tu dieta son usadas por cada parte del cuerpo para desarrollarse, crecer y funcionar correctamente. Las proteínas son muy útiles en mi programa cetogénico, porque promueven la saciedad, estabilizan el nivel de azúcar en la sangre, favorecen el aprendizaje y la concentración, multiplican la energía y propician el crecimiento de músculos y huesos sanos. Las principales fuentes de proteínas en mi Dieta Keto son:

- *Carnes de animales alimentados con forraje*: la carne de res alimentada con forraje es una de las mejores fuentes de proteínas, rica además en vitaminas A y E, las cuales son antioxidantes muy potentes. Sin embargo, también las carnes de cordero, cabra, ternera y venado alimentados con forraje son estupendas opciones.

- *Pescado capturado en su hábitat natural*: agrega a tu dieta estos deliciosos pescados repletos de proteínas: atún, trucha, anchoas, robalo, lenguado, caballa, salmón y sardinas. Cada uno de estos tipos contiene una amplia variedad de vitaminas y minerales que impulsan la salud.

- *Aves orgánicas*: pavo, pollo, codorniz, faisán, gallina, ganso y pato son buenas opciones de proteínas con una extensa gama de nutrientes adicionales. El pollo, por ejemplo, es una maravillosa fuente de vitaminas del complejo B, como niacina y B6, valiosas para aminorar el riesgo de enfermedades cardiovasculares, tratar la diabetes, afianzar el bienestar cerebral y bajar el colesterol LDL. Opta por las versiones más grasosas; por ejemplo, los muslos y piernas de pollo son preferibles a la pechuga, y come la piel, una superfuente de colágeno. Éste es un compuesto que contribuye a la formación de elastina y otras sustancias que mantienen el tono, textura y apariencia juveniles de tu piel.

■ *Caldo de huesos*: preparado con huesos de res, pollo, pescado y cordero, este caldo era un producto básico para nuestros antepasados, quienes usaban cada parte de un animal, pero hasta fecha reciente estuvo casi ausente de la dieta moderna. Cocer huesos a fuego lento hace que ellos mismos y sus ligamentos suelten fabulosos compuestos curativos, como colágeno, prolina, glicina y glutamina, capaces de transformar tu salud. Este caldo también contiene minerales como calcio, magnesio, fósforo y azufre en una forma que puedes asimilar con facilidad. Es bueno para las articulaciones, porque contiene condroitina y glucosamina, compuestos con demostrados efectos contra la inflamación, la artritis y el dolor de articulaciones. Es saludable para los intestinos, promueve el crecimiento de bacterias buenas, combate la sensibilidad al trigo y los lácteos y reduce la inflamación en el aparato digestivo. Y como contiene colágeno, preserva la juventud de la piel. Por último, es un excelente medio para obtener más glutatión, sustancia que desempeña un importante papel en la defensa de los antioxidantes, el metabolismo de los nutrientes y la regulación de la proliferación y muerte de las células. Si no deseas prepararlo tú mismo, puedes comprar proteínas en polvo procedentes del caldo de huesos, llenas de poderosos aminoácidos.

■ *Huevos de granja*: ya hablé en este capítulo de los numerosos beneficios de estos huevos, pero son también una superfuente de proteínas.

■ *Vísceras*: aunque hemos dejado de comer vísceras, el hígado es muy saludable y abunda en vitaminas del complejo B, vitamina A, selenio y folato. En especial el de venado, res y pollo, es un superalimento más denso en nutrientes que la col y las espinacas. La desinformación ha hecho creer a la gente que el hígado contiene toxinas, cuando lo cierto es que metaboliza y ayuda al cuerpo a excretar sustancias, toxinas entre ellas. El hígado no sólo está libre de sustancias tóxicas, sino que además aporta nutrientes clave que ayudan a tu propio hígado en su labor de desintoxicación. Otras vísceras, como el corazón, tienen copiosas cantidades de CoQ10, un antioxidante útil para prevenir y tratar dolencias como presión alta y enfermedades del corazón, en tanto que el riñón abunda en selenio y otros nutrientes clave que contribuyen a la salud de las glándulas suprarrenales y la tiroides. El bazo, páncreas, tiroides, timo y sesos también son buenas opciones. En la cultura occidental, estos saludables alimentos no gozan de nuestro favor, pero han sido muy valorados en la medicina tradicional china durante más de tres mil años. Un principio básico de esta medicina antigua es que las vísceras de los animales son útiles para los mismos órganos de tu cuerpo. En efecto, optimizan el funcionamiento de tus órganos y promueven su reparación. Las culturas ancestrales sabían por intuición que las vísceras se contaban entre los alimentos más ricos en nutrientes del planeta, mucho más altos en nutrientes que las carnes que acostumbramos a comer. Por ejemplo, el hígado de res contiene 50 veces más vitamina B_{12} que un filete. La buena noticia es que si, pese a sus grandes beneficios, te resistes a comer vísceras, ahora puedes obtener sus nutrientes en forma de suplementos.

■ *Proteínas en polvo y en barras*: cuando tienes prisa y sigues una dieta cetogénica, es crucial que dispongas de bocadillos y comidas rápidas saludables. Respecto a las proteínas en polvo, te sugiero que evites los sueros, ya que pueden provocar un gran aumento de azúcar en la sangre, lo mismo que las proteínas vegetales, porque son difíciles de digerir. Entre las proteínas en polvo que armonizan con la dieta cetogénica están las del caldo de huesos, las proteínas con multicolágeno, las procedentes de semillas como la chía y las cetogénicas en polvo que combinan proteínas y grasas sanas. También algunos tipos de barras, como las de proteínas del caldo de huesos, cetogénicas y de colágeno, pueden ser excelentes bocadillos cetogénicos.

Las verduras (sin almidones) más valiosas

Ya sabes que alimentos como las verduras de hojas verdes y las crucíferas están repletas de nutrientes, pero cuando las consumes en mi plan cetogénico tienes acceso a una mayor parte de su contenido nutritivo, porque las grasas te ayudan a asimilar sus nutrientes curativos. Las verduras incluidas en mi programa cetogénico son muy bajas en carbohidratos (sí, las verduras son carbohidratos). Come tantos de estos potentes alimentos como puedas.

■ *Verduras de hojas verdes*: las espinacas, la col, la lechuga romana, las acelgas y la arúgula las conoces ya, sin duda alguna. Pero en la dieta cetogénica las cambiarás por otras, como diente de león, col rizada, berros, mostaza, hinojo, brócoli y col de Bruselas. He aquí por qué: cada una de estas verduras poco conocidas contiene notables vitaminas y minerales para mantenerte sano. El hinojo, por ejemplo, es alto en calcio, magnesio, fósforo y vitamina K, así que resulta maravilloso para la salud de los huesos. La col rizada se cuenta entre las mejores fuentes de vitamina C y de glutatión, el cual ayuda al hígado a limpiar y desintoxicar grasas, favorece el funcionamiento inmunológico, combate el cáncer y protege al cuerpo de toxinas en el medio ambiente. El diente de león promueve la salud ocular y restringe el peso por agua y la hinchazón. Todas estas verduras influyen en tu cuerpo igual que como lo hacen algunas medicinas para adelgazar, ya que bloquean la actividad de la lipasa pancreática para ayudarte a eliminar más grasa.

■ *Verduras crucíferas*: sáciate con brócoli, col, coles de Bruselas y coliflor. Estas verduras se distinguen por poseer un compuesto que contiene azufre, llamado glucosinolato, con demostradas propiedades de combate al cáncer y que ha sido asociado con todo, desde la salud cardiaca hasta menor inflamación. Las verduras crucíferas también son altas en vitaminas A, C y K y en fibra.

■ *Apio, pepino, calabacitas, cebollines y poro*: todas estas verduras son perfectos alimentos cetogénicos, porque son muy bajas en carbohidratos y altas en nutrientes.

■ *Hierbas frescas*: ya sabes que soy un fanático de las hierbas. En el capítulo 3 hablé de las adaptógenas, las cuales combaten el estrés y dan a tu cuerpo los componentes que necesita para rejuvenecer en el nivel celular. Aquí quiero alentarte a que emplees más condimentos como perejil, tomillo, romero, salvia, jengibre, orégano, hierbabuena y albahaca. Estas hierbas no sólo confieren a tus platillos variados y abundantes sabores —a mí me gusta añadirlas a sopas y ensaladas o espolvorearlas en carnes y pescados—, sino que además rebosan de beneficios de salud y se han usado desde tiempos ancestrales por sus propiedades medicinales. Estos atributos provienen de los muy protectores polifenoles, compuestos vegetales con potentes efectos antioxidantes y antiinflamatorios. Evidencias preliminares indican que son útiles para combatir el cáncer, las enfermedades del corazón y el mal de Alzheimer.

■ *Verduras ligeramente altas en carbohidratos*: espárragos, champiñones, tallos de bambú, germen de soya, pimientos, chícharos dulces, castañas de agua, rábanos, jícama, ejotes, alubias y jitomates son grandes superalimentos. Pese a que tienen más carbohidratos que las verduras de hojas verdes, la cuenta de carbohidratos por porción es baja de todas formas, y contienen una variedad tan amplia de nutrientes que forman parte de mi plan cetogénico fundamental.

Alimentos fermentados

Sin duda has escuchado la palabra "microbioma", con la que se designa a las muy diversas bacterias que viven en tus intestinos. Estos microbios son vitales para tu salud. Promueven la asimilación de nutrientes y fortalecen tu sistema inmunológico. Sin ellos, estarías en mayor riesgo de desarrollar problemas digestivos, afecciones de la piel, alergias a alimentos, cándida y enfermedades autoinmunes, así como de ver mermada tu inmunidad, lo que te volvería más propenso a resfriados y gripas de temporada.

Los probióticos son alimentos (y suplementos) que inducen el desarrollo de bacterias saludables en tus intestinos, y quizá tu dieta no incluya los suficientes. La dieta humana del pasado contenía gran cantidad de alimentos frescos procedentes de la tierra, rica en nutrientes, que desbordaban bacterias saludables, así como alimentos fermentados, otra fuente de microbios útiles. Antes de la aparición del refrigerador hace un siglo, la fermentación era el único medio para prolongar la durabilidad de los alimentos. No sólo preserva frutas, verduras y productos lácteos, sino que también promueve el crecimiento de bacterias naturales, e incluso aumenta los niveles de algunos nutrientes. Toma el caso del chucrut, o col fermentada: contiene 20 veces más vitamina C que la col fresca y tiene más altos niveles de lactobacilos, las provechosas bacterias que vuelven tan saludable al yogur y que prosperan en la superficie de la col.

Cuando ingieres alimentos fermentados, sus saludables microbios se instalan en tus intestinos, donde sirven como primera línea de defensa contra bacterias perjudiciales y toxinas. Para promover el crecimiento de los microorganismos gastrointestinales buenos para la salud, ingiere con regularidad los siguientes alimentos probióticos en la dieta cetogénica:

- El *kéfir entero*, bebida fermentada de leche de vaca, cabra u oveja, es uno de los alimentos más ricos en microbios en todo el mundo, con hasta 34 cepas diferentes de bacterias en cada porción, y uno de los componentes fundamentales de mi dieta. Es una base espléndida para smoothies. (Hay una deliciosa receta de un smoothie de kéfir en la página 311.) El kéfir de leche de cabra y de oveja es el mejor, pero si es más fácil que encuentres la versión de leche de vaca, ésta es aceptable también. El kéfir de coco es asimismo una buena opción, en especial para los veganos. Se trata en esencia de una versión fermentada del agua de coco y granos de kéfir y puede conseguirse en la sección de alimentos refrigerados de la mayoría de las tiendas naturistas. Evita el kéfir con azúcar.

- El *yogur natural entero* contiene dos probióticos supersaludables —lactobacilos y bifidobacterias—, y a menudo varios más. Hoy en día el reto con el yogur es hallar variedades realmente saludables. Muchos tienen demasiada azúcar y se elaboran con leche de vacas de crianza convencional y alimentadas con cereales y maíz que contienen antibióticos, así que podrían preservar rastros de toxinas y antibióticos. Opta por el yogur simple de leche de animales alimentados con forraje. Los yogures de leche de cabra y de oveja son mis preferidos, porque contienen más nutrientes y son menos proclives a causar problemas digestivos que los productos de leche de vaca.

■ El *chucrut* se ha consumido desde hace miles de años, aunque en la actualidad muchas de sus presentaciones en las tiendas no son resultado de una fermentación natural, de manera que no contienen el tesoro de probióticos valiosos que han dado fama a este producto. Aún puedes encontrar buenas versiones en tiendas naturistas, o prepararlas tú mismo. Este delicioso platillo es fácil de hacer; busca mi receta favorita en la página 340.

■ El *kimchi*, originario de Corea del Sur, se parece al chucrut pero está mucho más condimentado. Se prepara mezclando col china con diversos aderezos y especias, como ajo, jengibre, cebolla, sal de mar, rajas de pimiento rojo, chiles y salsa de pescado. La mezcla se fermenta de tres días a dos semanas. Quizá debas desarrollar tu gusto por él, pero vale la pena intentarlo. Las investigaciones revelan que el kimchi disminuye el riesgo de enfermedades del corazón, diabetes y síndrome metabólico. Yo soy su fan y me gusta añadir una cucharada sobre el salmón o carne de res alimentada con forraje previamente asada.

■ El *natto* se hace con soya fermentada que contiene *Bacillus subtilis*, potente probiótico con demostrados efectos positivos en el sistema inmunológico, el bienestar cardiovascular y la digestión de la vitamina K, la cual promueve la densidad de los huesos. Tiene un fuerte olor a amoniaco y una textura viscosa poco común, así que te encantará o repugnará. Sin embargo, si puedes desarrollar gusto por él, los beneficios para tu salud serán valiosos. El natto es una de las mejores fuentes vegetales de proteínas, así que es una magnífica opción para veganos y vegetarianos. Lo encontrarás en tiendas asiáticas o naturistas.

■ El *miso*, pasta salada hecha de soya, arroz o cebada fermentados, ha sido un ingrediente clave de la dieta japonesa durante miles de años. Es un extraordinario condimento que hay que tener a la mano, porque puede usarse en recetas muy variadas y tiene beneficios impresionantes. A lo largo de la historia se le ha visto como una vía para aliviar la fatiga, regular la digestión, disminuir el colesterol y la presión arterial y prevenir la inflamación, efectos que se derivan de su alto contenido de probióticos y numerosos antioxidantes y nutrientes.

■ El *kvas* es una bebida fermentada de centeno o cebada con raíces en Europa oriental. Posee un suave sabor a cerveza pero no contiene alcohol. Esta bebida refrescante es relativamente reciente en la moda de alimentos fermentados. Si no la has visto aún en tu tienda naturista, lo harás pronto; anímate a probarla. Además de su natural provisión de probióticos, tiene una amplia gama de nutrientes, como vitamina B_{12} y manganeso, que previene la osteoporosis e inflamación y es una excelente manera de desintoxicar el hígado.

LAS MEJORES BEBIDAS

En la dieta cetogénica es importante tomar mucha agua, porque podrías deshidratarte levemente mientras te adaptas a la cetosis. Quizá necesites algo más que los tradicionales ocho vasos de un cuarto de litro, sobre todo si te sientes bajo de energía al principio del programa. También puedes tomar con moderación té o café sin azúcar, y deberías consumir al menos una taza de caldo de huesos, natural o en polvo, todos los días.

LISTA DE ALIMENTOS DE LA DIETA KETO

ALIMENTOS PARA COMER A CUALQUIER HORA

GRASAS SANAS	► Mantequilla de animales alimentados con forraje ► Ghee ► Aceite de coco ► Aceite de TCM ► Aceite de oliva extravirgen ► Aceite de linaza, chía y cáñamo
PROTEÍNAS	► Carnes de animales alimentados con forraje como res, cordero, cabra, ternera y venado ► Aves orgánicas como pavo, pollo, codorniz, faisán, gallina, ganso y pato ► Vísceras como hígado ► Huevos de granja, yemas inclusive ► Pescados capturados en su hábitat natural como atún, trucha, anchoas, robalo, lenguado, caballa, salmón y sardinas
VERDURAS SIN ALMIDONES	► Verduras de hojas verdes como diente de león, betabel, col rizada, mostaza, nabo, arúgula, brócoli, achicoria, escarola, hinojo, achicoria morada, lechuga romana, acedera, espinacas, col y acelgas ► Verduras crucíferas como brócoli, col, col de Bruselas y coliflor ► Apio, pepino, calabacitas, cebollines, poro y aceitunas ► Hierbas frescas ► Verduras ligeramente altas en carbohidratos, como espárragos, champiñones, tallos de bambú, germen de soya, pimiento, chícharos dulces, castañas de agua, rábanos, jícama, ejotes y jitomate
FRUTAS GRASOSAS	► Aguacate
ALIMENTOS FERMENTADOS	► Kéfir, yogur, chucrut, kimchi, natto, miso y kvas
NUECES Y SEMILLAS	► Cremas de cacahuate, nueces y semillas ► Semillas de chía y de linaza ► Almendras, nueces de Castilla, nueces de la India, semillas de girasol, pistaches, castañas y semillas de calabaza
BEBIDAS	► Agua ► Caldo de huesos

ALIMENTOS QUE DEBES COMER CON MODERACIÓN

Durante mi dieta cetogénica de 30 días tendrás que limitar algunos alimentos que sueles consumir con regularidad, lo cual puede ser difícil al principio. Pero cuando te acostumbres a comer como un olímpico, sentirás que tu cuerpo comienza a operar con más eficiencia. Para la mayoría, el trueque vale la pena. Puedes consumir hasta una porción diaria de estos alimentos.

- *Queso sin pasteurizar*: igual que en los demás casos, te recomiendo comprar queso en su estado óptimo: sin procesar ni pasteurizar, orgánico certificado y de animales alimentados con forraje. La pasteurización destruye bacterias nocivas como la listeria y la salmonela, pero también aniquila los probióticos y enzimas digestivas. En consecuencia, el queso sin pasteurizar es alto en probióticos como thermophilus, bifidus, bulgaricus y acidophilus. Beber leche no pasteurizada puede ser riesgoso, porque podría contener bacterias peligrosas, pero el queso sin pasteurizar es otra cosa. El queso es en esencia leche fermentada, pues se elabora añadiendo sal, bacterias y enzimas a la leche. Cuando el producto fermenta, crea un entorno ácido en el que los patógenos no pueden crecer. Así, el queso sin pasteurizar fermentado durante 60 días o más es inofensivo. Buenas opciones: queso de oveja y mozzarella de búfala. El queso que no es de vaca es alto en calcio y vitamina B_2, vitamina B_{12} y selenio; es más digerible y menos inflamatorio. Por regla general, los quesos duros son los que tienen menos carbohidratos, mientras que los quesos suaves y bajos en grasas tienen más.
- *Verduras moderadas de almidones*: chícharos dulces, alcachofas, calabaza, calabaza espagueti, quimbombó (okra), zanahoria y betabel contienen una extensa variedad de importantes nutrientes y pueden consumirse en cantidades reducidas.

■ *Legumbres y frijoles*: los frijoles rojos, blancos, negros y pintos; los garbanzos, lentejas y hummus contienen fibra y proteínas saludables, aunque en esencia son almidones, así que consume menos de ¼ de taza al día. (Busca mi sabrosa receta de hummus con coliflor sin frijoles en la página 343.)

■ *Frutas*: arándanos, fresas, zarzamoras y frambuesas se cuentan entre los alimentos más sanos que puedes ingerir, pero contienen un moderado monto de azúcar, así que limita su consumo durante el plan cetogénico estricto.

LISTA DE ALIMENTOS DE LA DIETA KETO

ALIMENTOS QUE PUEDES COMER SÓLO EN OCASIONES	
LÁCTEOS ENTEROS	► Leche entera de oveja ► Leche entera de cabra ► Queso sin pasteurizar
VERDURAS MODERADAS EN ALMIDONES	► Chícharos dulces, alcachofas, quimbombó, zanahoria y betabel
FRIJOLES/ LEGUMBRES	► Garbanzos, frijoles rojos, blancos, negros y pintos; lentejas y hummus
FRUTAS	► Moras como arándanos, fresas, zarzamoras y frambuesas
CONDIMENTOS	► Salsa catsup o de otro tipo sin azúcar ► Crema ácida ► Mostaza y salsas picantes ► Jugo de limón o lima ► Aderezo para ensaladas (ideal que prepares el tuyo, con vinagre, aceite y especias) ► Pepinillos ► Estevia (endulzante natural sin calorías ni azúcar)
BEBIDAS	► Jugos de verduras frescas ► Leche de coco o almendras sin azúcar ► Agua de limón o lima

■ *Condimentos*: revisa la etiqueta de la catsup, salsas, crema ácida, mostaza, salsas picantes y aderezo para ensaladas y confirma que contengan menos de 2 gramos netos de carbohidratos por porción de 2 cucharadas. La estevia y la fruta del monje te servirán como endulzantes.

■ *Bebidas*: los jugos de verduras frescas y la leche de coco o almendras sin azúcar son buenos si los consumes con moderación; está bien que agregues jugo de limón o lima a uno o dos de tus vasos diarios de agua.

ALIMENTOS QUE NO DEBES COMER NUNCA

Algunos de los alimentos siguientes son demasiado altos en carbohidratos; otros son sencillamente insanos, como el azúcar, y debes limitarlos sea cual sea su contenido de carbohidratos. Al principio podría ser difícil abandonar los alimentos y bocadillos dulces que acostumbrabas comer, pero te ayudará concentrarte en los beneficios: más energía, menor riesgo de enfermedades, pérdida de peso y mejor salud general.

■ *Todo tipo de azúcar*: esto incluye la blanca, morena, de caña, sin refinar y refinada, así como jarabes, miel, agave y todo lo que contenga fructosa, glucosa, maltosa, dextrosa o lactosa.

■ *Todos los cereales*: una rebanada de pan tiene de 10 a 30 gramos de carbohidratos, suficientes para frustrar tus esfuerzos cetogénicos. Evita el trigo, la avena, el arroz (incluido el integral), la quinoa, el cuscús, las pastas y el arroz preparado y servido como guarnición, así como el maíz y todos los productos que lo contengan, como palomitas, harina de maíz y miel de maíz. Evita todas las harinas de cereales y cualquier producto de harina.

■ *Alimentos muy procesados*: si se presenta en bolsa o caja, es mejor que lo evites. También consume frugalmente los alimentos enlatados. (Por comodidad, hallarás unos cuantos de ellos dispersos en mis recetas cetogénicas.) Galletas saladas, papas fritas, bollos, caramelos, galletas dulces, pasteles, pays, helados, crepas, waffles, avena preparada, cereales, barras de granola, sustitutos de comidas, sopas enlatadas y cualquier otra cosa que contenga endulzantes artificiales deben estar prohibidos en tu cocina.

■ *Bebidas endulzadas y con calorías*: refrescos, cervezas, vinos, licores, tés y cafés endulzados, jugos de frutas, leche y bebidas alternativas a los lácteos, como las de soya y Lactaid, son productos con un alto contenido de azúcar que perturbarán tus esfuerzos de permanecer en cetosis.

■ *Leche de vaca y lácteos bajos en grasas*: durante una dieta cetogénica estricta, debes evitar la leche de vaca y los productos lácteos bajos en grasas. (El queso de oveja y de cabra, el kéfir fermentado y yogur enteros, el ghee y la mantequilla de animales alimentados con forraje son aceptables.) La leche, incluida la entera, contiene demasiados azúcares naturales para armonizar con la dieta cetogénica. Cuando pases al modo del ciclo cetogénico, podrás consumir pequeñas cantidades de leche entera, pero ningún producto lácteo bajo en grasas. La añeja recomendación dietética de optar por leche y otros lácteos bajos en grasas es errónea. Un estudio de 2016 publicado en *Circulation* determinó que las personas con muy alto consumo de lácteos enteros tenían 50% menos riesgo de desarrollar diabetes tipo 2 que quienes consumían menos lácteos enteros.[10] Otro estudio de ese mismo año de más de 18,000 mujeres reveló que las que consumieron más lácteos enteros fueron 8% menos propensas a sobrepeso u obesidad que las que consumieron lácteos bajos en grasas.[11] Los lácteos enteros te ayudan a sentirte lleno más tiempo. Si a eso añades que los lácteos bajos y nulos en grasas suelen estar repletos de azúcar, un factor de riesgo de la diabetes tipo 2, enfermedades del corazón, aumento de peso y cáncer, la opción de grasas enteras es la mejor.

LISTA DE ALIMENTOS DE LA DIETA KETO

ALIMENTOS A EVITAR POR COMPLETO

AZÚCAR	▶ Blanca, morena, de caña, sin refinar y refinada ▶ Jarabes como los de maple, algarrobo, maíz, caramelo y frutas ▶ Miel y agave ▶ Cualquier alimento con ingredientes como fructosa, glucosa, maltosa, dextrosa y lactosa
CEREALES	▶ Trigo, avena, todos los arroces (blanco, integral y jazmín), quinoa, cuscús y arroz preparado ▶ Maíz y todos los productos que lo contengan, como palomitas, tortillas, sémolas, harina y miel ▶ Todo tipo de productos elaborados con harina, como pan, roscas, rollos, mufins y pastas
ALIMENTOS PROCESADOS	▶ Galletas saladas, papas fritas, bollos, etcétera ▶ Todo tipo de caramelos ▶ Todos los postres (galletas, pasteles, pays, helado, etcétera) ▶ Crepas, waffles y otros productos horneados para el desayuno ▶ Avena preparada y cereales ▶ Bocadillos con carbohidratos, barras de granola y la mayoría de las barras de proteínas o sustitutos de alimentos ▶ Sopas enlatadas, alimentos envasados y alimentos preparados ▶ Alimentos con ingredientes artificiales como endulzantes (sucralosa, aspartame, etcétera), colorantes y saborizantes artificiales
BEBIDAS ENDULZADAS Y CON CALORÍAS	▶ Refrescos ▶ Alcohol (cervezas, vinos, licores, etcétera) ▶ Tés y cafés endulzados ▶ Leche endulzada y sustitutos de lácteos, así como leche de vaca (y todos los lácteos bajos en grasas), leches de soya, almendras y coco, Lactaid, crema y media crema, etcétera ▶ Jugos de frutas endulzados

¿ORGÁNICO *VS*. CONVENCIONAL?
¿PESCADOS CAPTURADOS EN SU HÁBITAT
NATURAL *VS*. EN CRIADEROS?
POR QUÉ ESTO IMPORTA

Uno de los mayores errores que comete la gente en la dieta cetogénica es ignorar el consejo de consumir alimentos orgánicos y silvestres. Lo entiendo; con frecuencia se paga más por estos productos. Pero si no dejas de consumir carnes y lácteos convencionales, llenos de esteroides, antibióticos, GMO y otras sustancias químicas, quizá bajes de peso, pero pasarás por alto el aspecto de mi programa cetogénico que juzgo más importante: la oportunidad de sanar tus células y órganos, reajustar tus hormonas y prepararte para un futuro saludable.

Mi amigo Jordan Rubin, quien ha escrito varios libros sobre la alimentación sana y estudió medicina naturista durante años, dice a menudo: "Paga a la granja ahora o a la farmacia después". Esto significa que las mejores fuentes alimentarias —productos orgánicos, carnes orgánicas de animales alimentados con forraje, huevos de granja— bien podrían costar un poco más que sus equivalentes convencionales, pero los ahorros de costos en términos de tu salud no podrían ser mayores. Cuando adquirimos alimentos no orgánicos en el supermercado, es muy probable que consumamos productos vegetales o animales con muy altos niveles tóxicos de hormonas, antibióticos y plaguicidas.

En un estudio publicado en el *Journal of Applied Nutrition*, manzanas, peras, papas, trigo y maíz orgánicos y convencionalmente cultivados se compararon entre sí para analizar su contenido de minerales durante dos años.[12] Los resultados son para quedarse boquiabierto. Los alimentos orgánicos fueron:

- 63% más altos en calcio
- 73% más altos en hierro
- 118% más altos en magnesio
- 178% más altos en molibdeno
- 91% más altos en fósforo
- 125% más altos en potasio
- 60% más altos en zinc

También es preferible que compres carnes, frutas y verduras en los mercados populares, donde agricultores y ganaderos expenden sus productos directamente al consumidor, para que estés seguro de que tus alimentos sean lo más frescos posible. Después de cosechados, los productos agrícolas pierden muy rápido su valor nutritivo, y el efecto de esto podría ser mayor de lo que crees. Investigadores de la Universidad Estatal de Pensilvania descubrieron que las espinacas pierden 47% de su folato y carotenoides luego de apenas 4 días a temperatura ambiente y 8 en el refrigerador.[13] Y un estudio de la Universidad de California en Davis demostró que las verduras pierden entre 15 y 77% de su vitamina C una semana después de su recolección.[14] Docenas de otros nutrientes dejan de tener su valor durante el transporte y almacenamiento de frutas y verduras frescas, porque son sensibles al aire, la luz y el calor. Cada día que un alimento pasa en transporte, se merman sus nutrientes vitales. Suma una semana en tu refrigerador y advertirás el problema. La col que compraste por su alto contenido de nutrientes podría rendirte en realidad un valor nutritivo muy inferior al que pagaste.

También los pescados de criadero son un problema. Todos pensamos que el pescado es un alimento bueno para la salud, pero su procedencia es de suma importancia para nuestro bienestar. Los pescados de criadero tienen una elevada concentración de químicos, antibióticos y plaguicidas. Un estudio publicado en *Science* determinó que el salmón de criadero tiene once veces más dioxina —químico muy tóxico que se hospeda en tu cuerpo durante años— que el salmón capturado en su hábitat natural.[15] Los pescados de criadero tienen también un más bajo nivel de nutrientes como ácidos grasos omega-3.

Conforme avances en mi programa cetogénico, cada vez entenderás mejor por qué estas decisiones son importantes. Cuando proporciones a tu cuerpo alimentos de la más alta calidad, empezarás a verte y sentirte mucho mejor. Optar por alimentos orgánicos forma parte de la mentalidad olímpica. Ya es hora de que eleves tu nivel de juego y des a tu cuerpo los alimentos que requiere para prosperar.

CAMBIA ESTO... ¡POR ESTO!

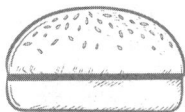

BOLLO PARA
HAMBURGUESA

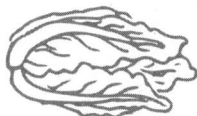

HOJA DE LECHUGA

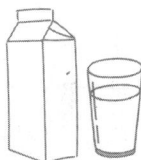

LECHE
CONVENCIONAL

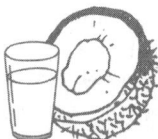

LECHE
DE COCO

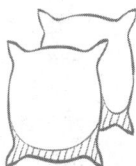

HARINA PARA
HORNEAR

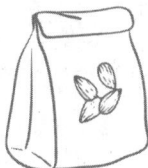

HARINA DE
ALMENDRAS

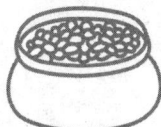

FRIJOLES

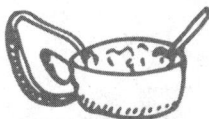

GUACAMOLE
Y TAHINI

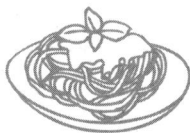

PASTAS

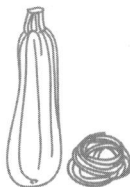

FIDEOS DE CALABACITAS

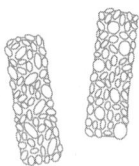

BARRAS DE GRANOLA

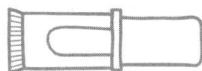

BARRAS DE PROTEÍNAS
DE CALDO DE HUESOS

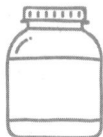

PROTEÍNAS EN POLVO
CONVENCIONALES

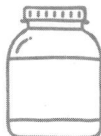

PROTEÍNAS DE
COLÁGENO

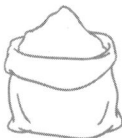

AZÚCAR

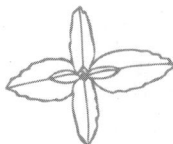

ESTEVIA

Capítulo 5

Supersuplementos cetogénicos

Once opciones compatibles con la dieta cetogénica
que pueden optimizar tu salud

Soy un creyente en que tú puedes obtener el grueso de tu nutrición de alimentos saludables que provienen de la naturaleza. Los alimentos genuinos rebosan de nutrientes, vitaminas, minerales y antioxidantes, los cuales actúan en conjunto a fin de que tu cuerpo disponga de lo necesario para protegerse de enfermedades y sanar. Los mejores alimentos saludables son la esencia de mi plan cetogénico, y ninguna cápsula o polvo los reemplazará jamás.

Pero la triste verdad es ésta: los alimentos saludables de cuyos nutrientes dependemos no contienen el mismo nivel de vitaminas y minerales de hace apenas 50 años, porque las prácticas agrícolas modernas, diseñadas para mejorar el tamaño, rapidez de crecimiento y resistencia a plagas de las frutas y verduras, han desgastado la tierra en extremo. Un notable estudio publicado en el *Journal of the American College of Nutrition* comparó datos nutricionales de 43 frutas y verduras en 1950 y 1999 y detectó descensos en el total de proteínas, calcio, fósforo, hierro, vitamina B_2 y vitamina C.[1] No me malinterpretes; los alimentos vegetales son todavía muy beneficiosos para tu cuerpo, sólo que ya no proporcionan el mismo nivel de nutrición que antes, lo cual quiere decir que es importante que los complementos.

En mi programa cetogénico, los suplementos pueden favorecer también tu capacidad para entrar en cetosis —y permanecer en ella—, así como garantizar que saques el máximo provecho de tu plan alimentario. No obstante, tienes que estar seguro de que has elegido los suplementos correctos. Comprar en una tienda proteínas genéricas en polvo podría resultar contraproducente, por ejemplo, porque es probable que contengan demasiados carbohidratos y te saquen de la cetosis. Debes seleccionar los que yo concibo como suplementos "keto-optimizados", con una generosa cantidad de grasas procedentes de las fuentes más nutritivas, junto con otras vitaminas y minerales.

Los once suplementos que se detallan a continuación redondearán y reforzarán mi programa cetogénico. Algunos de ellos facilitarán tu transición a la cetosis. Otros combaten la inflamación y son antioxidantes, así que afianzarán tu salud en general. Y otros más impulsarán tu metabolismo y aumentarán la capacidad de tu cuerpo para quemar grasa. Considera la lista siguiente como una guía completa de los suplementos cetogénicos más eficaces actualmente en el mercado.

CETONAS EXÓGENAS

Sabes ya que una dieta cetogénica saca a tu cuerpo del modo de quema de carbohidratos y lo convierte en una máquina de quemar grasas. En este estado, las cetonas son el combustible que tu cuerpo quema en sustitución de la glucosa. El hígado produce por naturaleza cetonas "endógenas" (que el cuerpo genera) tan pronto como estás en cetosis, pero las cetonas exógenas son suplementos que te pondrán en cetosis casi al instante. Los suplementos de cetonas contienen ácido beta-hidroxibutírico, sustancia que opera como una cetona porque se convierte fácilmente en dos cetonas de verdad: acetoacetato y acetona. Las cetonas exógenas aumentan eficiente y eficazmente el nivel de cetonas en la sangre, a fin de que empieces de inmediato a quemar grasa como combustible.

¿Por qué habrías de tomar un suplemento de cetonas si tu cuerpo las produce de manera natural? La entrada en cetosis sólo por medio de alimentos saludables tarda de 4 a 7 días, o más si no te apegas rigurosamente a la dieta. Tomar un suplemento de cetonas es una forma eficiente de elevar rápido tu nivel de cetonas en la sangre para que empieces a cosechar pronto los beneficios de este enfoque, y las cetonas exógenas crean en tu cuerpo el mismo sano entorno que la cetosis natural: protegen tu cerebro, reducen la inflamación, disminuyen el riesgo de cáncer, mejoran la claridad mental y contraen tu apetito, lo que facilita que bajes de peso. Un estudio en la revista *Obesity* reveló que quienes tomaron un suplemento cetogénico tuvieron en las 4 horas siguientes mucho menos apetito que los participantes que consumieron una bebida azucarada con el mismo número de calorías.[2] Cuando entras en cetosis más rápidamente, tu cuerpo se adapta a la quema de cetonas como combustible mientras tienes aún algunos carbohidratos en tu sistema, lo que puede evitar que experimentes síntomas de gripe cetogénica.

Cómo usarlo: si el suplemento es en polvo, toma 6 gramos una o dos veces al día, la primera de ellas en la mañana. Si está en cápsulas, en las que suele combinarse con ingredientes con los que hace sinergia, toma 2 gramos.

Para aprovechar al máximo los suplementos de cetonas, busca los que contengan tanto cafeína (si la toleras), la cual aumentará tu energía, como triglicéridos de cadena media (grasas supersaludables de las que hablamos en el capítulo 4) y caldo de huesos. Todos estos ingredientes forman parte de mi programa cetogénico porque contribuyen a la cetosis, ya que promueven en tu cuerpo un entorno curativo de baja inflamación. Las mejores cetonas exógenas contienen también otros dos ingredientes: aceite de caldo de huesos, hecho con las grasas ricas en nutrientes que salen a la superficie cuando este caldo se hace en casa, y lipasa, enzima que ayuda al cuerpo a descomponer las grasas de la dieta y que por tanto es fácil de digerir.

PROTEÍNAS EN POLVO KETO-OPTIMIZADAS

Hay docenas de proteínas en polvo en el mercado, pero la mayoría de ellas son de suero, arroz o chícharos, y socavarán tu capacidad para entrar en cetosis por una sencilla razón: contienen demasiados carbohidratos y una muy alta proporción de proteínas en relación con las grasas. Es un error común suponer que la dieta cetogénica es alta en proteínas. No; es una *dieta alta en grasas y moderada en proteínas*. Cuando ingieres demasiadas proteínas, tu cuerpo convierte algunas de ellas en glucosa. Una vez que esto sucede, dejas de quemar grasas como combustible.

Las proteínas keto-optimizadas, en cambio, se cuentan entre las mejores cosas que puedes consumir si deseas aumentar tu capacidad intelectual y tu energía. Ayudan tanto a tu mente como a tus músculos a funcionar al más alto nivel y son una poderosa adición a la dieta cetogénica.

Cuando compres proteínas en polvo, busca la palabra "cetogénicas" en la etiqueta, o revisa su contenido nutricional para confirmar que tengan ingredientes compatibles con esta dieta. Qué buscar: cada porción debe contener de 10 a

15 gramos de proteínas y de 10 a 15 gramos de grasas, procedentes idealmente de triglicéridos de cadena media, o TCM, y caldo de huesos. Eso te dará más del doble de calorías de grasas que de proteínas, porque las grasas tienen 9 calorías por gramo y las proteínas 4. Asimismo, si toleras la cafeína, busca proteínas en polvo que contengan una fuente saludable de ella, como café orgánico. La cafeína y los TCM mejorarán la capacidad de tu cuerpo para producir cetonas, lo que te ayudará a entrar en cetosis y permanecer en ella.

Cómo usarlo: agrega 1 o 2 cucharadas diarias (el equivalente a entre 20 y 40 gramos de proteínas) a un vaso de agua o tu smoothie matutino.

PROTEÍNAS EN POLVO DE CALDO DE HUESOS

Las proteínas en polvo procedentes del caldo de huesos contienen los mismos ingredientes saludables del caldo de huesos que tú mismo prepararías (aunque sin que debas dedicar tiempo a eso), entre ellos las grandes cantidades de colágeno altamente asimilable. Las proteínas del caldo de huesos ayudan a tu cuerpo a accionar el interruptor metabólico que te permitirá dejar de quemar glucosa como combustible y entrar a la zona de quema de grasa. En el capítulo 4 expliqué que el caldo de huesos contiene glucosamina y condroitina, sustancias que reducen la inflamación, propician la salud intestinal y protegen tus articulaciones cuando envejeces. Sin embargo, no mencioné que también tiene ácido hialurónico, sustancia lubricante que refuerza el colágeno y promueve una piel bella, fortalece el tejido conectivo y alivia el dolor en las articulaciones. En tu piel, el ácido hialurónico se combina con el agua para retener humedad. Lo mismo hace en tus ojos, a los que protege de la resequedad, dolorosa afección que puede desarrollarse con los años. También ayuda a retener el colágeno y da elasticidad y flexibilidad a los tejidos. Al mismo tiempo, los aminoácidos del caldo de huesos favorecen el crecimiento de bacterias sanas en tu tracto intestinal. Lo decisivo por buscar para garantizar que un suplemento de caldo de huesos sea compatible con la dieta cetogénica es que conste de 11 gramos de grasas tanto de aceite orgánico de caldo de huesos como de triglicéridos de cadena media.

Cómo usarlo: agrega 1 o 2 cucharadas diarias a tu bebida favorita compatible con la dieta cetogénica.

COLÁGENO EN POLVO

Puedes tomar caldo de huesos en polvo o colágeno en polvo, aunque a quienes buscan beneficios adicionales contra el envejecimiento de la piel, los intestinos y las articulaciones les recomiendo tomar ambos. El colágeno es una de las sustancias más importantes entre las ausentes en la dieta diaria de la mayoría, y lo necesitamos. Es el compuesto que mantiene unido a tu cuerpo. Le da a tu piel su firmeza y elasticidad, y fortaleza a las uñas; a las articulaciones les concede la flexibilidad amortiguante que necesitan para moverse sin dolor, y a los intestinos los microbios requeridos para que descompongan los nutrientes de los alimentos y los utilicen con efectividad. Hasta 90% de tu piel, cabello, uñas, ligamentos, cartílagos y tejido conectivo están hechos de colágeno, igual que la mayor parte del revestimiento intestinal y arterial. Una vez que llegas a los 30 años, la producción natural de colágeno por tu cuerpo cae en hasta 8% al año, y factores de estilo de vida como consumir una dieta alta en azúcar, fumar y exponerte demasiado al sol aceleran ese proceso. Obtener de un suplemento colágeno extra promoverá la curación de los tejidos y retardará el proceso del envejecimiento. Este producto armoniza con la dieta cetogénica porque es una magnífica fuente de proteínas con aminoácidos, los que es improbable que se conviertan en azúcar. Para confirmar que tu colágeno en polvo sea compatible con la dieta cetogénica, asegúrate de que tenga al menos 3 gramos de grasas por porción procedentes de fuentes como TCM o aceite de caldo de huesos.

Cómo usarlo: añade 1 o 2 cucharadas diarias a tu bebida favorita compatible con la dieta cetogénica.

CÁPSULAS NOOTRÓPICAS

También conocidos como "potenciadores cognitivos", los nootrópicos son suplementos que mejoran el funcionamiento del cerebro, memoria, creatividad y motivación. Representan una adición ideal a mi programa cetogénico porque aumentan los saludables efectos de la cetosis en tu cerebro. En el capítulo 7 explicaré más sobre las muchas formas en que la dieta cetogénica reafirma la salud cerebral y la cognición. Tomar nootrópicos mientras sigues mi plan cetogénico es como añadirle un turbocargador a tu cerebro.

Hay una amplia variedad de nootrópicos en el mercado, incluso versiones usables bajo prescripción médica. Pero igual que con los demás suplementos, debes tomar los indicados para que induzcan los efectos de la dieta cetogénica. Busca los siguientes ingredientes favorables para el cerebro sobre una base de triglicéridos de cadena media, una de las fuentes de grasas más nutritivas para tu mente.

■ *Citicolina*: este compuesto natural está presente en todas las células del cuerpo, pero es particularmente importante para tu cerebro, y puedes obtenerlo de la mayoría de los alimentos de la dieta moderna. El cuerpo es capaz de sintetizar citicolina a partir de alimentos ricos en colina como huevos, carne de res y mariscos, pero si deseas cosechar todos sus beneficios terapéuticos, deberás tomar un suplemento que contenga cantidades de este compuesto adicionales a las que el cuerpo te proporciona normalmente. La citicolina aumenta los niveles de neurotransmisores (sustancias químicas en el cerebro que ayudan a que las neuronas se comuniquen entre sí) tan relevantes como la dopamina, que fortalece la motivación, productividad y concentración, y la acetilcolina, sustancia que te ayuda a aprender y recordar. Incrementa además la circulación de la sangre en el cerebro, lo que te hace sentir más agudeza y energía.

■ *Ashwagandha*: este suplemento pertenece a la clase de las sustancias adaptógenas, grupo de compuestos de los que te hablé en el capítulo 3. Son sumamente útiles en el mundo actual, porque mantienen el equilibrio del cuerpo. Si el azúcar en tu sangre es alta, la ashwagandha la reducirá; si tienes colesterol alto, lo devolverá a un nivel saludable. Ejerce ese mismo efecto equilibrador en el estrés, la ansiedad y la depresión. Como influye en los neurotransmisores serotonina y GABA, que intervienen en el estado de ánimo y la ansiedad, la ashwagandha rebalancea tu cerebro. También está demostrado que aumenta la memoria; un estudio publicado en el *Journal of Dietary Supplements* determinó que no sólo incrementa la memoria en personas con insuficiencia cognitiva leve, sino que también mejora la atención, la velocidad de procesamiento de información y las habilidades mentales.[3]

■ *Extracto de yema de huevo*: los huevos son una excelente fuente de colina, sustancia que refuerza el funcionamiento del cerebro. Las compañías nootrópicas se concentran ahora en una sustancia muy potente de la yema, la fosfatidilcolina (FC), con promisorios beneficios cerebrales. La FC es una fuente de colina y abunda en las membranas celulares del cerebro. No sólo promueve la salud de las células de ese órgano cuando refuerza y repara sus membranas, sino que también apuntala la memoria y la cognición.

Cómo usarlo: la formulación de estos suplementos varía por marca, así que sigue la dosis estándar indicada en el frasco.

VERDURAS ORGÁNICAS EN POLVO CON FINES DE ALCALINIZACIÓN

Uno de los retos más grandes en cualquier dieta cetogénica es que ingieres más grasas y carnes que de costumbre, y ambos tipos de alimentos son ácidos, así que deberás compensar con alimentos alcalinizantes. Verduras como wheatgrass, col rizada, espinacas, apio y algas marinas (como la espirulina y la clorela) contienen enzimas que preservan en el cerebro y el cuerpo un sano equilibrio del pH, el balance entre acidez y alcalinidad. Durante la dieta cetogénica me agrada añadir un suplemento que contenga verduras orgánicas alcalinizantes, porque te dará sin carbohidratos todos los nutrientes de esos superalimentos.

La mayoría de nosotros nunca consideramos el equilibrio entre acidez y alcalinidad en la sangre o los tejidos, pese a que un adecuado balance del pH es crucial para nuestra salud en general, ya que nos protege desde dentro. Las dietas modernas altas en azúcares simples y sodio trastornan el equilibrio del pH e inclinan la balanza a una perjudicial acidez. Restaurar un sano nivel de pH, ligeramente más alcalino que ácido, impide que florezcan microbios y organismos peligrosos y que los minerales se agoten, protege contra daños a tejidos y órganos y evita la formación de placa en los vasos sanguíneos.

Como en el caso de los demás suplementos cetogénicos, deberás buscar verduras alcalinizantes que contengan grasas de TCM, semillas de chía o de linaza. Las grasas sanas te ayudan a asimilar esos nutrientes y te mantienen en cetosis. Un suplemento alcalinizante es muy útil para las mujeres en mi plan cetogénico, porque restaurar la alcalinidad promueve el equilibrio hormonal y previene algunos de los síntomas que ellas tienden a experimentar con más frecuencia mientras se adaptan a la cetosis, como fatiga, estreñimiento, ansiedad y hambre. También puede ser útil para los atletas; las cápsulas alcalinizantes elevan el desempeño durante el ejercicio intenso y favorecen la recuperación muscular después de la rutina física.

Cómo usarlo: añade 1 o 2 cucharadas diarias a tu bebida favorita compatible con la dieta cetogénica.

CÁPSULAS DE MULTIVITAMINAS Y MINERALES

Un buen multivitamínico es otra forma de contribuir a que obtengas los nutrientes que te faltan de alimentos vegetales saludables no compatibles con la dieta cetogénica. Además, como esta dieta es alta en grasas, maximizará tu absorción de ciertas vitaminas solubles en grasas, como la A, D, E y K, de manera que el multivitamínico que elijas deberá contener cantidades razonables de esos nutrientes en particular. Busca un multivitamínico que contenga más del valor recomendado de vitaminas B. Como no ingerirás pan y cereales enriquecidos, los cuales contienen ese complejo, deberás garantizar la abundante obtención de estos nutrientes —en especial de la vitamina B$_{12}$—, decisivos para mantener tus diarios niveles de energía.

Cómo usarlo: las formulaciones varían, así que toma la dosis estándar recomendada en el frasco.

CÁPSULAS DE PROBIÓTICOS

Los probióticos se han vuelto muy populares por una buena razón: promueven el crecimiento de las bacterias intestinales sanas, y una floreciente población de bacterias buenas en tus intestinos puede hacer todo, desde proteger tu cerebro hasta limitar la inflamación y estimular tu energía. Busca un suplemento de probióticos que contenga microrganismos de la tierra, como *Saccharomyces boulardii, Bacillus clausii, Bacillus coagulans* y *Bacillus subtilis,* que se sabe que pueblan el tracto gastrointestinal de quienes consumen una saludable dieta rica en grasas y proteínas y baja en carbohidratos. Si tomas un probiótico con esos microrganismos particulares, tus intestinos se adaptarán más rápido al estilo de vida cetogénico y experimentarás más energía y salud.

Estas bacterias formadoras de esporas son capaces de sembrar microbios provechosos en tus intestinos, así que las bacterias protectoras prosperarán y propiciarán una digestión y funcionamiento intestinal sanos al mismo tiempo que fortalecen la inmunidad. Los probióticos son cruciales para quienes batallan con enfermedades intestinales, pero como la salud del microbioma tiene un papel fundamental en la determinación de la salud general, es lógico que todos aquellos que siguen mi programa cetogénico deban tomar un probiótico compatible.

Cómo usarlo: toma 50 billones de CFU una o dos veces al día.

CÁPSULAS DE ENZIMAS DIGESTIVAS

Según un antiguo proverbio de la medicina ayurvédica, "lo importante no es lo que comes sino lo que digieres". En otras palabras, si consumes alimentos sanos pero tu cuerpo no es capaz de descomponerlos y usarlos en la regeneración celular, el crecimiento de los músculos o la salud del cerebro, ¿de qué te sirven? Para confirmar que puedas usar todos los revitalizadores nutrientes de los alimentos que comerás en mi Dieta Keto, toma un suplemento de enzimas digestivas.

También en este caso es importante que adquieras el indicado. La mayoría de ellos se orientan a la digestión de carbohidratos y proteínas; en mi Dieta Keto requerirás uno alto en lipasa, la enzima primaria para la digestión de grasas, así que éste será el óptimo para que consigas el mayor beneficio de cada bocado. Una enzima digestiva te ayudará también a adaptarte a la dieta cetogénica. Cuando pasas de un régimen bajo en grasas y alto en carbohidratos a un enfoque alto en grasas y bajo en carbohidratos, tu cuerpo tiene que recalibrar sus procesos metabólicos. Tomar una enzima digestiva facilitará esa transición, ayudará a tu cuerpo a ajustarse a la cetosis y en ocasiones hará incluso la diferencia entre éxito o fracaso en esta dieta.

Cómo usarlo: toma la dosis recomendada en el frasco junto con tus alimentos, de una a tres veces diarias.

CÁPSULAS O EXTRACTOS DE ADAPTÓGENOS

Como ya expliqué, las hierbas y hongos adaptógenos, como ashwagandha, rhodiola, cordyceps y reishi, favorecen la capacidad intelectual, la energía y el metabolismo, beneficios que complementan y acentúan los efectos curativos de mi plan cetogénico. Estos compuestos equilibran el cuerpo y se han utilizado desde hace siglos en antiguas tradiciones curativas. En Estados Unidos, estas poderosas opciones naturales promotoras de la salud se han ignorado en gran medida, lo cual es vergonzoso, puesto que la gente se beneficiaría mucho de tomarlas, inmersa como está en una cultura sumamente estresante que promociona y alienta dietas bajas en nutrientes.

Mientras te adaptas a la dieta cetogénica, los adaptógenos te ayudarán a enfrentar el estrés, reforzar tu estado de ánimo, reducir tus antojos de carbohidratos y suavizar la transición a este nuevo enfoque de la alimentación que pone de cabeza el tradicional paradigma occidental de la dieta.

Cómo usarlo: en forma de cápsulas, toma 1,000 miligramos una a tres veces al día. Si usas un extracto, sigue la dosis indicada en el frasco.

ACEITE DE TCM

Como ya mencioné, los triglicéridos de cadena media (TCM) son una modalidad de ácidos grasos saturados con increíbles beneficios de salud. La mayoría de los suplementos que tomes deberían contener TCM, porque mantienen a tu cuerpo en cetosis. Sin embargo, también es beneficioso que tomes un suplemento de TCM. Los triglicéridos de cadena media aminoran la inflamación, mejoran el funcionamiento cognitivo, te ayudan a mantener un peso sano, reducen la grasa acumulada al reajustar tu metabolismo, aumentan la energía y concentración, mejoran tu estado de ánimo, combaten infecciones bacterianas y absorben nutrientes solubles en grasas de los alimentos. Por si esto no bastara, también son las mejores grasas para inducir la producción de cetonas por tu cuerpo. Los suplementos con aceites de coco y de palma son buenas opciones.

Cómo usarlo: toma una cucharadita en un smoothie u otra bebida (o tómalo solo si lo prefieres), de una a tres veces al día.

HIERBAS TERMOGÉNICAS

Ya sabes que soy un gran fan de las hierbas. Éstas no reciben ni con mucho el crédito suficiente por su valor para la salud, pero contribuyen a un metabolismo sano, aumentan la energía, disminuyen la inflamación y reducen tu riesgo de cáncer, así que son particularmente benéficas en la dieta cetogénica. Añádelas a tus recetas preferidas y aumenta de esa forma su consumo. Pero si deseas agregar una dosis diaria controlada, también se les consigue como suplementos. He aquí las hierbas que mantendrán tu metabolismo en un alto nivel e impulsarán tus esfuerzos cetogénicos:

■ *Pimienta negra y de Cayena*: éstos son productos tan comunes en la cocina que quizá nunca has considerado sus beneficios para la salud, de manera que prepárate para una sorpresa. La pimienta negra es un superalimento que impide la acumulación de grasa y la formación de nuevas células grasas. Eleva también los niveles de colesterol bueno (HDL) e intensifica el metabolismo para que promueva la pérdida de peso. De igual modo, la pimienta de Cayena ha recibido usos alimentario y medicinal desde hace al menos 9,000 años. Estimula la circulación, reduce la acidez, baja el colesterol y acrecienta la producción de saliva, lo que contribuye a la digestión. Contiene múltiples ingredientes saludables, como capsicina, que reduce el dolor y alivia el dolor de cabeza y la artritis, así como vitaminas C, B6, E, potasio, magnesio y flavonoides, saludables compuestos que dan a las frutas y verduras sus vívidos colores.

- *Cúrcuma*: esta hierba es un alimento funcional. La Clínica Mayo define los alimentos funcionales como "alimentos con un efecto potencialmente positivo en la salud más allá de la nutrición básica".[4] Los beneficios de la cúrcuma están más que comprobados y se fundamentan en la nutrición ancestral. Se sabe que la curcumina, su ingrediente activo, es muy eficaz para controlar la inflamación. La revista *Oncogene* publicó los resultados de un estudio que evaluó varios compuestos antiinflamatorios y que determinó que la aspirina y el ibuprofeno, los antiinflamatorios no esteroidales más comunes, son los menos eficaces, en tanto que la cúrcuma está entre los más eficientes.[5] Esto es magnífico, porque la inflamación es una causa de fondo de la mayoría de las enfermedades, entre ellas el cáncer, mal de Alzheimer, artritis, dolor crónico, depresión y afecciones autoinmunes. De hecho, las investigaciones han revelado que la cúrcuma es útil para el dolor de artritis y el cáncer. En palabras de la organización Cancer Research UK, "diversos estudios de laboratorio sobre células cancerosas señalan que la curcumina tiene efectos anticancerígenos. Todo indica que es capaz de aniquilar las células cancerosas e impedir el crecimiento de otras. Ejerce sus mejores efectos sobre el cáncer de mama, intestino y estómago y las células cancerosas de la piel".[6]

- *Jengibre*: otro gran antiinflamatorio y antioxidante, el jengibre es mejor conocido para tratar la náusea. También disminuye el azúcar en la sangre (algo importante en tu transición a la cetosis), alivia el dolor de articulaciones y músculos reduciendo la inflamación, protege al cerebro del deterioro cognitivo y promueve una digestión sana.

- *Canela*: esta especia común ha tenido usos medicinales durante miles de años. Contiene aceites que reducen la inflamación y combaten el cáncer. De las 26 hierbas y especias medicinales más populares, es la que contiene los más altos niveles de antioxidantes.[7] En otras palabras, es una bomba de salud. Es también un antiinflamatorio eficaz del que se sabe que reduce el dolor en general, y en particular el de los músculos. Al mismo tiempo, baja el colesterol, los triglicéridos y la presión arterial, así que protege la salud del corazón; defiende contra el deterioro cognitivo gracias a que activa proteínas neuroprotectoras, y protege a las células de daños al ADN que podrían derivar en cáncer.

Cómo usarlas: espolvorea en platillos o smoothies; en forma de cápsulas, toma de 250 a 500 miligramos de cada tipo de hierba termogénica una o dos veces al día.

Estos suplementos están diseñados para enriquecer mi saludable programa cetogénico, y pueden ser decisivos para que entres en cetosis y permanezcas en ella, así como para incrementar tu capacidad de revertir enfermedades y promover la longevidad. Muchos nutrientes de estos suplementos y hierbas recomendados con base en alimentos faltan en nuestra dieta moderna. Si los recuperas, tendrás la oportunidad de llevar tanto tu dieta cetogénica como tu salud al siguiente nivel.

Capítulo 6

Tácticas para un estilo de vida cetogénico

Cómo usar los aceites esenciales, la reducción del estrés y el ejercicio

La palabra *dieta* puede ser sorpresivamente engañosa. Aunque parece aludir de modo exclusivo a la alimentación —"Cambia lo que comes y estarás bien"—, si te concentras sólo en el contenido de tu plato perderás de vista el cuadro general. Tu estilo de vida, nivel de estrés y hasta pensamientos tienen un enorme impacto en tu salud.

En el capítulo 4 te alenté a pensar como un olímpico en lo relativo a la selección de tus alimentos. En este capítulo verás por qué es importante extender a tu estilo de vida la mentalidad de desarrollar al máximo tu potencial. Esto podría resultar exagerado, pero las estrategias que te recomendaré aquí son muy sencillas. Son cambios pequeños —usar aceites esenciales para que tu cuerpo se cure y ajustar tus hábitos diarios para maximizar tu energía y levantar tu ánimo— que harán una diferencia significativa.

Pese a que las siguientes sugerencias de estilo de vida se basan en la sabiduría ancestral, su efectividad ha sido demostrada por la ciencia médica; influirán en tu salud al nivel más profundo y transformarán todo, desde el funcionamiento de tus células hasta la actividad de los genes que controlan aspectos como el envejecimiento y el ritmo metabólico. Modificarán incluso tu cerebro, porque reforzarán los centros donde ocurren el pensamiento y la memoria y minimizarán los que promueven el temor y pensamiento negativo. El uso de estas tácticas y su integración a tu rutina diaria elevarán en alto grado la efectividad de mi programa cetogénico y te orientarán a una vida de buena salud.

LOS NUEVE ACEITES ESENCIALES QUE PROLONGAN LA CURACIÓN

Los aceites esenciales se han utilizado desde hace más de 3,000 años y están presentes en la medicina egipcia, griega, ayurvédica y china. También se emplearon en la medicina bíblica y se les cita más de 200 veces en la Biblia.[1] Estos aceites curativos sirven para desintoxicar el cuerpo, estimular el metabolismo y el funcionamiento cerebral y combatir el envejecimiento, todo lo cual intensifica los efectos de la dieta cetogénica. Esencias de alta calidad llevarán tu experiencia cetogénica al siguiente nivel. A continuación, expondré nueve de mis favoritas, junto con instrucciones de uso para el tratamiento de un gran número de afecciones comunes. En la mayoría de los casos, no hay riesgo alguno en que las apliques directamente sobre tu piel, aunque señalaré las esencias que deben diluirse con un aceite portador, de coco, jojoba u oliva, por ejemplo. Usa 5 gotas de aceite esencial por 1 cucharadita de aceite portador.

La **salvia esclarea** es la flor de la planta del mismo nombre. Cuando se destila en aceite, su principal componente químico es el acetato de linalilo, sustancia que produce una sensación de relajamiento y que es un poderoso antioxidante. La salvia esclarea también refuerza de otras formas los efectos de la dieta cetogénica. Contiene estrógenos vegetales naturales, así que rejuvenece el nivel del estrógeno, propicia la salud a largo plazo del útero, equilibra las hormonas y atenúa los calambres menstruales, el flujo abundante y los bochornos. Es asimismo un sedante natural, de manera que alivia el insomnio y el estrés, promotores de la inflamación.

Cómo usarlo: para equilibrar las hormonas, aplica 3 gotas varias veces al día sobre el abdomen (no la uses durante el embarazo, porque puede provocar contracciones). Para inducir reposo, aplica 1 o 2 gotas en el cuello o las plantas de los pies.

El **fenogreco** es una hierba que florece en el verano y produce unas encantadoras flores blancas. Reduce la inflamación y promueve la pérdida de peso, ya que mejora la eficiencia de la insulina y afianza los apaciguadores efectos cetogénicos sobre la inflamación y la insulina. Otro beneficio importante: estimula la testosterona. Un estudio reveló que los suplementos de fenogreco elevan la excitación sexual, energía y vigor de los hombres y ayudan a mantener el nivel normal de testosterona.[2]

Cómo usarlo: el fenogreco causa irritación si se aplica directamente a la piel, así que vierte 5 gotas en 1 cucharadita de un aceite portador y masajea con la mezcla la piel de tu abdomen una o dos veces al día.

El **aceite de incienso (Frankincense)** se obtiene de un pequeño arbusto con flores blancas o tenuemente rosas y recibe el nombre de "rey de los aceites" por sus increíbles propiedades terapéuticas. Sirve para aliviar el estrés y la ansiedad crónicos, reducir el dolor y la inflamación, reforzar la inmunidad e incluso combatir tumores, beneficios que armonizan a la perfección con los de la dieta cetogénica. Un estudio de 2011 determinó que este aceite esencial tiene efectos antiinflamatorios en el tratamiento de la gingivitis y reduce la placa y las cavidades entre los dientes.[3]

Cómo usarlo: rocía mientras oras o meditas para promover la paz y la relajación, o frota un par de gotas en sienes, muñecas y plantas de los pies para promover la curación interior.

La **albahaca santa** es una hierba adaptógena, lo que significa que ayuda al cuerpo a adaptarse al estrés, y ejerce un efecto moderador en hormonas como las de la tiroides cuando se desequilibran, todo lo cual favorece el entorno curativo de la dieta cetogénica. Posee una larga historia como planta terapéutica y sagrada, ya que su uso se remonta a hace más de 3,000 años.

Cómo usarlo: para propiciar el funcionamiento adecuado de la tiroides, toma por vía oral 1 gota con 1 cucharada de aceite de oliva en un vaso de agua. Para aliviar el estrés y la ansiedad, inhala durante un par de minutos con el uso de un atomizador o frota algunas gotas en tus sienes.

Lavanda. Sus hermosas flores moradas se han empleado con fines medicinales y religiosos desde hace más de 2,500 años y éste es el aceite esencial de uso más común en la actualidad, gracias a la enorme variedad de sus aplicaciones. Lo recomiendo para la dieta cetogénica por varias razones. Primero, es relajante. Un estudio de 2013 estableció que tomar 80 miligramos de este aceite vía cápsulas mitiga el insomnio, la ansiedad y la depresión,[4] mientras que otro determinó que reduce en un tercio la depresión en quienes sufren trastorno de estrés postraumático.[5]

Cómo usarlo: para promover el sueño, aplica 2 o 3 gotas en nuca, pecho y sienes. Para aliviar la ansiedad y el estrés, vierte unas gotas en una tina con agua caliente. Para combatir la presión alta y calmar el estrés, rocía en el aire durante el día.

El limón. Su aceite esencial se usa desde hace un millar de años para tratar un amplio espectro de enfermedades. Tiene fuertes efectos contra el estrés. En un estudio con ratones funcionó como antidepresivo, y se sabe que su empleo en la aromaterapia reduce la náusea y el vómito durante el embarazo. En la medicina tradicional china se utiliza para combatir afecciones relacionadas con la humedad, como resfriados, cándida, diarrea, infecciones respiratorias y dolor de garganta. Este aceite es fantástico para dar sustento a la salud en general durante la dieta cetogénica.

Cómo usarlo: para expulsar mocos y flemas, inhala directamente del frasco o mezcla 5 gotas con 1 cucharadita de un aceite portador y aplica tópicamente al pecho y la nariz. Para aliviar alergias estacionales, toma 1 o 2 gotas por vía oral mezcladas con partes iguales de hierbabuena y lavanda y un aceite portador. Para mejorar el humor, rocía en el aire o aplica una o dos gotas en muñecas y pecho. No lo apliques sobre tu piel antes de exponerte al sol, porque te hará más sensible a los rayos ultravioleta.

La **hierbabuena** se usaba ya en la medicina tradicional egipcia, china y japonesa. Tiene en el cuerpo un efecto refrescante y tranquilizador y alivia el dolor muscular y de cabeza. También mitiga afecciones respiratorias y digestivas; un estudio de 2007 reveló que, después de cuatro semanas, pacientes con síndrome de intestino irritable reportaron una reducción de 50% en sus síntomas.[6] Sus efectos son un complemento adecuado de mi programa cetogénico.

Cómo usarlo: para aliviar el dolor muscular, diluye de 2 a 4 gotas y aplica tópicamente en el área afectada. Para dolor de cabeza, frota una o dos gotas en la frente y las sienes. Para problemas digestivos, aplica un poco en el abdomen, y para afecciones respiratorias rocía o vierte 10 gotas en 2 tazas de agua hirviendo; vacía en un refractario sobre el mostrador de la cocina, cubre tu cabeza y el recipiente con una toalla (mantén directamente el rostro sobre el agua caliente) e inhala durante cinco minutos.

El **romero** pertenece a la misma familia que la hierbabuena, y las culturas ancestrales lo esparcían para desinfectar el aire e impedir la propagación de enfermedades. Ahora se sabe que propicia la curación del tejido neurológico y favorece el funcionamiento cerebral, el cual es también uno de los principales beneficios de la dieta cetogénica. Un estudio de 2012 determinó que mejoró el desempeño cognitivo y humor de los sujetos.[7] Asimismo, desintoxica el cuerpo, hace crecer el cabello y restaura el equilibrio hormonal.

Cómo usarlo: para la función cognitiva, aplica tópicamente en frente y nariz. Para la desintoxicación, aplica de 2 a 3 gotas en el abdomen. Para promover el crecimiento del cabello, aplica de 3 a 5 gotas en el cuero cabelludo, frota y deja 5 minutos antes de enjuagar. Para el equilibrio hormonal y contra la inflamación, vierte de 1 a 2 gotas en un vaso de agua y bebe.

El aceite de **árbol del té** se hace con las hojas de la planta *Melaleuca alternifolia* y ha sido empleada desde hace miles de años por los aborígenes australianos. Tiene propiedades antisépticas y es útil para el tratamiento de heridas, porque aniquila una amplia variedad de bacterias, virus y hongos. Un estudio de 2007 estableció que también es efectiva para el tratamiento del acné,[8] y se utiliza con frecuencia para otras afecciones de la piel, como caspa, psoriasis, eczema, hongos en las uñas de los pies y tiña. Es indispensable en tu arsenal de tratamientos.

Cómo usarlo: para limpiar y desinfectar cortadas, combina 2 gotas con 2 gotas de esencia de lavanda y aplica al área. Para tratar el acné, elabora una mascarilla con la mezcla de 5 gotas y 2 cucharadas de miel virgen. Para la caspa, vierte 5 gotas en tu champú o acondicionador. Para la psoriasis o eczema, prepara una loción astringente combinando 5 gotas, 5 más de esencia de lavanda y 1 cucharadita de aceite de coco; aplica tópicamente dos veces al día. Para los hongos en las uñas de los pies y tiña, aplica tópicamente unas gotas en el área afectada.

ATACA EL ESTRÉS: LA PLAGA DE LA VIDA MODERNA

Piensa en la frecuencia con que encuentras a amigos o conocidos en la calle que en respuesta al usual "¿Cómo estás?" dicen una sola palabra: "Ocupado". Hoy casi nos tomamos a orgullo decir que nuestra vida es una locura, pero todos sabemos que estaríamos mucho mejor, física y mentalmente, si controláramos el estrés y halláramos formas realmente eficaces de aliviarlo. Aunque el estrés puede ser un factor positivo de motivación cuando estás bajo presión en el trabajo, la escuela o el deporte, las investigaciones demuestran cada vez más que el *estrés crónico*, el que se deja sentir todos los días hasta volver miserable nuestra existencia, es tan peligroso para el cuerpo como una dieta deficiente, la falta de sueño o un estilo de vida sedentario. Demasiado estrés promueve también el aumento de peso y dificulta la adhesión a mi programa.

Hasta 75% de las visitas al médico se deben a afecciones causadas por el estrés.[9] He aquí por qué: cuando te sientes bajo amenaza, la parte simpática, o activadora, de tu sistema nervioso toma el timón. Una diminuta región en la base del cerebro conocida como hipotálamo hace sonar una alarma, que prepara a tu cuerpo para pelear o huir. Tus glándulas adrenales, situadas arriba de cada riñón, liberan adrenalina, lo que eleva tu pulso y presión y envía energía a tus músculos, lo mismo que cortisol, el cual inunda de glucosa tu torrente sanguíneo y apaga tus respuestas inmunes y aparatos digestivo y reproductor, todo lo no esencial para el reto físico que tu cuerpo cree enfrentar. Cuando el estrés no desaparece, tu sistema pasa sumergido en cortisol las veinticuatro horas del día, los siete días de la semana, lo que provoca inflamación y desgasta cada célula de tu organismo. Al paso del tiempo, la exposición a altos niveles de cortisol incrementa tu riesgo

de enfermedades cardiacas, diabetes, aumento de peso u obesidad, depresión, ansiedad, dificultad para dormir, deterioro
cognitivo, enfermedades autoinmunes, trastornos digestivos
e incluso cáncer.

¿Esto es tóxico? Ten por seguro que sí, y totalmente contraproducente para alcanzar tus metas cetogénicas. Cuando
estás estresado tiendes a buscar consuelo en los carbohidratos, no a cumplir tu plan cetogénico.

Por eso atañe a todos y cada uno de nosotros buscar formas de calmar nuestro sistema nervioso y enseñar al cuerpo a
tranquilizarse. Las actividades que involucran a la parte parasimpática del sistema nervioso (SNP), también conocida como
sistema de "reposo y digestión", te ayudan a recuperarte de la
actitud de pelear o huir. El SNP disminuye el cortisol, reduce
la presión arterial y redirige la sangre a tus aparatos digestivo,
reproductor e inmune. Calma la mente y el corazón y revierte
la inflamación crónica.

Los sistemas nerviosos simpático y parasimpático deberían actuar como la balanza de la justicia: inclinarse a un lado
en cierta situación y al otro en una distinta, pero estar al final en equilibrio. En la cultura y vida occidental, demasiados
factores dan más peso al lado simpático de la balanza. Así, debemos adoptar de modo consciente hábitos de estilo de vida
que inclinen la balanza al otro lado. Esto es importante para
nuestra paz mental, relaciones y salud. Enseguida se presentan las mejores formas de restaurar el equilibrio de tu sistema
nervioso, crear un entorno interno que promueva la curación
e introducir en tu vida diaria intensos momentos de sosiego a
fin de que puedas obtener el máximo provecho de tu aventura cetogénica.

Toma baños medicinales con esencia de lavanda y sales de Epsom antes de acostarte. Un baño de desintoxicación es una de las mejores maneras de poner tu cuerpo en un estado parasimpático antes de acostarte. Vierte 20 gotas de esencia de lavanda y 1 taza de sales de Epsom —altas en magnesio, mineral que promueve la relajación— en una tina con agua caliente y sumérgete en ella durante 20 minutos. Tu temperatura baja naturalmente mientras duermes; si subes un par de grados la temperatura interna de tu cuerpo antes de acostarte, experimentarás durante la noche un descenso más pronunciado, lo que te ayudará a dormir mejor.

Ora y medita diez minutos al día. Prácticas contemplativas como la oración, la meditación y la visualización aquietan el bullicio de los pensamientos estresantes que agobian tu mente, lo que crea una sensación de tranquilidad que puede prolongarse todo el día. Practicada con regularidad, la relajación de la mente te permitirá abordar los altibajos de la vida con más ecuanimidad. También reduce la presión arterial, la ansiedad y el dolor y contribuye a remediar el insomnio. La meditación se ha estudiado mucho en los últimos 20 años, y las investigaciones indican que esculpe el cerebro en forma saludable, pues disminuye la fuerza de la "red predeterminada",[10] la región que se activa cuando cavilamos y nos preocupamos, y de la amígdala, el centro de temor del cerebro.[11] Al mismo tiempo que baja el volumen de la preocupación y el miedo, la meditación aumenta la conectividad de las regiones cerebrales responsables de la regulación de las emociones, el aprendizaje y la memoria,[12] lo que te permite mantener la calma durante el día. Hay muchas modalidades guiadas de estas actividades en formato de app o en internet, o bien puedes ejecutarlas tú solo.

Practica la gratitud. Este sencillo hábito tiene grandes beneficios. Yo me tomo a diario unos minutos para evaluar todo lo bueno en mi vida y darle gracias a Dios por su gracia y favor. Esos momentos de concentración consciente en las bendiciones que he recibido ponen mis estresores en perspectiva y compensan mis pensamientos negativos, que incrementan la tensión y disminuyen la felicidad. Pensar en las cosas que apreciamos detona el lado parasimpático del sistema nervioso, y los estudios señalan que esto reduce la presión arterial, mejora la función inmune y optimiza el sueño. Un artículo en el *Journal of Health Psychology* reveló que una intervención de gratitud de dos semanas disminuyó la presión arterial en mujeres,[13] mientras que, en otro estudio, investigadores de la Escuela de Medicina de San Diego de la Universidad de California descubrieron que las personas con insuficiencia cardiaca asintomática que se mostraron más agradecidas presentaron menos inflamación.[14] He aquí una manera fácil de convertir este hábito curativo en parte de tu rutina: todas las noches, antes de acostarte, escribe cinco cosas que agradeces. No es necesario que sean grandes cosas ni que te hayan sucedido en ese momento; piensa también en algo del pasado que agradezcas. Por ejemplo, podrías tomar nota de lo que sea, desde el buen trato que recibiste del cajero en el supermercado hasta la exitosa recuperación de un ser querido tras la operación que se le hizo el año pasado. No obstante, sé específico. Éste es un ejemplo de algo que yo podría escribir: "Gracias, Señor, por mi querida esposa, y por tener a mi lado personas con las que puedo reír, como lo hicimos esta mañana con nuestros hijos en el desayuno". Piensa en personas, no en cosas; las relaciones sociales nos brindan a la larga más significado.

Socializa. Docenas de estudios demuestran que quienes tienen relaciones satisfactorias con familiares, amigos y su comunidad son más felices, tienen menos problemas de salud y viven más.[15] Las interacciones de apoyo con los demás favorecen el funcionamiento inmune, cardiovascular y hormonal, y reducen la "carga alostática", el desgaste físico generado por el estrés.

Disfruta de la naturaleza. La mayoría de nosotros pasamos tanto tiempo encorvados frente a la computadora que olvidamos el grande y hermoso mundo en que vivimos, cuando tendríamos mucho que ganar si reserváramos tiempo para dar un paseo en el bosque, hacer un picnic en el parque o viajar a la playa. Un estudio en *Enviromental Health and Preventive Medicine* estableció que las personas que recorrieron un bosque registraron después menos presión arterial y niveles inferiores de cortisol que las que pasearon por la ciudad.[16] Más todavía, estar en la naturaleza inspira sentimientos de temor reverente, asombro y gratitud, emociones positivas que no sólo elevan el bienestar y la salud física sino que también nos motivan a ser más generosos, cooperativos y amables (y hacer el bien reduce igualmente el estrés). En otras palabras, un paseo tranquilo por el parque puede desatar una cascada de emociones reductoras del estrés y hacernos sentir mejor en muchos sentidos.

Duerme al menos 8 horas diarias. Cuarenta por ciento de los estadunidenses duermen menos de 7 horas diarias, un promedio de 6.8, más de una hora menos de lo que la gente dormía en 1942.[17] No parece gran cosa escatimar el sueño, en especial cuando tu vida es muy agitada e inmensa tu lista de pendientes. Pero las horas que pasas en la cama hacen una gran diferencia en tu salud, porque es entonces cuando ocurre dentro de tus células la curación más profunda y restauradora. De hecho, la privación de sueño ha sido asociada con presión alta, enfermedades del corazón, diabetes y aumento de peso. Para decirlo de otra forma, la falta de sueño sabotea tus esfuerzos por mantenerte sano en la dieta cetogénica. Toma el caso de la pérdida de peso. Cuando te desvelas viendo la tele o navegando en la red, el nivel de la hormona del hambre, la ghrelina, aumenta hasta 15%, de acuerdo con un estudio en *plos Medicine*. Mientras la ghrelina te abre el apetito, la fatiga durante el día merma tu capacidad de resistir el hambre, doble desventaja que hace que subas de peso. En realidad, el estudio de *plos Medicine*, que incluyó a más de un millar de personas, determinó que el índice de masa corporal de las que dormían menos de 8 horas diarias aumentó en proporción con su falta de sueño.[18]

Replantea tu horario. Es muy fácil decir que sí a todos los proyectos y sucesos que se cruzan en tu camino y programarte literalmente para el estrés. Si éste es tu caso (sé que es el mío), date unos minutos para pensar en tus prioridades. Identifica las tres a cinco cosas que más te importan y estructura tu vida de tal forma que reciban la mayor parte de tu tiempo y energía. Para poder hacerlo, aprende a decir no. Esto es un reto para la mayoría, pero aprende a decir no con gentileza. Agradece a la gente la oportunidad, expresa admiración por sus esfuerzos, pero explica firmemente que no te es posible esta vez. Para no ceder, recuérdate que si dices que sí dedicarás tiempo a prioridades ajenas, no a las tuyas.

Pon límites a la tecnología. Nada menos que 20% de las personas dicen monitorear "constantemente" sus redes sociales, y la mayoría consulta su teléfono menos de 15 minutos después de despertar.[19] Sin embargo, esa avalancha de información te hace sentir abrumado e induce la respuesta de pelear o huir. Para poner esto bajo control, toma descansos tecnológicos cada pocas horas: sal a caminar sin tu teléfono, abandona tu computadora para charlar con un amigo. Apaga todos tus aparatos un par de horas antes de acostarte (la luz azul interfiere con el sueño) y aléjate lo más posible de la tecnología los fines de semana.

POR QUÉ EL EJERCICIO ES BÁSICO
EN LA DIETA CETOGÉNICA

Si ya haces ejercicio con regularidad, ¡felicidades! Te exhorto a que persistas. Si no lo haces, es hora de que comiences. El ejercicio es un componente esencial de mi programa cetogénico porque hace sinergia con la dieta para restaurar tu salud y ayudarte a que bajes de peso. Ya sea que tomes una apacible clase de yoga, levantes pesas o corras 5 kilómetros, el ejercicio te ofrece un sinnúmero de beneficios notables. El entrenamiento de fuerza y el ejercicio cardiovascular son importantes, y te recomiendo combinarlos para que mantengas músculos fuertes y un corazón sano. El tiempo que inviertes puede variar. Si haces ejercicio intenso, como el entrenamiento a intervalos, en el que alternas 30 segundos de sprints con 90 de caminata o joggings —una forma excelente de elevar la pérdida de grasa de la dieta cetogénica—, te bastará con 15 minutos diarios. Si caminas o haces yoga, apunta a entre 45 y 60 minutos casi a diario, aun si tu práctica implica más de una sesión.

Las recompensas se inician con la reducción del estrés. Durante el ejercicio, tu cuerpo libera ácido gamma-aminobutírico, o GABA, un neurotransmisor relajante. Una sesión de apenas 20 minutos mejorará tu estado de ánimo por hasta 12 horas,[20] debido en parte a que procura también un incremento en otras tres sustancias: el factor neurotrófico derivado del cerebro, que repara daños en este órgano causados por el estrés y la depresión; endorfinas, las sustancias químicas del cerebro que te hacen sentir bien, y endocannabinoides, compuesto natural de tu cuerpo similar a la cannabis que promueve la relajación y el bienestar.

Mientras sudas, remodelas tu cuerpo para que sea más resistente a las enfermedades. Una revisión alemana de 15 estudios sobre ejercicio a largo plazo determinó que la actividad física regular no sólo ayuda a controlar el peso, sino que también reduce el riesgo de enfermedades del corazón, diabetes tipo 2 y demencia senil, incluido el mal de Alzheimer.[21] No es de sorprender entonces que se haya demostrado asimismo que el ejercicio te ayuda a vivir más. Cuando investigadores de la Universidad de Harvard, el Instituto Nacional de Cáncer y otras instituciones reunieron los datos acerca de hábitos de ejercicio de seis grandes encuestas de salud, descubrieron que el mayor aumento de longevidad provenía de ejercitarse con una intensidad moderada durante 450 minutos a la semana.[22] En comparación con personas que nunca hacían ejercicio, las que se ejercitaban un poco más de una hora al día fueron 39% menos propensas a muerte prematura. Piénsalo bien; apenas 1 hora al día basta para transformar tu salud, en especial si el ejercicio se alía con una dieta cetogénica saludable.

SUGERENCIAS DE EJERCICIO DURANTE UNA DIETA CETOGÉNICA

Sigue estas sugerencias para acentuar la pérdida de peso y evitar efectos secundarios en una dieta cetogénica:

REDUCE TEMPORALMENTE TU CARGA DE EJERCICIO

Mantén al mínimo tus sesiones en los primeros días, hasta que tu cuerpo se adapte a la cetosis.

Las prácticas sugeridas para los primeros días incluyen:

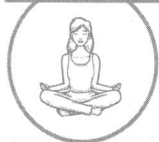
Yoga

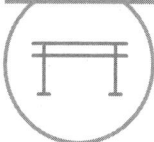
Barre

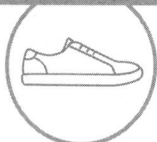
Caminata ligera

REEMPLAZA LARGAS RUTINAS DE CARDIO POR ENTRENAMIENTO A INTERVALOS DE ALTA INTENSIDAD

1 Este entrenamiento implica rutinas cortas de ejercicio de alta intensidad seguidas de periodos de recuperación

2 También reduce el ejercicio de barre

3 Consume menos tiempo de ejecución por sesión

4 Quema grasas más rápido

5 Ayuda a incrementar la masa muscular

Busca una práctica de tu agrado a fin de que te apegues a ella. Yoga, barre, caminata, joggings, natación y ciclismo son buenas opciones. Yo soy un fan del entrenamiento a intervalos de alta intensidad —en el que alternas entre rutinas cortas de ejercicio de alta intensidad y periodos más largos de esfuerzo de baja intensidad—, porque te brinda un adiestramiento excelente en 20 minutos, además de que las investigaciones demuestran que es una maravillosa forma de quemar grasa.

Para afianzar tu compromiso, establece fechas regulares de ejercicio con tus amigos. Mantener relaciones sociales también es indispensable para permanecer sano; la combinación de estas dos potentes estrategias de bienestar maximizará el aprovechamiento de tu tiempo y tu disfrute.

No reduzcas el ejercicio a una actividad exclusiva del gimnasio o del momento en que te pones los zapatos deportivos. Abraza el movimiento en cada oportunidad. Da un paseo a la hora de la comida o después de cenar. Estírate mientras ves la tele. Haz un par de lagartijas o saltos para avivar tu energía cuando languidezcas en el trabajo. El movimiento inunda nuestro cuerpo con sustancias químicas que procuran felicidad y nos hace sentir vivos y vigorosos. Como reza el refrán: "Sin dolor no hay ganancia".

COMER FUERA Y VIAJAR DURANTE
LA DIETA CETOGÉNICA

He aquí una pregunta que se me hace con frecuencia: "Si sigo la Dieta Keto, ¿puedo ir a comer a un restaurante?". La respuesta es sí. Lo grandioso de mi programa es que casi siempre hallarás buenas opciones cuando comes fuera de casa; basta con que abordes este asunto de manera consciente. Cuando elijas un restaurante, opta por uno que ofrezca un menú sano y orgánico "de la granja a la mesa", donde es muy probable que encuentres platillos que se ajusten a tu dieta. Si te reúnes con amigos o colegas en un lugar menos saludable, he aquí algunas pautas generales:

- Para el desayuno, pide un omelet con queso de cabra y verduras.
- Para la cena, opta por un filete de res o salmón con doble orden de verduras salteadas.

CENAR FUERA DURANTE LA DIETA KETO

En lugar de ordenar esto...   ¡Ordena esto otro!

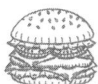

**HAMBURGUESA
EN BOLLO**

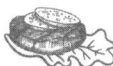

**HAMBURGUESA EN
UNA HOJA DE LECHUGA**

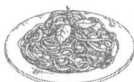

**PLATO PRINCIPAL ALTO
EN CARBOHIDRATOS**

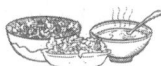

**DOS ENTRADAS BAJAS
EN CARBOHIDRATOS
Y UNA ENSALADA**

**GUARNICIONES
CON ALMIDONES**

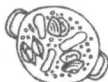

**VERDURAS CON
MANTEQUILLA
DERRETIDA EXTRA**

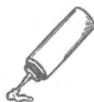

**ADEREZO PARA
ENSALADAS**

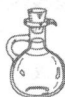

**ACEITE
Y VINAGRE**

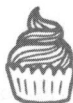

POSTRE

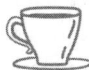

**CAFÉ, TÉ CALIENTE O UNA
PEQUEÑA GUARNICIÓN
DE FRUTA**

REFRESCO

AGUA MINERAL

■ Lleva siempre contigo un aguacate en trozos, para que dispongas en todo momento de grasas sanas que agregar a tus comidas.

■ Omite la cerveza y los cocteles dulces. Una o dos veces por semana podrás tomar una o dos copas de vino orgánico seco sin azúcar o un licor con agua mineral, aunque sería preferible que limitaras el alcohol lo más posible. Es una sustancia deshidratante que despoja a tu sistema de las vitaminas del complejo B, de manera que bebe agua extra —dos vasos por cada copa de vino o coctel— y suplementa con una vitamina del complejo B y cardo mariano, hierba limpiadora reconocida por sus propiedades de desintoxicación del hígado.

Viajar también parece desafiante, pero mi esposa, Chelsea, y yo seguimos las mismas pautas que para los restaurantes y empacamos abundantes bocadillos cetogénicos. Éstos son algunos de nuestros favoritos:

■ Barras de proteínas o colágeno compatibles con la dieta cetogénica

■ Carne de res alimentada con forraje, salmón capturado en su hábitat natural o cecina de pollo orgánico que no contenga ningún ingrediente impronunciable

■ Nueces y semillas tostadas, como macadamia y semillas de calabaza

■ Envases portátiles de crema de almendras o de nueces de la India

■ Chips de col o de algas marinas

■ Granola cetogénica hecha en casa, abundante en nueces, coco rallado y granos de cacao en trozos (véase la receta de Granola en la página 349), o mi receta preferida: Bombas de grasas cetogénicas, con base en crema de almendras (véase la receta en la página 345).

Es difícil ser perfecto, pero aspira a ello. Y ten esto en mente: en mi programa, la dieta cetogénica estricta dura sólo 30 días. Si lo deseas, puedes prolongarla a 60 o 90 como máximo, en caso de que debas perder mucho peso o tengas problemas de salud persistentes. Sin embargo, este poderoso enfoque y sus efectos se dejan sentir tan rápido que no tendrás que permanecer para siempre bajo una dieta estricta. Una vez terminados tus 30 (60 o 90) días e iniciada la fase del ciclo cetogénico permanente, dispondrás de dos o tres días a la semana en los que podrás comer más carbohidratos, así que programa tus cenas fuera de casa para esos días. Para más información sobre qué comer esos días, véase el capítulo 16.

La Dieta Keto no se reduce a bajar de peso. Persigue restaurar la salud natural de tu cuerpo desde dentro. Y para lograrlo, tú debes dirigir tu atención no sólo a los alimentos que consumes, sino también a las decisiones que tomarás el resto de tu vida. Si serenas tu cuerpo con aceites esenciales, dominas el estrés, duermes lo suficiente y haces ejercicio con regularidad, curarás tu cuerpo, te sentirás mejor y ampliarás los efectos terapéuticos de esta dieta.

PARTE II

Cómo cura la Dieta Keto

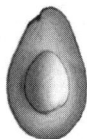

Capítulo 7

Transformación cetogénica del metabolismo

Cómo pueden ayudarte las grasas sanas
a bajar de peso y vencer la diabetes

Yo impartía un taller avanzado de nutrición sobre cómo usar los alimentos como medicina cuando conocí a Kirby y Helen, una pareja al final de sus cincuentas. Ella era una maestra de preparatoria retirada y él un profesor universitario también a punto de jubilarse. Después de la conferencia, se presentaron conmigo, explicaron que les interesaba mejorar su salud e hicieron una cita para una entrevista en mi consultorio.

Durante nuestra conversación, me enteré de que Kirby, quien tenía unos 20 kilos de más, sufría de diabetes tipo 2 y colesterol alto y tomaba tres medicamentos, uno para controlar el colesterol y dos para la diabetes. Aun así, tenía recurrentes dolores de espalda y piernas, síntomas neurológicos comunes de su enfermedad. Helen debía bajar unos 13 kilos y tenía prediabetes. Su nivel de glucosa en la sangre estaba justo por debajo del límite de la enfermedad en toda forma.

Les expliqué que la dieta cetogénica es ideal para personas con diabetes, padecimiento que se caracteriza por la resistencia a la insulina, en la que las células ya no permiten la entrada de insulina, la cual transporta la glucosa que las células usan como combustible. El resultado es alta azúcar en la sangre y alta insulina, peligrosa combinación que deriva en aumento de peso y muchos otros problemas de salud asociados con la diabetes.

Sin embargo, alimentar al cuerpo con grasas sanas y eliminar prácticamente los carbohidratos es uno de los medios más rápidos y eficaces de poner bajo control tu insulina, azúcar en la sangre y peso. Como los carbohidratos son los alimentos que se convierten en glucosa en tu sangre, cuando dejas de ingerirlos el azúcar en tu sangre e insulina se desploman en forma automática. Cuando la glucosa y la insulina declinan, las células del cuerpo tienen la oportunidad de descansar y recuperarse, así que con el paso del tiempo recobran su capacidad para responder normalmente a la insulina.

Les di a Kirby y a Helen una lista de compras cetogénicas junto con varias recetas, una de las cuales era de un smoothie diario hecho de aguacate, leche de coco, proteínas en polvo compatibles con la Dieta Keto, y dos cucharaditas de canela, especia con efectos demostrados por algunos estudios de reducción del azúcar en la sangre y el colesterol. También les recomendé que tomaran cromo (chromium), mineral indispensable en cantidades reducidas para la salud humana y que ayuda a controlar el azúcar en la sangre de personas con diabetes.

Cuando los volví a ver dos semanas después, el azúcar en la sangre de Helen ya había bajado a la escala normal, de acuerdo con la A1c, la prueba de sangre que se utiliza para diagnosticar la diabetes. Ya no tenía prediabetes. Dos semanas más tarde, la A1c de Kirby había bajado a 5.5%. Cualquier cifra inferior a 5.7% se considera normal, de modo que él podía prescindir de sus medicinas sin riesgo alguno. También su diabetes se había revertido.

En cuestión de meses, los dos habían perdido todo el peso extra que acumularon durante los años en que su cuerpo era crecientemente resistente a la insulina. Se veían esbeltos y saludables, y recuperaron su energía. Cada vez que yo daba una conferencia en la localidad, ellos asistían, con ojos brillantes, entusiasmo y compromiso. Seguí atendiéndolos como pacientes hasta que, cuatro años más tarde, interrumpí mi práctica de tiempo completo. Durante todo ese periodo, ellos mantuvieron su compromiso con el estilo de vida cetogénico, preservaron en un nivel normal su peso y azúcar en la sangre y presentaron una excelente salud.

El éxito de Kirby y Helen con la Dieta Keto no es inusual. Una revisión publicada en el *European Journal of Clinical Nutrition* acerca de la bibliografía médica que evalúa la efectividad de esta dieta para tratar varias afecciones concluyó que las evidencias científicas que muestran que este método ayuda a remediar la diabetes, la pérdida de peso y las enfermedades cardiovasculares son muy sólidas, tan sólidas como las relativas a su eficacia para tratar la epilepsia,[1] afección para cuyo control hoy muchos neurólogos recomiendan la dieta cetogénica. Los resultados de esos estudios son tan convincentes que la renombrada Clínica Médica Duke sobre Estilo de Vida de la Escuela de Medicina de la Universidad Duke usa la dieta cetogénica como terapia de primera línea para la diabetes tipo 2 y la obesidad, en tanto que Virta Health, una clínica de telemedicina para la diabetes tipo 2, asesora a los pacientes sobre su uso para revertir la enfermedad.[2]

La diabetes y la obesidad limitan tu capacidad para permanecer activo y vital con la edad, causan un sufrimiento indescriptible, contribuyen a las enfermedades del corazón y acortan la vida de demasiadas personas. Si ingieres grasas sanas plenas en nutrientes como combustible y eliminas prácticamente los carbohidratos, retirarás la mayor parte de la glucosa de tu sangre y volverás a poner tu insulina en una escala inofensiva y no tóxica, ya que purgarás tu organismo de los responsables detrás de esas extendidas dolencias, las cuales asedian al mundo moderno. He aquí un breve vistazo de la ciencia de por qué y cómo la dieta cetogénica es capaz de cambiar las cosas.

POR QUÉ LA DIETA KETO ES TAN EFICAZ
PARA BAJAR DE PESO

Hace varios años, un exjugador ofensivo de la NFL me fue a ver porque deseaba adelgazar. Había sido muy corpulento cuando hacía deporte —algo que su carrera le exigía—, pero desde su retiro no había hecho otra cosa que subir de peso. Cuando lo conocí, él tenía 41 años y tenía 75 kilos de más. Nunca había oído hablar de la dieta cetogénica, pero cuando le expliqué por qué un método de grasas sanas y bajo en carbohidratos era la forma más efectiva de deshacerse de unos kilos, lo entendió por instinto y aceptó hacer la prueba.

Durante el par de meses siguientes, bajó rápido de peso. Su esposa, que tenía unos 30 kilos de sobrepeso, quedó tan impresionada que ella misma inició la dieta. Luego de varios meses, ambos habían alcanzado un peso saludable y él se veía como el atleta sano que había sido en sus mejores tiempos. Tres años más tarde, yo estaba en un centro comercial en Nashville cuando tropecé con su esposa. Ella me contó que tiempo después habían pasado al ciclo cetogénico, método al que ya llevaban apegados varios años, con periodos intermitentes de Dieta Keto estricta. Ella lucía sana, esbelta y revitalizada. Me impresionó el compromiso de ambos, y recordé el poder de la dieta cetogénica para ayudar a la gente a recuperar no sólo su salud, sino también su concepto de sí misma. El exceso de peso te hace sentir que vives en un cuerpo extraño, y la esposa de ese futbolista así me lo dijo ese día en el centro comercial. Cuando nos despedimos, me abrazó y me dio las gracias por haber cambiado su vida y la de su esposo.

Aunque gran parte de la industria del adelgazamiento y del campo médico aún se adhieren al concepto de que bajar de peso se reduce a consumir menos calorías de las que gastas, quienquiera que haya prestado atención a la bibliografía médica en la última década sabe que eso no es cierto. Varios estudios han demostrado que las personas que consumen una dieta baja en carbohidratos pierden más peso, en especial durante los tres a seis primeros meses, que quienes ingieren más carbohidratos y menos grasas, y una exhaustiva revisión de la bibliografía publicada en el *British Journal of Nutrition* que examinó 13 experimentos controlados aleatorizados que duraron un año o más coincidió con ello: "Los individuos a los que se les asignó una dieta cetogénica muy baja en carbohidratos obtuvieron mucho mayores reducciones de peso a largo plazo [...] que aquellos a quienes se les asignó una dieta baja en grasas", concluyeron los investigadores.[3]

La dieta cetogénica es un método exitoso para perder peso porque afecta a tu cuerpo en el nivel metabólico, ya que recalibra sus controles internos en valores más sanos. Esto no sólo te ayuda a bajar de peso rápida y naturalmente, sino que también te permite evitar muchos de los problemas propios de las dietas tradicionales bajas en calorías.

Como expliqué en el capítulo 1, la cetosis afecta tu metabolismo en formas notoriamente positivas. Aunque la mayoría de las dietas te ayudan a adelgazar, hacen que tu ritmo metabólico decrezca, para que quemes menos calorías durante el día. La dieta cetogénica no provoca esa caída metabólica promotora del aumento de peso. En un estudio publicado en *Diabetes & Metabolic Syndrome: Clinical Research & Reviews*, investigadores asignaron aleatoriamente a un grupo de 30 adultos con sobrepeso y síndrome metabólico a uno de tres grupos: uno con dieta cetogénica sin ejercicio, otro con dieta estadunidense estándar sin ejercicio y uno más con dieta estadunidense estándar y tres a cinco días a la semana de 30 minutos de ejercicio.[4] Diez semanas después, el grupo cetogénico había perdido mucho más peso y grasa y su ritmo metabólico era 10 veces mayor que el de los otros dos grupos. De igual forma, en un experimento aleatorizado que duró ocho semanas con 26 participantes obesos, aquellos que siguieron una dieta alta en grasas perdieron 11% de su grasa, en tanto que los que siguieron un régimen estándar basado en carbohidratos y bajo en grasas sólo perdieron 2.1%.[5]

El secreto de la efectividad de mi Dieta Keto puede atribuirse también a su saludable influencia en las siguientes hormonas en la base del hambre, la saciedad y el aumento de peso:

Insulina. Ya expliqué cómo promueve la insulina el almacenamiento de grasas y el aumento de peso. La dieta cetogénica es uno de los medios más eficaces para revertir la resistencia de las células a la insulina (la cual deriva en un exceso de insulina en la sangre) e interrumpir este proceso que ocurre con demasiada frecuencia. En uno de los estudios reales más completos y prolongados de la dieta cetogénica y la diabetes, publicado en *Diabetes Therapy* en 2018, los investigadores siguieron a 218 pacientes de diabetes sometidos a una dieta baja en carbohidratos y alta en grasas durante un año entero.[6] Al mismo tiempo, siguieron a 87 pacientes que recibieron la atención usual para la diabetes y una dieta común. Los pacientes del grupo bajo en carbohidratos fueron monitoreados para confirmar que permanecieran en cetosis y se les aconsejó consumir gran cantidad de grasas sanas omega-3, omega-6, monoinsaturadas y saturadas para agudizar la saciedad e impedir que comieran de más. Al final del año, el grupo en cetosis había reducido su peso en 12%. Además, 72% del grupo en cetosis tuvo un A1c inferior a 6.5%, lo cual quiere decir que se ubicaba en una escala de azúcar en la sangre normal o de prediabetes, en tanto que 94% de aquellos a los que se les había prescrito insulina redujeron o eliminaron su uso. Al mismo tiempo, sus niveles de HOMA-IR, medida de resistencia a la insulina, se redujeron 55%. Los participantes en el grupo de atención usual, en contraste, permanecieron tan enfermos como antes. No tuvieron cambios de peso, niveles de A1c ni uso de medicamentos.

En un estudio aparte publicado en la revista *Lipids*, los investigadores sometieron a personas con sobrepeso con poco saludables perfiles de lípidos en la sangre (triglicéridos y colesterol LDL altos, y colesterol HDL bajo) a una dieta de carbohidratos restringidos o baja en grasas durante 12 semanas.[7] Al final del estudio, la insulina en ayuno había decrecido 50% en el grupo bajo en carbohidratos contra sólo 19% en el grupo bajo en grasas, y sus decrementos en grasa abdominal mostraban disparidades similares: el grupo bajo en carbohidratos perdió 827 gramos, contra 506 del grupo bajo en grasas.

Hormonas gastrointestinales involucradas en el hambre y la saciedad. Las investigaciones han revelado repetidamente que las personas en una dieta cetogénica no sienten tanta hambre como las que siguen dietas tradicionales para bajar de peso. Una de las razones de ello es que la alta concentración de grasas sanas de aquella dieta, junto con su abundancia de verduras, la vuelve sumamente satisfactoria. No hay necesidad de contar calorías, porque en realidad te sientes naturalmente lleno después de ingerir menos alimentos. Además, la dieta cetogénica parece ser el único método para adelgazar, además del ayuno, con un efecto positivo en varias hormonas clave que intervienen en el hambre y la saciedad. Muchas de estas hormonas se originan en los intestinos, donde evalúan la calidad y cantidad de los alimentos y envían señales al cerebro para indicar que sigas comiendo o te detengas. La ghrelina, por ejemplo, se produce en el estómago y estimula el hambre. En una dieta usual baja en calorías, el nivel de ghrelina aumenta, lo que eleva tu impulso de comer y te produce antojos de alimentos altos en calorías y carbohidratos. En cambio, la dieta cetogénica suprime la ghrelina, y lo hace durante todo el tiempo en que permaneces en cetosis, de acuerdo con estudios publicados en el *European Journal of Clinical Nutrition*[8] y *Frontiers in Psychology*.[9] Al mismo tiempo, mantiene un sano nivel de colecistoquinina (CCQ), péptido producido en el intestino delgado que hace que reduzcas la ingesta de alimentos y la magnitud y duración de tus comidas. Con una dieta usual para bajar de peso, la CCQ y otros péptidos que participan en la reducción de la ingesta de alimentos experimentan un decremento perdurable, lo que vuelve mucho más probable la recuperación del peso perdido.

Leptina. La principal labor de la leptina, hormona producida por las células grasas del cuerpo, es indicar al hipotálamo, parte del cerebro involucrada en el hambre y la saciedad, que es momento de dejar el tenedor. La obesidad suele concebirse como un problema de resistencia a la leptina, cuando tu cerebro pasa hambre pero tu cuerpo es obeso. Comer de más puede causar que la resistencia a la leptina, y las dietas usuales para bajar de peso provoquen que esta hormona se desplome, lo que entorpece tu capacidad para intuir en qué momento estás lleno, de acuerdo con un estudio publicado en el *New England Journal of Medicine*.[10] Los alimentos con más probabilidad de interferir con el nivel de leptina son los altos en azúcar adicionada, grasas perjudiciales como las grasas trans, saborizantes y endulzantes artificiales, cereales refinados y otros ingredientes sintéticos, mientras que las grasas sanas, las verduras altas en fibra y las proteínas sanas contrarrestan ese efecto y permiten que la leptina siga funcionando normalmente.[11]

REVERSIÓN DE LA DIABETES
CON LA DIETA KETO

En el capítulo 2 expliqué un poco sobre cómo puede ayudar la dieta cetogénica a remediar la diabetes, enfermedad que causa estragos en la población estadunidense. Cerca de la mitad de los adultos en Estados Unidos padecen diabetes o prediabetes.[12] Y duele saber además que esta enfermedad afecta a un creciente número de niños. Hace 30 años, la diabetes tipo 2 era casi inexistente en cualquier persona menor de 20 años.[13] No obstante, su incidencia comenzó a dispararse a mediados de la década de 1990, y desde 2002 la tasa de casos nuevos ha aumentado cerca de 5% al año, de acuerdo con una reciente investigación en el *New England Journal of Medicine*.[14] Cuando la diabetes se inicia a temprana edad, sus peligrosas complicaciones, como enfermedades del corazón, derrame cerebral, insuficiencia renal, pérdida de la vista y pérdida de extremidades, puede ocurrir a una edad más joven, lo cual significa que una creciente población infantil podría terminar por sufrir las devastadoras consecuencias de este mal en su cuarentas o cincuentas, o antes, a menos que encontremos la forma de impedirlo.

Es aquí donde entra en juego mi programa cetogénico. Un corpus de evidencias cada vez mayor indica que una dieta alta en grasas sanas y muy baja en carbohidratos es una manera inofensiva y eficaz de enfrentar esta moderna amenaza, incluso en los niños. En un estudio de 58 niños obesos publicado en el *Journal of Pediatric Endocrinology and Metabolism*, los investigadores pusieron a la mitad del grupo bajo una dieta restringida en carbohidratos y a la otra mitad bajo una dieta regular baja en calorías durante seis meses.[15] Al final del experimento, ambos grupos habían bajado mucho de peso y grasa y reducido su insulina en ayunas, pero los descensos fueron mucho más pronunciados en el grupo cetogénico.

Pero comencemos por el principio: ¿cuál es la causa de la diabetes tipo 2 y la resistencia a la insulina? Los estudios apuntan al azúcar como el responsable más probable, y la mayoría de la gente consume demasiado de ella. El estadunidense promedio devora 19.5 cucharaditas de azúcar, u 82 gramos, cada día,[16] ¡30 kilos de azúcar al año!, cantidad muy superior incluso a la generosa recomendación de la Asociación Estadunidense del Corazón, de 6 cucharaditas diarias para las mujeres y 9 para los hombres. Considerando que una sola lata de refresco tiene 11 cucharaditas de azúcar, puedes ver lo fácil que es excederse en esta dulzura.

Una investigación publicada en *PLOS One* que examinó tasas de diabetes e ingesta de alimentos en 175 países reveló que cada 150 calorías de azúcar (la cantidad en una lata de refresco) por persona al día se asocia con mayor frecuencia de esa enfermedad.[17] Este efecto era tan pronunciado que los investigadores concluyeron que diferencias en la disponibilidad de azúcar explican variaciones en frecuencia de la diabetes en poblaciones dispares, independientemente de sus índices de actividad física, sobrepeso u obesidad. La diabetes está tan estrechamente vinculada con los carbohidratos y el azúcar que algunos investigadores ya llaman "intolerancia a los carbohidratos" a la resistencia a la insulina.

Cuando consumes demasiada azúcar, tu nivel de glucosa en la sangre se eleva, lo que induce al páncreas a secretar más insulina. Altos niveles de insulina instruyen al cuerpo que almacene calorías en forma de grasa, lo que desemboca en aumento de peso. La insulina también afecta a la leptina, la hormona que opera como supresor natural del apetito. Cuando nuestro cuerpo ya no responde a las señales de la leptina que indican que estamos llenos, comemos de más y subimos de peso. Alta glucosa más alta insulina más aumento de peso son los ingredientes clave de la diabetes.

Pero mientras las evidencias de los peligros del azúcar se multiplican, la comunidad médica ha adoptado lentamente el enfoque cetogénico de la diabetes, debido en parte al enconado temor a la grasa en la dieta que existe en la medicina predominante. Ahora, por fin, tal vez esa anticuada actitud ya haya iniciado un gradual proceso de cambio. En su más reciente artículo sobre la dieta para la diabetes, la Asociación Estadunidense de Diabetes reconoce que la calidad de las grasas es más importante que la cantidad,[18] y señala que una revisión sistemática de la bibliografía, lo mismo que cuatro estudios y un meta-análisis publicados después de esa revisión, determinaron que reducir la ingesta de grasas no mejora el control del azúcar en la sangre ni los factores de riesgo de enfermedades cardiovasculares.

Entreanto, cada vez más estudios demuestran que una dieta alta en grasas sanas y baja en carbohidratos y azúcares adicionados puede dar un vuelco radical a la diabetes. En la sección anterior mencioné un estudio de un año de duración de la dieta cetogénica en pacientes con sobrepeso y diabetes, el cual determinó que 94% de las personas que fueron sometidas a una dieta cetogénica redujeron o suprimieron su uso de insulina. Ese estudio determinó asimismo que 42% de quienes siguieron esa dieta cuya azúcar en la sangre cayó por debajo de la zona diabética dejaron de tomar sus medicinas para la diabetes. En otras palabras, cuando sus niveles de azúcar en la sangre se normalizaron, su insulina también lo hizo, y su cuerpo fue capaz de reanudar su sano funcionamiento sin medicamentos. Sus pruebas de sangre revelaron también otros saludables cambios, como reducciones en marcadores de inflamación y triglicéridos (grasas en la sangre), lo mismo que mejoras en el funcionamiento del hígado.

Hallazgos similares procedieron de un estudio de 6 meses de duración publicado en *Experimental & Clinical Cardiology*.[19] Los investigadores siguieron a 83 pacientes obesos con diabetes que presentaban glucosa y colesterol altos y descubrieron que su peso e IMC decrecieron en forma significativa bajo una dieta cetogénica (al final perdieron un promedio de 15 kilos) y mostraron por igual considerables decrementos en niveles de glucosa en la sangre, colesterol total, colesterol LDL (malo) y triglicéridos, en tanto que su colesterol HDL (bueno) aumentó.

Es posible que esos notables resultados no den cuenta suficiente de toda la verdad. Las dietas en esos dos estudios a largo plazo fueron saludables y pusieron a los pacientes en cetosis, pero incluyeron un más alto contenido de carbohidratos y una más baja proporción de grasas supersaludables que mi programa cetogénico. En mi práctica aprendí que cuando elevas el nivel mediante una tajante reducción de carbohidratos y el aumento de los más nutritivos tipos de grasas, los efectos positivos sobre la insulina, peso, azúcar en la sangre, colesterol y triglicéridos pueden ser aún más drásticos. Mi plan cetogénico no contiene azúcar adicionada, lo cual contribuye a reducir el riesgo de diabetes, así como de enfermedades del corazón, hígado graso y ciertos tipos de cáncer, como los de colon y mama.

En estudios sobre la dieta cetogénica se ha establecido que es inofensiva para los diabéticos. Pese a todo, es importante monitorear el azúcar en la sangre cuando se recurre a esta dieta para controlar la diabetes, porque es probable que la necesidad de medicamentos e insulina cambie rápidamente a medida que los niveles de glucosa en la sangre e insulina se normalizan.

LOS NUEVE ALIMENTOS METABÓLICOS MARAVILLA QUE TE CONVIERTEN EN UNA MÁQUINA QUEMADORA DE CALORÍAS

La dieta cetogénica supera a prácticamente todos los demás programas alimentarios disponibles en lo que se refiere a revertir la diabetes y promover la pérdida de peso. Y tú puedes maximizar sus saludables efectos si suplementas la dieta básica con alimentos compatibles con la cetosis que multiplican sus beneficios metabólicos naturales. He aquí las nueve opciones que siempre recomiendo a los pacientes con padecimientos metabólicos o que desean bajar de peso.

Las **cetonas exógenas** te ponen en cetosis más pronto y te ayudan a permanecer ahí, factores ambos que propician la pérdida de peso y te permiten reducir sistemática y confiablemente la glucosa y la insulina, revirtiendo así el riesgo de diabetes. Si consumes en polvo estas cetonas, toma 6 gramos una o dos veces al día, la primera de ellas en la mañana. Si tienes cápsulas, las que suelen combinarse con ingredientes que hacen sinergia, toma 2 gramos.

Las **proteínas de caldo de huesos en polvo** promueven la sensación de saciedad y contienen glicina, aminoácido bueno para el reforzamiento de los músculos y el control del azúcar en la sangre. Vierte una cucharada en tu bebida favorita compatible con la dieta cetogénica una o dos veces al día.

El **aceite de TCM (triglicéridos de cadena media)** es un tipo de ácidos grasos derivado del aceite de coco que contribuye enormemente a la pérdida de peso, porque alienta la quema de grasas. Después de que digieres este aceite, va directo al hígado, donde tiene un efecto termogénico, lo que hace que tu motor metabólico corra a mayor velocidad. En un estudio publicado en el *International Journal of Obesity and Related*

Metabolic Disorders, los participantes que ingirieron una dieta rica en triglicéridos de cadena media perdieron más grasa que los que siguieron una dieta alta en ácidos grasos de cadena larga,[20] quizá debido a que los TCM reajustaron su metabolismo y les permitieron quemar más grasa. Toma 1 cucharada en un smoothie u otra bebida (también puedes tomarlo solo) de una a tres veces diarias.

El **cromo** interviene en el sendero de señales de la insulina en el cuerpo y realza el papel de la insulina. Afianza un metabolismo sano, ya que contribuye a la absorción y distribución de los nutrientes recibidos de la dieta. Un estudio realizado por el Centro de Investigación en Nutrición Humana del Departamento de Agricultura de Estados Unidos reveló que personas con diabetes a las que se administró un suplemento de cromo durante cuatro meses tuvieron menos insulina y colesterol que las que recibieron un placebo.[21] Otros estudios han determinado que las personas con mayor ingesta de cromo tienen menos grasa y controlan mejor su alimentación. Para cualquier persona con resistencia a la insulina o diabetes, es buena idea tomar un multivitamínico con 200 microgramos de cromo.

Condimentos con efectos de calentamiento que reaniman tu metabolismo. Puedes tomarlos como suplemento siguiendo la dosis indicada en el frasco o usarlos generosamente en tu cocina:

■ La *cúrcuma* ayuda a controlar la diabetes. Un estudio con animales publicado en *Biochemical and Biophysical Research Communications* reveló que la curcumina en la cúrcuma tiene un efecto más potente en la AMPK, enzima implicada en la reducción del azúcar en la sangre, que la metformina, fármaco para la diabetes que se receta con frecuencia.[22]

También es antiinflamatoria y aminora los marcadores inflamatorios asociados con la diabetes.

■ El *jengibre* tiene propiedades antiinflamatorias que también regulan el azúcar en la sangre. En un estudio, suplementos de jengibre redujeron 12% el azúcar en la sangre en ayuno y mejoraron 10% el control del azúcar en la sangre a largo plazo.[23]

■ La *canela* es buena para el corazón porque reduce el colesterol, los triglicéridos y la presión y combate la diabetes mediante el abatimiento de los niveles de azúcar en la sangre y el mejoramiento de la sensibilidad a la insulina.

■ La *pimienta de Cayena* reduce comprobadamente el apetito. Quienes la consumen en el desayuno (a mí me agrada espolvorearla sobre los huevos) tienden a consumir menos calorías durante el día. Promueve asimismo la quema de grasas y es un potente antiinflamatorio.

■ Los *granos de pimienta* son antioxidantes y estabilizan el azúcar en la sangre. Una investigación publicada en *Proceedings of the National Academy of Sciences* determinó que la piperina, una de las sustancias presentes en la pimienta en grano, acelera el metabolismo,[24] lo que la convierte en una eficaz herramienta para el adelgazamiento y el control de la diabetes.

Al paso de los años, el mundo se enferma y engorda cada vez más, y entre más pastillas y dietas recetan los médicos, más se agrava el problema. Sin embargo, la excepcional capacidad de la Dieta Keto para ayudarte a quemar tus reservas de grasas peligrosas, agilizar el metabolismo, combatir el hambre y transformar el azúcar alta en la sangre e insulina brinda una salida. Así tengas que bajar 2 kilos o 20, mi programa cetogénico te ayudará a cumplir tu meta y ofrece esperanza para un mañana más saludable.

Capítulo 8

Tu cerebro bajo la Dieta Keto

Cómo estimula la cetosis el desempeño cognitivo
y protege tu cerebro

En mi segundo año de práctica como médico funcional, recibí
en una ocasión a una nueva paciente, Cheryl. Ella tenía 34 años
de edad y padecía esclerosis múltiple (EM), enfermedad inflamatoria autoinmune lentamente progresiva que afecta al cerebro y la médula espinal y que causa dolor de espalda y en las
extremidades, debilidad, fatiga y espasmos musculares. La mayoría de los médicos creen que no existe cura para esta dolencia, la cual tiende a agravarse con el tiempo, así que la meta de
tratamiento es modificar el curso de la afección, retardar su
progresión y controlar los síntomas. Cuando conocí a Cheryl,
esposa y madre de dos hijos, ella estaba tan discapacitada que
usaba silla de ruedas.

Le sugerí que probara la Dieta Keto. Éste era un cambio
radical para ella, porque acostumbraba comer muchos carbohidratos, así que tanto ella como su esposo, John, se mostraron
escépticos frente a la posibilidad de que esos solos cambios en
su dieta hicieran una diferencia. Sin embargo, yo les expliqué
que la Dieta Keto es fundamentalmente distinta a cualquier
otro enfoque de la alimentación y que los guiaría por los elementos básicos del funcionamiento de la cetosis. Les dije que
mi nutritivo plan alto en grasas y muy bajo en carbohidratos
estimularía al cuerpo de Cheryl para que metabolizara grasas en lugar de glucosa como combustible, y que al hacerlo

reduciría significativamente la inflamación en su cuerpo y ofrecería alivio a sus síntomas. Aceptaron hacer la prueba.

Lo que sucedió después rebasó lo que la mayoría de los médicos consideran posible. Un par de semanas más tarde, cuando Cheryl se presentó a su nueva cita, lo hizo sin silla de ruedas, ayudada sólo por una andadera. Dijo que tenía menos dolor y más energía. Dos semanas después ya caminaba por sí sola. Cuando la vi tres meses después de su consulta inicial, sus síntomas de EM habían desaparecido. John me dijo que sentía que había recuperado a su esposa. Cheryl, que antes había sido atleta, hizo ejercicio por primera vez en años. Ambos lloraron. Todos nos abrazamos. Fue un momento que nunca olvidaré.

Poco antes de que conociera a Cheryl, leí un artículo de un grupo de investigadores de los Institutos Nacionales de la Salud, el Hospital Johns Hopkins y la Universidad de California en Davis.[1] En él resumieron las evidencias obtenidas en varios estudios que demostraron que la dieta cetogénica tenía efectos protectores en varios trastornos neurodegenerativos, como los males de Alzheimer y Parkinson. La EM es una de esas enfermedades, junto con la esclerosis lateral amiotrófica (ELA, o mal de Lou Gehrig) y el mal de Huntington. Ese grupo también presentaba detalles de estudios que indicaban que esta dieta podía ser provechosa para otras afecciones del cerebro, como autismo, traumatismo cerebral y derrame cerebral.

Desde la década de 1920, cuando los médicos descubrieron que la dieta cetogénica reducía ataques en niños con epilepsia incurable, la comunidad médica ha reconocido sus facultades para aliviar trastornos neurológicos. Ahora, un creciente corpus de investigaciones arrojan luz sobre cómo y por qué poner al cuerpo en estado de cetosis mejora los síntomas de algunas afecciones cuando ninguna otra cosa puede hacerlo. Explicaré esos fascinantes hallazgos en las páginas siguientes, aunque la verdad es que la dieta cetogénica es nutritiva para *cualquier* cerebro. Te da lo que yo llamo un "keto-cerebro". Cuando el cerebro empieza a utilizar cuerpos cetónicos como combustible, muchas personas notan que pueden operar en un nivel cognitivo más elevado. Así seas un estudiante que intenta aprender y recordar nueva información, un padre o madre a cargo de su familia o un profesional con una carrera muy demandante, necesitas que la materia gris dentro de tu cerebro funcione a la perfección. Mi programa cetogénico es un medio comprobado para mantenerte alerta, prevenir el deterioro cognitivo relacionado con la edad e impedir que trastornos neurodegenerativos se declaren en tu organismo.

UNA NUEVA Y POTENTE ARMA EN EL COMBATE A LOS TRASTORNOS CEREBRALES

Las enfermedades que causan degeneración cerebral afectan a millones de personas en todo el mundo, y la cifra va en aumento. Tan sólo el mal de Alzheimer, el padecimiento más común de ese tipo, impone un costo astronómico. Se calcula que, en Estados Unidos, 5.7 millones de personas,[2] incluidas una de cada diez de 65 años o más, sufren esta común forma de demencia senil, cifra que se pronostica que aumentará a 14 millones para 2020, de acuerdo con la Asociación del Alzheimer.[3] En todo el mundo, 50 millones de personas padecen demencia senil, que incluye el mal de Alzheimer.[4] Añade a esto otras enfermedades neurodegenerativas, como el mal de Parkinson y la EM, y advertirás el alcance del problema. Peor aún, hay pocos tratamientos eficaces para esos devastadores trastornos neurológicos, que por lo común tienen costos muy elevados y problemáticos efectos secundarios. En consecuencia, la dieta cetogénica —una opción accesible que puede ser beneficiosa para el cerebro tanto como para cualquier otro sistema de tu cuerpo— tiene el potencial de ser una bendición para miles de millones de personas.

Los trastornos que afectan al cerebro y la médula espinal responden bien al enfoque cetogénico porque el cerebro opera con más eficiencia con cetonas que con glucosa, la azucarada sustancia que aumenta en tu sangre cuando comes carbohidratos. Ésa es la razón fundamental de que adquieras un keto-cerebro, un nivel de procesamiento cognitivo que te hace sentir como si cocinaras con los cuatro quemadores al mismo tiempo. No obstante, los efectos de esta dieta llegan más lejos. Los estudios demuestran que en realidad ajusta al cuerpo en un nivel molecular en formas que propician el funcionamiento neurológico.

He aquí lo que la ciencia de vanguardia ha revelado sobre las formas específicas en que la cetosis puede protegerte.

Mal de Alzheimer

Cada bocado que depositas en tu paladar impulsa tanto tu cuerpo como tu cerebro, y tu cerebro está *hambriento*. Consume un increíble 20% de tu energía diaria. Pese a ello, la mayoría de nosotros alimentamos al cerebro con el material equivocado. Una nueva y alarmante investigación reveló que la glucosa, el combustible con el que opera el cerebro de todos aquellos que consumen carbohidratos, daña a este precioso órgano. Un estudio que duró 10 años con 5,100 personas sanas estableció que aquellas con azúcar alta en la sangre tuvieron índices más rápidos de deterioro cognitivo que aquellas con azúcar normal en la sangre,[5] y ese deterioro ocurrió incluso en personas cuyo azúcar en la sangre no era tan alto como para merecer el diagnóstico clínico de diabetes.

Una glucosa alta puede ser muy peligrosa para personas que ya padecen de demencia senil. Un estudio auspiciado por el Instituto Nacional sobre el Envejecimiento reveló una relación entre altos niveles de glucosa en el cerebro de pacientes con Alzheimer y la severidad de sus síntomas, junto con el número de placas y nudos amiloides, marca distintiva de esa enfermedad.[6]

Dado eso, no es de sorprender que las investigaciones ya muestren que una dieta cetogénica, que alimenta al cerebro con cetonas en lugar de glucosa, sostiene y protege tu salud cognitiva. Un estudio en ratones con Alzheimer determinó que quienes fueron alimentados con una dieta cetogénica durante 43 días tuvieron un decremento de 25% en el nivel de placas amiloides en el cerebro.[7] Y en el primer estudio en su tipo con seres humanos, investigadores de la Universidad de Kansas sometieron a pacientes con Alzheimer leve a una dieta cetogénica clásica, que incluía altas dosis de suplementos de aceite de TCM. Tres meses después, los resultados de los participantes en un test estándar de memoria, lenguaje y atención habían mejorado, en promedio, más de 5 puntos, un efecto mejor que el conseguido por cualquier medicamento disponible para el Alzheimer.[8] Cuando los investigadores volvieron a hacer pruebas a los participantes cuatro meses después de concluida la dieta, sus resultados retrocedieron al punto inicial del estudio, lo que confirma que la dieta fue la responsable de la notoria mejora de los participantes.

Impulsar tu cerebro con cetonas en lugar de glucosa también previene el mal de Alzheimer. Un estudio de gran magnitud determinó que las personas con la ingesta más baja de carbohidratos en la dieta fueron 80% menos propensas a desarrollar insuficiencia cognitiva moderada que las que consumían muchos carbohidratos, uno de los peldaños hacia la demencia senil plena.[9]

También en este caso la explicación radica en parte en la capacidad de la dieta cetogénica para revertir la inflamación. Se cuenta ya con evidencias de que reducir la inflamación protege contra el deterioro cognitivo asociado con la edad. Así, un estudio determinó que las personas que tomaron medicamentos antiinflamatorios no esteroidales como ibuprofeno y naproxeno durante 2 años o más tuvieron 40% menos riesgo de desarrollar este azote que nos despoja de nuestra memoria.[10]

El daño oxidante de los radicales libres interviene asimismo en el desarrollo de la demencia senil, y la Dieta Keto es uno de los medios más eficaces para activar los mecanismos protectores innatos de tu organismo contra moléculas perjudiciales. Tus células son capaces de crear enzimas antioxidantes similares a las que consumes en alimentos ricos en antioxidantes como los arándanos, aunque mucho más potentes. El sistema es activado por una proteína en el núcleo de las células llamada Nrf2, y los estudios indican que el consumo tanto de los esenciales ácidos grasos omega-3 como de la dieta cetogénica misma hace entrar en acción a la Nrf2. La cetosis mueve el interruptor que da vida a las fuerzas internas de control de daños de tu cuerpo.

Esclerosis múltiple

La mayoría de las pruebas de la dieta cetogénica para la EM se han hecho en animales, pero un estudio en Alemania reveló que los resultados positivos de mi paciente Cheryl podrían

ser muy comunes. En un experimento aleatorizado controlado de 6 meses de duración con pacientes de EM, investigadores alemanes dividieron a los participantes en tres grupos:
uno que siguió consumiendo su dieta usual, otro que ayunó 7
días antes de volver a su dieta usual y uno más que consumió
una dieta cetogénica mientras duró el estudio.[11] Los participantes tanto en el grupo que ayunó como en el grupo cetogénico mostraron una sustancial mejora en sus síntomas. Todo,
desde sus niveles de energía y funcionamiento físico hasta su
capacidad cognitiva y bienestar emocional, fue mejor. Los beneficios del grupo que ayunó llegaron a su punto máximo en
tres meses. Pero he aquí lo verdaderamente increíble: los participantes cetogénicos continuaron alcanzando mejoras en
forma sostenida y significativa durante los 6 meses del estudio. Tanto la dieta cetogénica como el ayuno prolongado ali-
viaron los síntomas de los pacientes con EM, porque ambos
recursos pusieron el cuerpo en cetosis. No obstante, la dieta
cetogénica fue la que brindó el mayor grado de mejora.

Los estudios han descubierto dos importantes razones
de que el consumo de una dieta alta en grasas y muy baja en
carbohidratos mejore los síntomas de la EM. Primero, la inflamación desempeña un papel clave en esta enfermedad —igual
que como lo hace en todos los demás trastornos neurodegenerativos—, y se dispone de firmes evidencias de que la alta
carga de ácidos grasos de la dieta cetogénica activa los mecanismos antiinflamatorios del organismo. Por ejemplo, los estudios demuestran que los ácidos grasos estimulan el receptor
alfa activado por el proliferador de peroxisoma (PPARa), proteína que regula la expresión de ciertos genes y genera una
potente respuesta antiinflamatoria.[12]

Segundo, la neurodegeneración se debe en parte a que
las mitocondrias, o "fábricas de energía", de las células se des-

componen y no producen suficiente energía para satisfacer las necesidades del cuerpo. La dieta cetogénica tiene varios efectos favorables en el funcionamiento de las mitocondrias.[13] Activa los genes que conducen a la replicación mitocondrial, de modo que desarrolla una cantidad mayor de las estructuras que proporcionan energía a tu cuerpo; asimismo, reduce los niveles de la dañina especie reactiva al oxígeno, así que protege a las delicadas mitocondrias sustentadoras de vida dentro de cada célula, e incrementa la disponibilidad de trifosfato de adenosina (TFA), las vitales moléculas dentro de las mitocondrias que operan como un servicio de reparto de alimentos, las cuales extraen energía química de la descomposición de los alimentos y la llevan a los sitios dentro de las células donde tienen lugar las actividades de consumo de energía.

Mal de Parkinson

La capacidad de la dieta cetogénica de estimular la producción de TFA es decisiva en el mal de Parkinson, porque este padecimiento se deriva en gran parte de un defecto en la producción de energía en el nivel de las mitocondrias. Estudios en ratones indican que la administración de cetonas exógenas procedentes de suplementos mejora los síntomas de esta enfermedad. Y el único estudio hecho en seres humanos confirma en alto grado esos resultados. Investigadores del Centro Médico Beth Israel y el Centro Hospitalario St. Luke's Roosevelt en Nueva York pusieron a pacientes de Parkinson bajo una dieta cetogénica durante 28 días y encontraron una reducción promedio de 46% en sus resultados en la Escala Unificada para la Evaluación de la Enfermedad de Parkinson,[14] que mide el funcionamiento físico, cognitivo y emocional de los pacientes, así como su capacidad para realizar actividades diarias como vestirse, alimentarse e ir a la tienda. Los resultados de uno de estos pacientes mejoraron 81 por ciento.

Autismo

El autismo tiene raíces neurológicas, y como las demás afecciones neurodegenerativas mencionadas hasta ahora, se asocia asimismo con la disfunción mitocondrial. De hecho, varios estudios en ratones han demostrado que una dieta cetogénica mejora los síntomas del autismo, y los informes y pequeños estudios que se han hecho en niños ofrecen esperanzas también. En uno de ellos, 45 niños con autismo fueron divididos en tres grupos sometidos a dietas distintas: la cetogénica, una dieta sin gluten ni caseína (SGNC) que ha mostrado potencial en la mejora de los síntomas de niños autistas, y una dieta balanceada común.[15] Cuando los investigadores evaluaron a los niños seis meses después, descubrieron que los que habían seguido las dietas cetogénica y SGNC mostraron mejoras de conducta y reducción de síntomas, aunque los primeros obtuvieron resultados más altos en cognición y sociabilidad, dos retos esenciales para los niños con autismo.

Depresión y ansiedad

En estudios animales controlados, la dieta cetogénica y la administración de cetonas exógenas han resultado en reducir la ansiedad y la depresión a la manera de los medicamentos.[16] En otras palabras, el keto-cerebro también mejora el humor. Este método debe estudiarse todavía en seres humanos, pero los informes anecdóticos de su eficacia son ubicuos, y hay explicaciones biológicas válidas de por qué la cetosis contribuye al bienestar emocional. Para comenzar, la inflamación propicia depresión, y la cetosis modera la inflamación. Al mismo tiempo, la dieta cetogénica incrementa el GABA, el neurotransmisor inhibitorio que te ayuda a calmarte. Y quemar cetonas en lugar de glucosa como combustible previene los altibajos bruscos de energía y humor propios del consumo de carbohidratos. Todo aquel que consume una dieta alta en carbohidratos conoce la sensación de "antojo". Esto es lo que sucede cuando quemas glucosa. El azúcar en la sangre se dispara y después se desploma. Y cuando cae, afecta tu estado de ánimo. Además de depresión y ansiedad, hay crecientes evidencias de que la dieta cetogénica es útil también para otros problemas de salud mental, como esquizofrenia, trastorno bipolar y trastorno de hiperactividad por déficit de atención.

Dolor de cabeza

La capacidad de la dieta cetogénica para abatir la inflamación del cerebro y favorecer el funcionamiento de las mitocondrias podría explicar también hallazgos recientes de que esta dieta es útil para las personas con trastornos de dolor de cabeza. En un estudio reportado en el *European Journal of Neurology*, los investigadores sometieron a 45 víctimas de migraña a una dieta cetogénica durante 6 meses y los compararon con 51 personas en iguales condiciones salvo que siguieron una dieta estándar baja en calorías.[17] El número de ataques, número de días con dolor de cabeza y monto de medicamentos que los participantes necesitaban bajaron significativamente en quienes siguieron el método cetogénico. En otro esperanzador estudio de personas con cefaleas en brotes resistentes a fármacos (una serie de cortos pero extremos dolores de cabeza), 11 de 18 pacientes tuvieron una resolución total de su afección y 4 tuvieron una reducción de 50% o más en el número de ataques.[18]

CURAR TUS INTESTINOS INFLUYE EN LA SALUD DE TU CEREBRO

Quizás alguna vez has hecho el comentario de que "Lo sentí en mi estómago". La idea de que tus intestinos y tu cerebro están relacionados no podría ser más atinada. Cómo te sientes emocionalmente y la manera en que funciona tu cerebro son operaciones íntimamente relacionadas con tu vientre. Durante años, la medicina vio en aislamiento cada parte del cuerpo. Pero la realidad es que éste es un solo y gran conjunto interconectado, como una sinfonía, en la que cada ejecutante contribuye al funcionamiento general. Además, ciertas partes del cuerpo tienen entre sí una simbiosis tan ceñida que cuando algo marcha mal en una de ellas, casi siempre afecta a la otra. Éste es el caso de los intestinos y el cerebro.

Los intestinos son la sede del sistema nervioso entérico (SNE), integrado por dos delgadas capas de más de 500 millones de células nerviosas, más numerosas que las de la médula espinal. Estas células recubren el tracto gastrointestinal, del esófago al estómago, intestino delgado y colon, y manejan todos los aspectos de la digestión, controlando la circulación, las contracciones de los músculos y la secreción de los jugos gástricos digestivos. Para hacer eso, el SNE usa las mismas herramientas que tu cerebro: una compleja red de neuronas, neurotransmisores como la serotonina y la dopamina, y proteínas. Al SNE se le conoce como el "segundo cerebro", porque su estructura y neuroquímica son esencialmente iguales a las que se encuentran dentro de tu cráneo.[19] Los dos cerebros hablan un idioma neuroquímico similar, y se comunican constantemente. En consecuencia, cuando algo marcha mal en los intestinos, eso puede afectar al cerebro, y viceversa.

Los síntomas gastrointestinales son de 3 a 4 veces más comunes en los niños con autismo que en niños de desarrollo promedio.[20] Los pacientes con mal de Parkinson o Alzheimer suelen tener también complicaciones gástricas. Tal era el caso de mi paciente Cheryl, cuyo caso expuse al principio de este capítulo. Ella sufría no sólo de EM, sino también de los malestares digestivos característicos de la afección llamada síndrome del intestino permeable. Nuestras paredes intestinales abarcan una superficie de más de 370 metros cuadrados, mayor que el promedio de las casas habitación. Cuando operan correctamente, forman una barrera que controla lo que se asimila en la sangre. Pero cuando desarrollan grietas o agujeros —usualmente a causa de un exceso de bacterias insanas en el tracto gastrointestinal, una dieta alta en azúcar o estrés—, permiten la salida de alimentos parcialmente digeridos, toxinas y bacterias, lo que deriva en una riesgosa inflamación que interviene en trastornos cerebrales neurodegenerativos.

Un microbioma intestinal poco saludable contribuye comprobadamente a todo, desde trastornos gastrointestinales como el del intestino permeable, enfermedad celiaca y síndrome de intestino irritable hasta padecimientos autoinmunes como la EM, así como síndrome de fatiga crónica, autismo, fibromialgia, artritis, obesidad y afecciones mentales. Varios problemas pueden causar un desequilibrio en las bacterias gastrointestinales: uso frecuente de antibióticos, excesivo consumo de alcohol, estrés crónico y una dieta alta en azúcar refinada, carbohidratos y alimentos procesados. Pero si evitas el azúcar y los cereales y alimentas a tu tracto gastrointestinal con las nutritivas grasas, saludables verduras, pescados capturados en su hábitat natural, carnes de animales alimentados con forraje, caldo de huesos y alimentos fermentados que componen mi programa cetogénico, recuperarás el sano equilibrio de tus bacterias. Una vez aliviada la inflamación, tus intestinos empezarán a transmitir señales de "sin novedad" al cerebro, y todo tu sistema estará en equilibrio.

De hecho, cuando los síntomas de EM de Cheryl mejoraron, lo mismo ocurrió con sus problemas gastrointestinales. Pero para obtener tan excelente resultado, tienes que practicar la Dieta Keto como se debe. Consumir tocino y mantequilla no remediará problemas como los del intestino agujerado o los relacionados con el cerebro. Para poder cosechar todos los beneficios, tendrás que darle a tu cuerpo las grasas, proteínas, verduras y frutas de la mayor calidad, con objeto de que mitigues la inflamación, promuevas el crecimiento de bacterias gastrointestinales que sean fuente de salud y permitas sanar a tus intestinos y tu cerebro.

LOS ONCE SUPLEMENTOS PROTECTORES DEL CEREBRO QUE HACEN SINERGIA CON LA CETOSIS

Aunque por sí sola la dieta hará mucho por restaurar y proteger la salud de tu cerebro, ciertos suplementos acentúan los efectos de la dieta en el cerebro y enriquecen la experiencia de tu keto-cerebro. Además de hierbas y nutrientes, también los nootrópicos optimizan tu funcionamiento cerebral. Si padeces alguna afección relacionada con el cerebro, es buena idea que consideres reforzar mi programa cetogénico con suplementos estimuladores del cerebro. He aquí los principales suplementos naturales con provechosos efectos en la salud cerebral:

Cúrcuma. Enemiga de las enfermedades más poderosas del planeta, esta renombrada hierba dorada ha sido objeto de más de 10,000 estudios arbitrados. Procede de la planta *Curcuma longa*, que crece en la India y otros países del sureste asiático. Entre sus muchos efectos está su capacidad para favorecer la producción del factor neurotrófico derivado del cerebro (FNDC),[21] proteína descrita como milagrosa para el cerebro. Quizá debido a su efecto en el FNDC, se ha demostrado que la cúrcuma alivia la depresión. En un estudio reportado en *Phytotherapy Research*, 60 personas con depresión se dividieron en tres grupos.[22] Uno de ellos tomó Prozac, antidepresivo recetado con frecuencia; otro tomó curcumina (la sustancia activa de la cúrcuma), y el tercero tomó ambos. Seis semanas después, los investigadores descubrieron que la curcumina era tan efectiva como el Prozac para combatir la depresión; quienes tomaron ambos mostraron una mejora ligeramente mayor, aunque no suficiente para ser estadísticamente significativa. Tú puedes usar la cúrcuma al cocinar o tomar un suplemento con 250 a 500 miligramos una o dos veces al día.

Resveratrol. El fitonutriente resveratrol, el cual se encuentra en la piel de las uvas rojas, el vino tinto, la cocoa sin procesar y las bayas oscuras como arándanos y moras, influye en tu cuerpo en un nivel celular. Destaca entre los antioxidantes porque cruza la barrera de sangre del cerebro, donde puede ofrecer vital protección contra el daño y muerte de radicales libres. Además, estudios realizados en el Centro de Investigación de Rendimiento Cerebral y Nutrición de la Universidad Northumbria en el Reino Unido demostraron que el resveratrol incrementa la circulación en el cerebro,[23] efecto que induce el sano funcionamiento cerebral y protege también a las neuronas. En mi plan cetogénico debes limitar la mayoría de las fuentes de resveratrol en la dieta, como arándanos y vino tinto, así que te recomiendo usar un suplemento; toma 500 miligramos diarios.

Nootrópicos como citicolina, ashwagandha y extracto de yema de huevo. Como expliqué en el capítulo 5, los noo-trópicos son potenciadores cognitivos que mejoran tu funcionamiento cerebral, memoria, creatividad y motivación. La formulación de estos suplementos varía por marca; sigue la dosis estándar indicada en el frasco.

Acai en polvo. Hecho con las pequeñas moras oscuras del mismo nombre originarias de América Central y del Sur, en especial de Brasil, donde crecen en partes del bosque tropical húmedo del Amazonas, el acai en polvo está repleto de electrolitos, minerales y aminoácidos y tiene incluso reducidas cantidades de ácidos grasos esenciales. No obstante, su potencia revitalizadora del cerebro procede de su fama como uno de los más eficaces antioxidantes en la naturaleza. Se estima que la concentración de antioxidantes en el acai es 10 veces mayor que la de la uva roja. Vierte 1 cucharada diaria en tu café o jugo de verduras del desayuno.

Aceite de CBD. Aunque el aceite de cannabis (derivado del cannabidiol, CBD), ingrediente no psicoactivo de la marihuana, se ha usado en medicina desde hace milenios, la preocupación por los peligros de su abuso llevó a su prohibición en Estados Unidos en la década de 1930. En años recientes, la comunidad médica ha empezado a reconsiderar este aceite y reconocido sus potentes efectos en la salud, la del cerebro sobre todo. Las investigaciones señalan que el CBD tiene un perfil farmacológico similar a medicamentos antipsicóticos atípicos, y los estudios han demostrado que es útil para la psicosis y la esquizofrenia. Además, el CBD reduce la ansiedad. Se ha comprobado que alivia los síntomas de los trastornos de ansiedad social, de pánico, obsesivo-compulsivo y de estrés postraumático.[24] Es también un tratamiento eficaz para los niños que sufren trastornos de ataques que no responden a las medicinas tradicionales, ofreciendo en algunos casos completo alivio a niños que habían sufrido cientos de ataques al día. Puedes usar aceite de CBD sólo si vives en una localidad donde la marihuana sea legal para usos medicinales. Cada entidad varía en los requisitos para obtener una receta de cannabis medicinal. Como los aceites de CBD no están estandarizados, consulta a tu médico o dispensario acerca de la dosis.

Ácidos grasos omega-3. Además de sus impresionantes efectos en la salud del corazón, los ácidos grasos omega-3 ayudan comprobadamente en la depresión, ansiedad, trastorno de hiperactividad por déficit de atención, esquizofrenia, trastorno bipolar y mal de Alzheimer. Un estudio sobre la depresión estableció que un suplemento de omega-3 era tan eficaz como los medicamentos antidepresivos en el combate de esa dolencia.[25] La razón de que estas grasas derivadas de la dieta sean tan saludables para el cerebro es que los dos ácidos grasos que contienen —AEP y ADH— son componentes de la membrana de las células renombrados por su capacidad para combatir la inflamación. Consume a la semana dos o más porciones de 100 gramos de pescados grasosos, como salmón o atún, y toma un suplemento diario que contenga 500 miligramos de AEP y ADH.

Colágeno en polvo. Este maravilloso suplemento contra el envejecimiento tiene efectos en la piel, el cabello y las uñas y también protege y alivia el recubrimiento del tracto digestivo. Así, es beneficioso para quienes padecen problemas gastrointestinales que también intervienen en la salud del cerebro, como síndrome de intestino permeable, síndrome de intestino irritable, mal de Crohn y colitis ulcerosa. Una mayor ingesta de colágeno fortalece y normaliza la mucosa de las paredes gastrointestinales y parcha orificios y grietas que causan inflamación crónica. Vierte 1 cucharada en tu bebida favorita compatible con la dieta cetogénica una o dos veces al día.

Hongos melena de león. Estos hongos de extraña apariencia son conocidos nootrópicos populares en la medicina tradicional china. Un estudio publicado en el *Journal of Agricultural and Food Chemistry* reportó que los hongos melena de león no sólo ofrecen neuroprotección, sino que también mejoran la ansiedad, el funcionamiento cognitivo y la depresión.[26] Una forma en que influyen en el funcionamiento cerebral es la de procurar el crecimiento de los axones y las dendritas, las partes de las neuronas que se unen en las sinapsis (el espacio entre estas células) para permitir la comunicación intercelular. Esto ayuda a retardar o revertir la degeneración de células en el cerebro que ocurre con males como el de Alzheimer y Parkinson. En un estudio se demostró que la melena de león mejoró la memoria en ratones con y sin Alzheimer,[27] y en otro alivió el deterioro cognitivo en seres humanos.[28] Puedes encontrar estos hongos en mercados asiáticos. De no ser así, toma un suplemento y sigue la dosis indicada en el frasco.

Aceite de romero. Extraído de las copas floridas y hojas de la pequeña y fragante planta siempre verde del mismo nombre, el aceite de romero es famoso desde hace miles de años por reforzar la capacidad cognoscitiva. Investigadores del Reino Unido descubrieron que la aromaterapia con este aceite favorecía la memoria y actitud de alerta.[29] Mezcla 3 gotas con ½ cucharadita de aceite de coco y frota en el cuello, o aplícalo en un difusor durante 1 hora al día.

Ginkgo biloba. Con usos médicos en China desde tiempos inmemoriales, el gingko biloba se ha estudiado mucho por sus efectos antiinflamatorios, antioxidantes y procirculatorios.

Las investigaciones indican que aumenta la concentración y reduce la fatiga. Cuando investigadores de la Universidad de Múnich lo probaron contra un placebo en el desempeño mental de adultos sanos durante 4 semanas, descubrieron que el grupo que lo consumió tuvo un mejor rendimiento motor y salud emocional.[30] También hay evidencias de que sirve a quienes experimentan un deterioro cognitivo relacionado con la demencia senil, lo mismo que a quienes se recuperan de derrame o traumatismo cerebral. Al mismo tiempo, dado que es un adaptógeno que ayuda a tu cuerpo a enfrentar el estrés, levanta el ánimo de quienes luchan con la depresión y la ansiedad. Está disponible en cápsulas, tabletas y extracto líquido, y las dosis estándares varían de 40 a 360 mililitros diarios, así que sigue las indicaciones del frasco.

Probióticos como kéfir, verduras fermentadas y vinagre de manzana. Los probióticos son las bacterias buenas que recubren tu tracto digestivo y ayudan a tu cuerpo a absorber nutrientes, combatir infecciones, reducir la inflamación y mantenerse sano cuando envejece. Han sido llamados "psicobióticos", por su capacidad para impactar positivamente en el funcionamiento del cerebro al aminorar la inflamación. También producen vitamina B_{12}, nutriente del que carecen muchas dietas modernas. Esta vitamina preserva la salud de las células nerviosas, entre ellas las necesarias para difundir las señales de los neurotransmisores. En otras palabras, influye en tu estado de ánimo, nivel de energía y memoria.

Un intestino sano tiene un equilibrio de bacterias buenas y malas —85% de las primeras y 15% de las segundas—, pero lo que comes afecta esa proporción. Una dieta muy procesada alta en azúcar y carbohidratos inclina la balanza a las bacterias malas, lo que genera "disbiosis", o desequilibrio microbial, origen de la inflamación y factor de riesgo de toda suerte de enfermedades, como EM, depresión, ansiedad y otras que afectan al cerebro. Antes los probióticos abundaban en la dieta, de alimentos frescos de la tierra, junto con los alimentos fermentados de los que hablé en el capítulo 4. En mi plan cetogénico recuperarás esos alimentos en tu menú diario, lo que dará a tus bacterias buenas la oportunidad de florecer. Te aliento a abrazar el "poder de lo ácido" mediante el consumo de alimentos rebosantes de poderosos probióticos protectores de los intestinos y el cerebro. Ésta es una de las más eficaces vías que yo he encontrado para proteger el delicado equilibrio de las bacterias internas de tu sistema y mejorar el procesamiento cognitivo de tu keto-cerebro. Además de comer alimentos ricos en probióticos, te recomiendo tomar un suplemento que contenga 50 billones de CFU una o dos veces al día.

Todos queremos resguardar nuestro cerebro contra daños y preservar nuestra salud intelectual, y la verdad acerca de cómo los carbohidratos y el azúcar socavan el bienestar de tu maquinaria cognitiva es alarmante. Como dijo la psiquiatra Georgia Ede en un comentario publicado en PsychologyToday. com: "Si tienes cerebro, debes informarte de las dietas cetogénicas".[31] Es cierto. Y mi programa cetogénico ofrece un eficaz enfoque dual de la protección: eliminación de carbohidratos, con lo que te protege de los ingredientes más peligrosos de la dieta moderna, y aumento del consumo diario de grasas sanas y hierbas y verduras curativas, con lo que da a tu cerebro los nutrientes que necesita para mantener su agudeza, funcionalidad y buena forma por el resto de tu vida.

Capítulo 9

La cetosis es una heroína para las hormonas

La dieta que ayuda a equilibrar el estrógeno,
la testosterona, la tiroides y más

Cuando conocí a Miriam, de 30 años de edad, ella tenía 18 kilos de más, estaba siempre encorvada como si no pudiera reunir energía suficiente para enderezarse y se veía cansada. No me sorprendió que me dijera que tenía hipotiroidismo, o tiroides baja, la cual causa fatiga y aumento de peso. Tenía asimismo síndrome de ovarios poliquísticos (SOP), trastorno hormonal que se calcula que afecta a 10% de las mujeres en edad reproductiva[1] (pero que en realidad podría ser mucho más común) y que causa una constelación de síntomas, como aumento de peso, esterilidad, periodos irregulares, fatiga, mal humor, insomnio, acné y vello facial.

Su médico le había recomendado una dieta baja en grasas para poner su peso bajo control y prescrito medicamentos para impulsar el nivel de su hormona tiroides. Cuando esas estrategias no le ayudaron a bajar de peso ni mejorar su energía, consultó a un médico naturista que le recomendó inyecciones de vitamina B12, favorables para la energía, y le sugirió comer frutas, verduras y carnes orgánicas. Miriam comenzó a sentirse un poco mejor, pero aún padecía frecuente fatiga, no perdía peso y temía tener que medicarse el resto de su vida.

Después de escuchar su historia, le propuse un enfoque distinto. Le dije que mi meta no sería tratar el SOP o el trastorno de la tiroides, sino curar la *causa última* de esos dos problemas hormonales. Le expliqué que las hormonas son mensajeros químicos y que trabajan en concierto, de manera que se afectan unas a otras en formas importantes. ¡La única responsabilidad de algunas de ellas es producir más de otra! Las hormonas afectan asimismo a todas las células y funciones del cuerpo. Regulan tu metabolismo, tu hambre y sed, tu interés en el sexo, tu posibilidad de embarazarte, tu energía, ciclo de sueño, sistema inmunológico, respuesta al estrés, emociones y estado de ánimo.

Cada tipo de hormona se almacena y produce en cierta glándula, como los ovarios, testículos, tiroides, páncreas o las adrenales, por citar unas cuantas. En respuesta a una señal del cerebro, la tiroides, por ejemplo, secreta la hormona tiroides en la sangre, la cual la transporta a las células del cuerpo con receptores diseñados para responder a su señal química particular. En algunos casos, puedes tratar aparte un problema hormonal, aunque este método sería como reemplazar a un violinista y esperar que toda la orquesta mejore.

Para efectuar cambios más amplios y duraderos en la salud de las personas, debes influir en el director de la orquesta, y si en realidad existe una forma de hacer eso, es la de concentrarse en la insulina. Esta hormona capital, que se vuelve loca cuando consumes una dieta cargada de azúcar y carbohidratos, afecta a todas las demás. Yo sospeché que las células de Miriam se habían vuelto resistentes a la insulina, causando así que sus niveles de glucosa e insulina en la sangre se elevaran. (Un recordatorio acerca de cómo opera esto: después de comer, el páncreas secreta insulina, que extrae el azúcar de tu sangre y la transporta a las células en tus músculos y cerebro para que la usen como combustible. Pero cuando tu cuerpo es resistente a la insulina, tus células son menos sensibles a los esfuerzos de la insulina, así que menos glucosa entra en tus células y más de ella permanece en tu sangre; a raíz de esto, el páncreas produce más insulina, y el problema se exacerba.)

También quería moderar la respuesta de Miriam al estrés, porque pensé que sus glándulas adrenales, las cuales secretan adrenalina y participan en el sistema de pelear o huir, no funcionaban del modo apropiado. Y deseaba mejorar la salud de los microbios en sus intestinos, otro medio para transformar la salud del cuerpo entero. Con ese fin, la puse bajo una dieta cetogénica para controlar la insulina y afianzar el funcionamiento adrenal y una digestión sana. También prescribí probióticos para reconstruir una población saludable de bacterias en su estómago y le sugerí que tomara ashwagandha para el estrés y complejo B, el cual se compone de varias vitaminas de la serie B, en lugar de inyecciones de vitamina B_{12} para estimular su energía.

Desde la perspectiva de la medicina tradicional china, el SOP es causado por un exceso de humedad en el cuerpo, junto con una deficiencia de qi, o energía, en los riñones y el bazo. Los alimentos amargos ayudan a contrarrestar la humedad, así que le recomendé a Miriam que consumiera espárragos, arúgula, apio, rábano, perejil, calabacita y cebolla, y que después apuntalara su qi con astrágalo y ashwagandha.

Cuatro meses después ella había perdido 15 kilos, y los 3 restantes a los seis. Su tiroides se normalizó y pudo interrumpir por completo su tratamiento médico al respecto. Sentía tanta energía que ya caminaba con regularidad, tras de lo cual se integró a un grupo de acondicionamiento físico que se reunía tres veces a la semana. Mejor aún: a los seis meses se embarazó. En vista de que dio a su cuerpo gran cantidad de grasas sanas y eliminó prácticamente los carbohidratos, fue posible poner la insulina de Miriam bajo control, lo que ayudó a todas sus demás hormonas a alinearse.

Gracias a su positiva influencia en la insulina, la dieta cetogénica tiene un poderoso efecto en varias complicaciones relacionadas con las hormonas, como síndrome premenstrual, síntomas relacionados con la menopausia, esterilidad y testosterona baja. A continuación, expondré lo que la ciencia más reciente ha revelado sobre la capacidad de la dieta cetogénica para aliviar esos trastornos y crear un ambiente en el que tus hormonas sean capaces de trabajar en una forma más armoniosa y en el que recuperes tu salud.

SÍNDROME DE OVARIOS POLIQUÍSTICOS

No es de sorprender que Miriam haya respondido tan bien a la dieta cetogénica. El SOP está regido por un desequilibrio en varias hormonas que no sólo interfieren con la ovulación, sino que también promueven resistencia a la insulina. Por ejemplo, las mujeres con SOP no ovulan, porque tienen muy poca hormona estimulante de los folículos (HEF), por lo que sus óvulos no maduran, y demasiada hormona luteinizante (HL), que induce la producción de andrógenos (hormonas masculinas, como la testosterona), lo que contribuye a la resistencia a la insulina e interfiere con la ovulación. Por tanto, los óvulos permanecen en los ovarios y forman pequeños quistes, afección que se agrava mes a mes.

Al mismo tiempo, quienes la padecen tienen bajos niveles de globulina enlazadora de hormonas sexuales (GEHS), condición que deriva en resistencia a la insulina, la que también puede reducir el nivel de GEHS. La tarea de la GEHS es reunir la testosterona libre en la sangre para que esta hormona masculina no afecte a las células en el cuerpo de las mujeres. Pero cuando la GEHS es baja, los niveles de testosterona libre aumentan, lo que eleva aún más la resistencia a la insulina (e interfiere con la ovulación).

En las mujeres con SOP, la combinación de alta testosterona libre y baja GEHS produce un círculo vicioso: incrementa la resistencia a la insulina y promueve el almacenamiento de grasa en el vientre, alrededor del hígado y el páncreas, y el exceso de "grasa visceral", como se le conoce, promueve resistencia a la insulina e inflamación y estimula la producción de *más* hormonas masculinas, lo que deteriora aún más la capacidad de las células de responder a la insulina.

El perfil alto en grasas y bajo en carbohidratos de mi programa cetogénico rompe en efecto ese peligroso ciclo, ya que modera la resistencia a la insulina y quema grasa más rápido que cualquier otro enfoque alimentario. En un pequeño estudio reportado en *Nutrition & Metabolism*, mujeres obesas con SOP siguieron una dieta cetogénica durante 24 semanas.[2] Al final del estudio, habían perdido un promedio de 12% de su peso, su testosterona libre había bajado 22% y su insulina en ayuno se había reducido en 54 por ciento. También hubo una merma en su proporción de HL/HEF que, dijeron los investigadores, "podría indicar una renormalización endocrina resultante de la intervención de la dieta cetogénica baja en carbohidratos, debido a una mejora en la sensibilidad a la insulina", resultados que se hacen eco de un estudio anterior que reveló similares decrementos de peso y nivel de insulina. Más todavía, dos mujeres en el estudio que habían tenido dificultades para concebir fueron capaces de embarazarse, lo que evidencia que la dieta logró alterar los mecanismos básicos del SOP. (En el apartado siguiente se abundará en el tema de la dieta cetogénica y la fertilidad.)

Aunque estar en cetosis ayuda en la resistencia a la insulina, los supersaludables ingredientes de mi dieta magnifican

ese efecto. Los estudios indican que el alto contenido de ácidos grasos omega-3 de pescados como el salmón y las sardinas
capturados en su hábitat natural baja el nivel de la insulina y
mejora la sensibilidad a ésta en mujeres con SOP,[3] en tanto que
las nueces de Castilla incrementan la GEHS y las almendras reducen el nivel de la hormona masculina en quienes padecen
ese mal.[4] De igual modo, alimentos ricos en lignanos, como
las semillas de linaza y ajonjolí, la col rizada, el brócoli y la col,
restringen la testosterona libre. Un estudio de caso sobre una
mujer de 31 años con SOP determinó que el consumo de 30 gramos diarios de semillas de linaza decrementó en forma significativa su nivel de testosterona.[5] También tiene sentido tomar
un suplemento de vitamina D. Se cree que 85% de las mujeres
con SOP presentan una deficiencia de esta vitamina;[6] añadirla a
la dieta podría mejorar la sensibilidad a la insulina, incrementar la pérdida de peso, retardar la formación de quistes en los
ovarios y minimizar la inflamación y el nivel de andrógenos.

ESTERILIDAD

He visto embarazarse a mujeres que habían batallado con la
esterilidad una vez que iniciaron una dieta cetogénica. Recuerdo a una paciente, Elizabeth, que tras cuatro años tratando de embarazarse lo logró con un cambio a una dieta alta en
grasas y muy baja en carbohidratos. En internet abundan las
historias de mujeres que han tenido experiencias similares.
Pero ¿qué dicen las investigaciones?

Una revisión de estudios sobre el efecto de dietas bajas en
carbohidratos sobre la fertilidad concluyó que existen evidencias convincentes de que la disminución de carbohidratos reduce el nivel de insulina circulante, rebalancea las hormonas,

ayuda a mujeres estériles a reanudar una ovulación saludable y mejora los índices de embarazo.[7] La reducción de la insulina parece ser la clave y beneficia también las cuentas de esperma de los hombres, lo cual es una buena noticia si se considera que las cuentas de esperma en los hombres en América del Norte, Australia, Europa y Nueva Zelanda han caído más de 50% en menos de 4 décadas.[8] Un estudio que analizó a 189 hombres de 18 a 22 años de edad determinó que al incrementarse la ingesta de carbohidratos y la carga glucémica en la dieta, la concentración del esperma declinó.[9] (La carga glucémica en la dieta es una medida del grado en que lo que comes aumenta tu nivel de glucosa, y cuanta más glucosa tienes, más alta es tu insulina.)

Un estudio de la Escuela de Salud Pública de Harvard siguió a 18,555 mujeres premenopáusicas casadas sin una historia de esterilidad a lo largo de 8 años mientras trataban de embarazarse.[10] Durante el periodo complementario, 438 de ellas reportaron esterilidad causada por problemas de ovulación, y los investigadores detectaron una correlación entre esa afección y alta ingesta de carbohidratos y azúcar. Su libro sobre ese estudio de largo plazo, *The Fertility Diet*, no recomendó específicamente el método bajo en carbohidratos que yo defiendo, pero sugirió varias estrategias dietéticas que armonizan con la dieta cetogénica, como evitar los carbohidratos simples y el azúcar, usar más grasas monoinsaturadas y poliinsaturadas para mejorar la sensibilidad a la insulina en el cuerpo y optar por productos lácteos enteros.

La pérdida de peso es beneficiosa por sí sola para la fertilidad, y no hay mejor manera de adelgazar que con mi programa cetogénico. El sobrepeso o la obesidad se relaciona fuertemente con una baja calidad del semen, y las mujeres obesas tienen más altos índices de problemas ovulatorios y abortos naturales que las de peso normal. De igual forma, la diabetes

tipo 2 se asocia con dificultades de fertilidad, y la dieta cetogénica es efectiva para mejor el control glucémico y promover la
pérdida de peso en personas con diabetes.

Una mujer que intenta embarazarse debe obtener mucho hierro de fuentes vegetales como espinacas y betabel, tomar un multivitamínico con 400 microgramos de ácido fólico
(idealmente ácido fólico metilado) e ingerir alimentos ricos en
folato, como verduras de hojas verdes. Hombres y mujeres deben consumir alimentos orgánicos y pescados capturados en
su hábitat natural, porque los alimentos que contienen plaguicidas y otras hormonas poseen un efecto negativo en las
hormonas. Además, es buena idea comer más alimentos altos
en vitamina E, como almendras y espinacas, y en vitamina C,
como fresas, camu camu, brócoli, pimiento, col rizada, perejil
y coliflor.

Una vez embarazada, una mujer debe incluir más carbohidratos sanos, como moras y frijoles, en su dieta, para garantizar una nutrición integral que incluya ácido fólico y fibra, así
como carbohidratos suficientes para mantener el sano crecimiento del bebé. Apunta a un perfil de macronutrientes de
55% de grasas, 20% de proteínas y 25% de carbohidratos.

SÍNDROME PREMENSTRUAL

Alrededor de 75% de las mujeres padecen síntomas premens-
truales,[11] como dolor de cabeza, mal humor, coagulación, sensibilidad en los senos, calambres, antojos, ansiedad y fatiga, los
cuales van de moderados a extenuantes. Si se considera que
la mujer promedio tiene 450 periodos en la vida (triplica este
número en nuestras antepasadas, que morían más jóvenes y
pasaban más tiempo embarazadas y al cuidado de sus bebés),

esto equivale a demasiado sufrimiento. El síndrome premenstrual (SPM) suele iniciarse en los días posteriores a la ovulación, cuando los niveles de estrógeno y progesterona caen. La causa quizá se relacione con la disminución de hormonas, pero las investigaciones señalan que el estrés, problemas de tiroides y toxinas en el entorno también contribuyen a ese cuadro.

Mi esposa, Chelsea, era una de tantas mujeres que luchaban cada mes con esos síntomas, hasta que pasó de una nutritiva dieta de alimentos saludables a la cetogénica (específicamente el ciclo cetogénico). Los resultados fueron asombrosos, porque ya era una fanática de la salud. Sin embargo, esto me demostró que mi programa cetogénico ofrece beneficios a las mujeres que padecen SPM muy superiores a los que puede proporcionar incluso la dieta "tradicional" más sana.

En general, sabemos que una dieta con un alto contenido de azúcar agrava esa dolencia. Las mujeres con SPM consumen 275% más azúcar refinada que las que no lo presentan, de acuerdo con un estudio,[12] hallazgo lógico desde la perspectiva biológica. Después de que ingieres un platillo alto en azúcar, la insulina se dispara, y puede reducir el nivel de GEHS, lo que permite que el estrógeno y la testosterona se incrementen. Con un estrógeno alto, el delicado equilibrio del estrógeno y la progesterona (hormona que promueve el bienestar y la calma) se trastorna, lo que causa insomnio, ansiedad e irritabilidad, señales clásicas de SPM. La buena noticia es que en mi plan cetogénico obtendrás el control de la insulina y disminuirás tus síntomas mensuales. También es probable que bajes de peso, y el SPM es más común en las mujeres obesas. La dieta cetogénica también ayuda a restringir la inflamación relacionada con la insulina, y la inflamación determina el SPM, ya que tiene un negativo impacto en el hígado, el órgano responsable de eliminar el exceso de estrógeno de tu sistema.

Mi plan cetogénico protegerá a las mujeres de esta carga mensual en forma adicional. Las mujeres con spm tienden a no obtener suficientes nutrientes clave como calcio, vitaminas del complejo B (en especial la B6), vitaminas K, E y magnesio, todos los cuales abundan en la dieta cetogénica.

Como el spm puede causar molestias gastrointestinales, una mujer debe consumir al menos 30 gramos de fibra al día procedente de alimentos como semillas de chía y de linaza, col rizada, col, espinacas, brócoli, aguacate, frambuesa y zarzamora. Las verduras con hojas también son una magnífica fuente de fibra, así como de calcio, magnesio y vitamina K. La fibra ayuda a mantener un apropiado balance hormonal, ya que se adhiere al estrógeno y lo expulsa del cuerpo.

Las mujeres ingerirán muchas grasas sanas en mi programa cetogénico, pero si padecen spm deben cerciorarse de obtener dos tipos en particular: grasas omega-3, como salmón, sardinas o anchoas, capturados en su hábitat natural, los cuales reducen el dolor y la inflamación, y las grasas insaturadas contenidas en el aguacate. Comer un aguacate al día equilibra naturalmente las hormonas, porque es alto no sólo en grasas sanas, sino también en fibra, magnesio, potasio y vitamina B6.

Yo recomiendo también dos hierbas adaptógenas: ashwagandha y albahaca santa, que reducen comprobadamente la hormona del estrés cortisol, balancea las hormonas y minimiza los síntomas del spm. Aminorar el estrés es crucial. En un estudio, mujeres que reportaron altos niveles de estrés antes de la ovulación fueron 25 veces más propensas a tener síntomas de spm.[13] La razón: cuando el cortisol sube, el equilibrio hormonal se descompone.

Si una mujer sabe que tiene un desequilibrio de estrógeno, la hierba vitex ha demostrado ser efectiva para reducir los síntomas de spm. El dong quai, otra hierba china, también alivia esos síntomas, ya que es alto en hierro y refuerza la sangre. (No se use en caso de periodos intensos o embarazo, porque causa sangrado extra.) Las formulaciones varían, así que sigue la dosis indicada en el frasco.

Por último, la mezcla de 2 gotas de salvia esclarea con una cucharadita de un aceite portador como el de almendras y su fricción en el bajo vientre es muy recomendable. Aplíquese además una compresa caliente en el área durante 2 a 5 minutos. La salvia esclarea es un equilibrador natural de las hormonas y reduce los síntomas.

MENOPAUSIA

La transición a la menopausia puede ser difícil para muchas mujeres. Con síntomas que afectan a 75% de ellas,[14] como cambios de ánimo, fatiga, menos apetito sexual, inexplicable aumento de peso y bochornos inesperados durante el día y que a menudo interrumpen el sueño, ésa es una desafiante etapa de la vida. Casi la mitad de las mujeres de 45 a 64 años tienen dificultades para dormir, de acuerdo con una encuesta de la Fundación Nacional del Sueño.

Como en el caso del SPM, esos síntomas pueden atribuirse a cambios hormonales. Al menos una década antes de que una mujer tenga su último ciclo menstrual, el estrógeno, la testosterona, la progesterona y la dehidroepiandrosterona (DHEA) empiezan a fluctuar y desencadenar síntomas, fase conocida como perimenopausia. Por ejemplo, cuando el estrógeno mengua, perturba el funcionamiento de la parte del hipotálamo en el cerebro que controla la temperatura del cuerpo y regula otros procesos automáticos, como el hambre, la sed y el sueño.

También en este caso mi programa cetogénico ataca el problema desde varios ángulos. La abundancia de grasas sanas que se ingieren en él promueve la asimilación de vitaminas solubles en grasas, entre ellas la vitamina D, que contribuye a la producción de hormonas sexuales como el estrógeno y la testosterona, y esto ayuda a sostener no sólo una libido saludable, sino también energía y buen humor. Como el nivel de vitamina D de la mayoría de las personas cae con la edad, obtener más de ella a través de la dieta es importante. Al mismo tiempo, impulsar tu cuerpo con cetonas en lugar de glucosa estabiliza tu energía y crea condiciones ideales para dormir.

Cuando investigadores de la Clínica Mayo pidieron a mujeres con bochornos que comieran todos los días 40 gramos de semillas de linaza durante 6 semanas, descubrieron que el número promedio de bochornos descendía a la mitad y su severidad se desplomaba en 57%.[15] Las participantes en el estudio dijeron asimismo que su estado de ánimo mejoró y que tuvieron menos síntomas inusuales, como dolor muscular y en las articulaciones, sudoración y escalofríos. Las semillas de linaza son útiles porque son altas en fitoestrógenos (esencialmente estrógeno de origen vegetal), al igual que los lignanos.

Durante la menopausia es importante concentrarse en una dieta cetogénica alcalina. Como expliqué en el capítulo 3, eso significa comer muchas verduras de hojas verdes y añadir todos los días una cucharada de un suplemento de vegetales en polvo a la bebida favorita compatible con la dieta. Un régimen alcalino optimiza la insulina, cortisol y otras hormonas que contribuyen a los síntomas de la menopausia, entre ellos los bochornos. Consumir demasiados alimentos ácidos produce acidosis crónica de bajo grado, la cual despoja al cuerpo de minerales preciosos como magnesio, calcio y potasio e incrementa la inflamación.

Las mujeres deben agregar también a su dieta tres hierbas que alivian la menopausia:

El ginseng levanta el ánimo y favorece el bienestar, además de lo cual tiene un efecto positivo en otros síntomas, como los bochornos. Tómese 1 gramo diario, o 500 miligramos dos veces al día.

El cohosh negro o cimífuga se ha usado en la medicina tradicional china desde hace miles de años para mejorar los síntomas de la menopausia. Tómense 80 miligramos una o dos veces al día.

La raíz de regaliz también ha resultado efectiva para aminorar la frecuencia y severidad de los bochornos. Sin embargo, no se debe tomar si se tienen problemas cardiacos, hepáticos o renales, porque el glicirricino, el cual le da a esta planta su dulzor, incrementa la presión arterial y reduce el nivel de potasio. Si no se tiene ninguna de esas afecciones, tómense 6 gramos al día.

DISFUNCIÓN SEXUAL

La ausencia de libido es común tanto en los hombres como en las mujeres. Varios factores pueden afectar al impulso sexual, como estrés, depresión, conflicto en la relación, medicinas y consumo de alcohol o drogas, pero dos de los principales que la dieta cetogénica ayuda a remediar son dificultades hormonales y problemas de imagen física debidos a exceso de peso.

Una testosterona baja incide en un descenso de la libido en ambos géneros. Los niveles de testosterona de las mujeres alcanzan su máximo alrededor de los 25 años de edad, tras de lo cual descienden sostenidamente hasta la menopausia, cuando los niveles de estrógeno empiezan a bajar también. Los de los hombres descienden igualmente con la edad. Lo interesante es esto: los estudios han demostrado que las mujeres que siguen dietas bajas en grasas experimentan una sustancial reducción de estrógeno,[16] lo que desemboca tanto en merma del impulso sexual como en síntomas complicados, entre ellos la resequedad vaginal.

Un pequeño estudio determinó asimismo que cuando los hombres consumen una dieta alta en grasas, ven aumentar sus niveles de testosterona,[17] mientras que está demostrado que las dietas bajas en grasas hacen lo contrario.[18] Yo vi esto en uno de mis pacientes, Jim. Emprendedor y padre de éxito, Jim me confió que batallaba con la disfunción eréctil. Yo le propuse un plan cetogénico y le sugerí que levantara pesas. Cuando lo volví a ver dos meses después, había bajado 11 kilos, practicaba el ciclismo con regularidad, lo mismo que el entrenamiento de fuerza, y dijo felizmente que su disfunción eréctil había desaparecido.

Mi plan cetogénico puede revivir tu libido ayudándote también a bajar de peso. Te sentirás más seguro de tu cuerpo. Sin embargo, cuando tienes sobrepeso se ponen en juego varios mecanismos fisiológicos con un impacto negativo en el apetito sexual. Por ejemplo, un estudio determinó que los hombres obesos son más proclives a experimentar disfunción eréctil.[19] Para obtener de mi dieta el mayor provecho para la libido, compleméntala también con hierbas y suplementos propicios para las hormonas. En el caso de los hombres, el ginseng, el cuerno de venado, el fenogreco y el zinc se han usado desde hace miles de años para reforzar la producción de testosterona. En cuanto a las mujeres, el vitex, dong quai y codonopsis sostienen naturalmente una libido saludable. Para hombres y mujeres con deficiencias de libido, el epimedium y el tribulus también dan resultado. Las formulaciones varían; sigue la dosis indicada en el frasco.

SALUD DE LA TIROIDES

Quizás hayas oído decir que la dieta cetogénica tiene un efecto adverso en la salud de la tiroides, lo cual sería malo... si fuera cierto. La verdad es más complicada. Tu tiroides produce hormonas que influyen en docenas de funciones vitales del organismo, desde la energía y el metabolismo hasta la temperatura y el ritmo cardiaco. Son tres las hormonas principales que debes conocer para entender cómo funciona la tiroides. La hormona estimulante de la tiroides, o HET, es producida por la glándula pituitaria en el cerebro e impulsa la producción de los otros dos actores, la triiodotironina (T3) y la tiroxina (T4). La T4 es la principal hormona producida por la glándula tiroides. Viaja por la sangre hasta el hígado, donde se convierte en T3, la forma activa de la hormona que envía instrucciones a todas las células del cuerpo.

El término "hipotiroides", o tiroides baja, significa que tu nivel de T4 y HET es deficiente, afección que causa aumento de peso, pérdida de cabello, fatiga, mala memoria y dificultad para mantenerse caliente. Ésta es una afección autoinmune avivada por la inflamación. Una menor inflamación ayuda a remediar la tiroides baja, porque mejora la conversión de T4 en T3, así que éste es uno de los mecanismos para los que la dieta cetogénica es útil.

De igual modo, el azúcar fluctuante en la sangre que se presenta en una dieta alta en carbohidratos contribuye a la formación de proteínas inflamatorias llamadas enzimas glucolíticas avanzadas, las cuales inhiben la producción de tiroides; si quemas cetonas como combustible en lugar de glucosa, eliminas también esta vía de inflamación. Por último, la resistencia a la insulina derivada del sobrepeso y el consumo de una dieta alta en carbohidratos bloquea la conversión de la inactiva

T4 en la activa T3; en mi plan cetogénico, la glucosa no es un problema.

Aun así, hay evidencias de que cuando se baja de peso en una dieta, incluida la cetogénica, los niveles de T3 disminuyen. En teoría, tiendes a experimentar los síntomas del hipotiroidismo, pero he aquí la clave: esto no le ha sucedido a la mayoría de mis pacientes. No sabemos por qué, pero un estudio en el *Journal of the American Medical Association* reveló que en jóvenes con sobrepeso y obesidad que perdieron de 10 a 15% de su peso, los que consumieron una dieta baja en grasas tuvieron el mayor decremento en ritmo metabólico.[20] El ritmo metabólico, el cual es controlado por la tiroides, se redujo a lo mínimo con una dieta muy baja en carbohidratos. Quizá la cetosis nutricional mejora el funcionamiento de las células y las mitocondrias, o fábricas de energía, y éstas son por tanto más receptivas a la T3 y más capaces de funcionar bien con menores niveles de esta hormona.

En cualquier caso, la forma más inteligente de abordar los problemas de tiroides en una dieta cetogénica es prestar atención a cómo te sientes. Si estás laxo y cansado y batallas para adelgazar, tal vez debas saltar al ciclo cetogénico e incorporar a la mezcla días intermitentes de carbohidratos. Los mejores carbohidratos para las personas con afecciones de tiroides son las moras y el arroz germinado alto en GABA.

Además, come en abundancia estos alimentos que refuerzan la tiroides:

Selenio, el cual balancea la producción de T4 en el cuerpo. Buenas fuentes de esta sustancia son el atún de aleta amarilla, las sardinas en lata, la carne de res alimentada con forraje, el hígado de res, el huevo y las espinacas.

Complejo vitamínico B, en especial tiamina y vitamina B12. La tiamina se encuentra en los espárragos, semillas de ajonjolí, pistaches, arenques, champiñones, semillas de linaza molidas y espinacas. Buenas fuentes de vitamina B_{12} son la carne de res alimentada con forraje, atún, queso sin pasteurizar, queso cottage, carne de borrego, huevo y salmón.

El intestino agujerado se ha asociado con hipotiroidismo, así que el consumo de los siguientes alimentos restaura la salud de los microbios de tu estómago y ayuda al tratamiento de enfermedades desde dentro: probióticos como el kéfir, verduras cultivadas, kéfir de coco, natto, yogur probiótico, kvas y queso sin pasteurizar. También tiene sentido tomar 50 billones de CFU de un suplemento probiótico una o dos veces al día.

Las enzimas proteolíticas reducen la inflamación. Si tú tienes una afección de la tiroides de carácter autoinmune como el mal de Hashimoto, tomar enzimas proteolíticas como la bromelaína reduce la inflamación de la tiroides. Suplementa con 500 a 800 miligramos de bromelaína todos los días.

La ashwagandha es buena para curar la tiroides y puede consumirse en cápsulas, té o tintura. Te ayuda a adaptarte a lidiar con el estrés. Los estudios han demostrado su utilidad en el caso de una tiroides tanto sub como sobreactiva. Además de esta hierba, otras usadas en la medicina tradicional china para mejorar el funcionamiento de la tiroides son la remania y la bacopa. Las dosis varían según la formulación; sigue las instrucciones del frasco.

SALUD ADRENAL

Como expliqué en el capítulo 6, las glándulas adrenales liberan la hormona del estrés cortisol en la mañana para ayudarte a despertar y en momentos en que experimentas estrés.

Sin embargo, en la actual cultura sobreestresada, las glándulas adrenales de muchas personas trabajan de más. Su cuerpo genera cortisol con mucha frecuencia, en respuesta a las demandas diarias. Asediadas por esa constante estimulación, desarrollan "fatiga adrenal", afección en la que las glándulas adrenales dejan de producir hormonas con eficiencia. Además de padecer una sobrecarga de cortisol, las personas con fatiga adrenal no suelen tener suficiente DHEA, la "hormona madre" responsable de la creación de muchas otras hormonas vitales. Esta afección, que provoca ofuscación mental, pérdida de cabello, desequilibrio hormonal, mengua de libido, perturbaciones del sueño, resistencia a la insulina y aumento de peso, no está reconocida por la medicina convencional, pero ha sido considerada desde hace mucho tiempo por practicantes de la medicina tradicional china.

Un alto nivel de cortisol vuelve a tus células más resistentes a la insulina, así que una dieta que restringe la insulina puede ser una ventaja en un tratamiento eficaz. La idea es eliminar todos los alimentos que gravan a tus glándulas adrenales, como cafeína, azúcar y endulzantes, carbohidratos, alimentos procesados y aceites hidrogenados. Esto te deja en poder de los alimentos bajos en carbohidratos, altos en fibra y densos de nutrientes que componen la base de mi programa cetogénico: aceitunas, aguacate, verduras crucíferas, pescados grasosos como el salmón capturado en su hábitat natural, pollo y pavo, caldo de huesos, nueces, semillas, alimentos fermentados y hongos medicinales como los cordyceps.

Además de dormir de 7 a 8 horas diarias y minimizar el estrés en cualquier forma posible —con yoga, meditación, oración, risa o tiempo con buenos amigos—, refuerza también tus glándulas adrenales con hierbas, especias y aceites esenciales. He aquí las diez que recomiendo:

Hierbas adaptógenas como rhodiola, esquisandra, ashwagandha, ginseng, codonopsis y albahaca santa. Las investigaciones indican que las hierbas adaptógenas reducen los niveles de cortisol y median tu respuesta al estrés. Las dosis varían; sigue las instrucciones del frasco.

La raíz de regaliz se consigue en extracto. Incrementa la DHEA, la hormona madre. Como ya se dijo, evítala si tienes problemas cardiacos, hepáticos o renales. De lo contrario, toma 6 gramos al día.

Ácidos grasos omega-3. Su capacidad para contrarrestar la resistencia a la insulina y la inflamación ofrece un útil servicio a las glándulas adrenales. Consume dos o tres porciones a la semana de 100 gramos de pescados grasosos como el salmón o el atún y toma un suplemento diario que contenga 500 miligramos de AEP y ADH.

El magnesio contribuye a un sueño saludable, del que muchos estadunidenses tienen deficiencia. Consume muchas y muy sanas fuentes de magnesio, como espinacas, acelgas y aguacate, y toma un complemento diario de 300 miligramos.

Las vitaminas del complejo B desempeñan un papel crucial en la respuesta al estrés. Muchas personas son deficientes en vitamina B_{12}, y aquellas con estrés adrenal suelen tener baja la vitamina B_5. Toma una vitamina del complejo B con 5 miligramos de vitamina B_5 y 2.4 microgramos de la vitamina B_{12}.

La vitamina C es un reconocido nutriente que combate el estrés y ayuda al cuerpo a recuperarse de experiencias emocionales desgastantes. Como en la dieta cetogénica consumirás menos frutas altas en vitamina C, es buena idea suplementarla, sobre todo si lidias con la fatiga adrenal. Los hombres deben tomar 90 miligramos diarios y las mujeres 75; las mujeres embarazadas y en lactancia deben tomar 85 y 120 miligramos, respectivamente.

La vitamina D tiene un impacto positivo en la función adrenal, como han demostrado estudios preliminares. Tomar el sol durante 20 minutos sin filtro solar ayudará a elevar tu nivel, aunque es buena idea suplementar con hasta 5,000 IU diarias.

La deficiencia de selenio impacta negativamente a tus glándulas adrenales, de acuerdo con estudios en animales. En mi programa cetogénico obtendrás fácilmente una cantidad suficiente de este mineral. Un huevo mediano, por ejemplo, contiene 146 microgramos de selenio, tres veces el requerimiento diario recomendado para los adultos, de 55 microgramos. También se encuentra en las nueces de Brasil, las semillas de girasol, el hígado, el atún, la pechuga de pollo, el salmón y los champiñones.

El aceite de lavanda tiene un efecto calmante y reduce el estrés. Las investigaciones sugieren asimismo que disminuye los niveles de cortisol cuando lo inhalas como parte de un protocolo de aromaterapia. Rocía mientras trabajas, vierte unas gotas en una tina con agua caliente por la noche o frota un poco en las sienes, muñecas y plantas de los pies.

El aceite de romero es una esencia que reduce el cortisol y el estrés oxidante de las células. Rocía en el aire o vierte 1 o 2 gotas en un vaso de agua y bébelo.

Las afecciones relacionadas con las hormonas suelen tratarse con terapia de reemplazo hormonal, lo cual puede generar problemas y desequilibrios adicionales. En cambio, las investigaciones sobre la dieta cetogénica indican que sostener con alimentos la salud de las hormonas es un remedio eficaz. Dado que crea un entorno curativo y ataca la causa última de trastornos comunes relacionados con las hormonas, mi programa cetogénico te ofrece una vía para restaurar el saludable funcionamiento natural de esas potentes sustancias químicas a fin de que tu cuerpo sane solo.

Capítulo 10

La aniquilación cetogénica del cáncer

Cómo ataca al cáncer el hecho de que propulses
a tu cuerpo con cetonas

Ver que mi madre vencía al cáncer con una dieta cetogénica modificada (con 60% de grasas, 30% de proteínas y 10% de carbohidratos), junto con tácticas de apoyo de estilo de vida como afirmaciones, oración, movimientos moderados, remedios herbales y aceites esenciales, fue un momento decisivo en mi evolución como médico funcional. Eso me convenció de que el consumo de gran cantidad de grasas nutritivas y verduras saludables y de un monto moderado de proteínas limpias —en asociación con una reducción radical de carbohidratos— cura el cuerpo y destruye incluso a una de las enfermedades mortales más aterradoras y frecuentes en nuestros días. Desde entonces me he enterado de varios casos convincentes de personas que han usado la dieta cetogénica como parte de un exitoso programa de tratamiento contra el cáncer. Uno de ellos procede de Jordan Rubin, mi querido amigo, mentor y socio.

En julio de 2008, Jordan desarrolló molestias en el abdomen. Pensó que tenía una hernia, y su médico coincidió en que ése era el diagnóstico más probable. Pero durante la cirugía exploratoria para reparar la lesión, descubrieron que en realidad tenía un cáncer testicular avanzado que se había extendido a sus ganglios linfáticos.

Jordan era la última persona a la que habrías imaginado con cáncer. Tenía entonces 32 años. Estaba perfectamente en forma. Llevaba una dieta supersaludable de cereales integrales orgánicos germinados, frutas y verduras orgánicas, lácteos fermentados, carne de res alimentada con forraje y huevos y aves del mismo origen. Había escrito 20 libros sobre salud y estaba a punto de grabar una serie de televisión sobre nutrición deportiva. Su cáncer se desarrolló debido a una anormalidad congénita. Aun así, le sorprendió sobremanera. Pero gracias a su profundo conocimiento de la forma en que el cuerpo opera, estaba seguro de que vencería a la enfermedad.

"Ya había experimentado directamente el poder de la dieta para combatir enfermedades, porque había vencido al mal de Crohn con prácticas alternativas. Así que le dije a mi médico que también deseaba tratar el cáncer con medios naturales", recuerda Jordan. "Nos miró a mi esposa y a mí y dijo: 'Te voy a ser franco. Tienes una posibilidad de 100% de morir en 90 días si no recibes el tratamiento apropiado'."

Jordan y su esposa tenían un hijo de 4 años y acababan de adoptar dos bebés. Él sabía que tendría que tomar un enfoque agresivo para abatir la enfermedad. También estaba convencido de que podría hacerlo sin quimioterapia ni radiación. Le dijo a su esposa que necesitaba 40 días para probar su método. Si una tomografía de seguimiento revelaba que el cáncer seguía desarrollándose, aceptaría un tratamiento tradicional.

"Había leído acerca de la dieta cetogénica y sabía que es posible matar de hambre a las células cancerosas mediante la quema de cetonas en lugar de glucosa como combustible, así que tan pronto como conocí mi diagnóstico supe que deseaba seguir una dieta alta en grasas, baja en carbohidratos, moderada en proteínas y densa en nutrientes", afirma.

Comenzó por ingerir "una cantidad astronómica" de grasas sanas todos los días —varios aguacates, pulpa de coco, ceviche de salmón capturado en su hábitat natural, huevos orgánicos y carne de bisonte alimentado con forraje cocinada con aceite de oliva y mantequilla orgánica—, junto con un litro de jugo de verduras hecho con apio, calabacitas, perejil, pepino y crema sin procesar o crema de coco, grasas nutritivas para ayudar a su cuerpo a asimilar los nutrientes de esas verduras. "Seguí los principios de la dieta cetogénica, con énfasis en alimentos no procesados densos en nutrientes", dice.

Aunque los alimentos fueron la piedra angular del método de Jordan, no se apoyó exclusivamente en su dieta. Su rutina incluía también un masaje de 60 minutos con aceites esenciales, de drenaje linfático, un sauna infrarrojo de dos horas, acupuntura, respiración profunda, ejercicios de perdón, oración y meditación. "Para mantener bajo control mi nivel de estrés, no informé a muchas personas acerca de mi cáncer, porque la intensidad de la preocupación ajena puede ser muy gravosa", explica.

En su día número 40, se hizo una tomografía. Una semana más tarde recibió los resultados que esperaba: el cáncer se había replegado.

Esto sucedió hace 10 años. "Ahora tengo 43 años y sigo haciendo mucho ejercicio, entreno a mis hijos en las ligas menores y tengo una carrera próspera y agitada", afirma. "Soy más apasionado aún en transmitir el mensaje de las grasas sanas, que cuando lo fui en el momento en que me diagnosticaron cáncer. Cuando el cuerpo opera con base en las grasas en sustitución de la glucosa, no sólo matas de hambre a las células cancerosas, sino que también las grasas absorben toxinas y las expulsan de tu sistema. Con el tratamiento tradicional del cáncer, la meta es matar al cáncer antes de que te marchites. Con la dieta cetogénica hice lo opuesto. Me alimenté con una abundancia de calorías y nutrición y permití que mi cuerpo se librara del cáncer por sí solo."

En la década transcurrida desde que Jordan recibió el diagnóstico de su enfermedad, ha habido una explosión de investigaciones sobre la dieta cetogénica y el cáncer. Los científicos ya profundizan en los tipos de cáncer para los que esta dieta es más eficaz, lo mismo que en la consideración acerca de si puede ser útil como complemento de la quimioterapia y radiación convencionales (las evidencias preliminares a este respecto son positivas) y de si puede servir para prevenir el cáncer (ya hay signos esperanzadores de que es así).

Esos convincentes estudios, igual que las historias de éxito que he escuchado de familiares y amigos, han ahondado mi convicción de que la dieta cetogénica posee una notable capacidad de combatir el cáncer. Es más que una dieta. Usar las grasas como combustible podría ser un medio para protegerse del cáncer tanto como enfrentarlo una vez que se declara. Posee un inmenso potencial no aprovechado aún para el campo de la oncología, así como para cualquier persona a la que se le haya diagnosticado esta enfermedad mortal.

LA BIOLOGÍA DEL CÁNCER
Y POR QUÉ LA DIETA CETOGÉNICA
PUEDE AYUDAR

El cáncer es la segunda causa de muerte en Estados Unidos, después de las enfermedades cardiacas. Mata a más personas que el derrame cerebral, mal de Alzheimer, diabetes, influenza, pulmonía, insuficiencia renal y los accidentes combinados.[1] Aun con los recientes avances en tratamientos farmacéuticos y métodos quirúrgicos, sigue siendo una amenaza, y de ahí que impere un creciente interés en el uso de una dieta cetogénica para combatirlo.

Las células cancerosas no se parecen a ninguna otra en tu cuerpo. Necesitan glucosa para proliferar y prosperar. Mientras que las células sanas pueden operar con base en cetonas o glucosa, las del cáncer dependen casi exclusivamente de la glucosa, de la que requieren grandes cantidades. Para mantener su rápida multiplicación y supervivencia, utilizan 20 veces más glucosa que las células normales. Así que cuando eliminas los carbohidratos, les quitas su fuente funcional de combustible.

En la década de 1920, Otto Warburg, un médico alemán laureado con el premio Nobel, descubrió que las células cancerosas alteran la forma en que metabolizan la glucosa en apoyo a su frenético crecimiento. Cuando ingieres carbohidratos, las mitocondrias de las células sanas usan oxígeno para descomponer la glucosa y convertirla en ATP, las moléculas que el cuerpo emplea para disponer de energía. Este proceso, conocido como glucólisis aeróbica (porque usa oxígeno), produce 32 moléculas de ATP por cada molécula de glucosa. Las células del cáncer, sin embargo, se sirven de la glucólisis anaeróbica, un método menos eficiente (que sólo produce 2 moléculas de ATP por cada molécula de glucosa) pero mucho más rápido, que genera ATP casi 100 veces más pronto que las células normales.

Las diferencias metabólicas entre células sanas y células de tumores se han atribuido a mitocondrias disfuncionales, y son tan notorias que algunos científicos ya conciben el cáncer como una enfermedad metabólica producto de la peculiar estructura y función de las mitocondrias de células mutadas.

La dependencia de las células del cáncer respecto de grandes cantidades de glucosa, y únicamente de glucosa, es su debilidad más manifiesta, y la dieta cetogénica brinda una simple e inofensiva forma de explotarla. Como quita de la mesa ese combustible relacionado con los carbohidratos y alimenta a tu cuerpo con cetonas, esta dieta interrumpe en realidad el suministro de alimentos de las células cancerosas a fin de que dejen de proliferar, languidezcan e incluso se extingan.

En estudios de animales con tumores, la supervivencia de criaturas cuyas calorías se restringen —lo que puede obligarlas a usar cetonas en lugar de glucosa como combustible— es significativamente prolongada en comparación con la de animales a los que se alimenta de modo normal.[2] En 1962 se reportó en la bibliografía científica el caso de dos pacientes con tumores metastásicos que se curaron cuando fueron puestos en coma hipoglucémico (baja azúcar en la sangre).[3] De igual manera, alta azúcar en la sangre predice una supervivencia deficiente en pacientes con varios tipos de cáncer[4] y se ha correlacionado con mayor riesgo de desarrollar cáncer en el esófago, páncreas, hígado, colon, recto, estómago y próstata.[5]

Eso no es de sorprender cuando se comprende lo que la glucosa le hace al cuerpo. Cuando comes un platillo clásico alto en carbohidratos y experimentas una elevación de glucosa en la sangre, esto obstruye el transporte de ácido ascórbico, o vitamina C, a las células inmunológicas, y la vitamina C es necesaria para que el sistema inmunológico responda con efectividad a células malignas. Peor todavía, un alto contenido de azúcar en la sangre induce un aumento de insulina, lo que estimula la liberación de las proinflamatorias citocinas, como la interleucina-6 (IL-6), que avivan la progresión del cáncer.

A estas alturas ya sabes que quemar grasas como combustible reduce la producción de insulina. Y también podría retardar el crecimiento de tumores, no sólo porque la insulina desata a las proinflamatorias citocinas, sino también porque es una hormona "anabólica", lo cual quiere decir que hace crecer a las células, tanto sanas como cancerosas. De hecho, un estudio en *Cancer Research* determinó que ratones con cáncer que consumieron una dieta baja en carbohidratos tuvieron menores niveles de glucosa e insulina —y un crecimiento de tumores significativamente menor— en comparación con ratones que comieron una dieta occidental abundante en carbohidratos.[6]

La disminución de glucosa e insulina mediante la reducción de carbohidratos podría evitar asimismo que desarrolles cáncer. Las investigaciones han demostrado, por ejemplo, que mujeres con una elevada ingesta de azúcar están en mayor riesgo de desarrollar cáncer de mama. Un estudio de cerca de 3,000 mujeres en Long Island, la mitad de ellas con cáncer de mama, reveló que aquellas con la mayor ingesta de alimentos dulces estaban en mayor riesgo de cáncer de mama que aquellas con ingestas menores,[7] resultados congruentes con otros estudios que han implicado a la insulina en el desarrollo del cáncer de mama. Otro artículo en BCM *Public Health* determinó que los alimentos dulces y las bebidas endulzadas con azúcar se asocian con mayor densidad en los senos,[8] un factor de riesgo de cáncer de mama.

De igual modo, un estudio de 566 hombres en el marco del Uppsala Longitudinal Study of Adult Men en Suecia estableció que los que se adhirieron a una dieta baja en carbohidratos tuvieron menor riesgo de desarrollar cáncer de próstata,[9] lo que da credibilidad a la idea de que la restricción de carbohidratos puede ser una medida protectora. Otros estudios indican que altos niveles de glucosa e insulina predicen ocurrencia de cáncer y mortalidad relacionada con el cáncer.

Podría haber incluso algo en las cetonas mismas que las vuelva beneficiosas. En un estudio publicado en el *International Journal of Cancer*, los investigadores examinaron el comportamiento de células de tumores en una placa de Petri tanto como en ratones adultos.[10] Administraron a los ratones una dieta estándar complementada con una de dos cosas: butanodiol 1, 3, suplemento que el cuerpo convierte en beta-hidroxibutirato (BHB), una de las principales cetonas que el cuerpo emplea como combustible, o un suplemento de la cetona éster, forma rudimentaria del BHB. Descubrieron que ambos suplementos hicieron decrecer la proliferación y viabilidad de las células cancerosas en los ratones, pese a que recibieran también mucha glucosa en su dieta, y prolongaron la supervivencia de los roedores en 51% (con el butanodiol 1, 3) y en 69% (con la cetona éster). Estos suplementos produjeron efectos contra el cáncer también en las muestras de laboratorio.

Las investigaciones sobre el empleo de la dieta cetogénica como terapia para el cáncer son todavía relativamente nuevas. No se han estudiado aún todos los tipos de cáncer y los científicos siguen tratando de aclarar los detalles de cómo y por qué es eficaz. Sin embargo, la dieta es una intervención de bajo riesgo en comparación con los tratamientos más tradicionales del cáncer. Además, muchas terapias convencionales del cáncer están diseñadas para explotar las debilidades de las células cancerosas, como lo hace la dieta cetogénica. Hay mucho por aprender aún, pero ya existe una clara y verosímil base biológica de por qué una dieta alta en grasas y baja en carbohidratos merma la capacidad de las células cancerosas para crecer y propagarse, y esto atrae creciente interés entre una amplia gama de investigadores y clínicos. He aquí lo que la ciencia ha revelado hasta ahora sobre cómo la dieta cetogénica puede ser útil para tratar cuatro tipos comunes de cáncer.

Cáncer cerebral

La dieta cetogénica ha sido particularmente estudiada en relación con el glioma maligno, principal tipo de tumor cerebral.

Éste es difícil de tratar, especialmente en su forma más común y agresiva, el glioblastoma multiforme, cuyo pronóstico es desalentador, ya que la supervivencia media a partir del diagnóstico es de 12 a 15 meses. Las células del glioma maligno, como las de la mayoría de los cánceres, dependen de la glucosa para crecer y sobrevivir, así que son un blanco adecuado de la dieta cetogénica. Además, urgen los tratamientos alternativos, porque en la comunidad médica preocupa que los métodos terapéuticos actuales, como la cirugía y la quimioterapia, en realidad alienten la progresión de los tumores, ya que causan lesiones en los tejidos que desembocan en inflamación.[11] Adicionalmente, los pacientes de glioma suelen recibir glucocorticoides, un tipo de esteroide que reduce la inflamación, pero estos fármacos elevan el azúcar en la sangre, de manera que proporcionan más combustible a células de tumores de suyo ávidas de glucosa.

La dieta cetogénica se usó por primera vez para tratar el glioma maligno en 1995,[12] y desde entonces varios estudios con roedores han indicado que este tratamiento es inofensivo y eficaz. Un puñado de estudios de caso sobre seres humanos con tumor cerebral que se ha contraído o dejado de crecer es igualmente promisorio. En un estudio en China, los investigadores sometieron a dieta cetogénica a 11 de 34 pacientes que acababan de pasar por una cirugía de glioblastoma multiforme, junto con quimioterapia y terapia hiperbárica de oxígeno; el periodo de supervivencia de los pacientes del grupo cetogénico fue en promedio del doble del periodo de los pacientes que no cambiaron su dieta.[13] De igual forma, investigadores de la Escuela de Medicina de Harvard revisaron en fecha reciente los estudios sobre tratamiento de tumores cerebrales con la dieta cetogénica y concluyeron que, aunque hacen falta más investigaciones, reconocer los beneficios de este remedio no tóxico del glioma maligno "allanará el camino para establecerlo como un pilar terapéutico adicional en la práctica neuro-oncológica".[14]

Cáncer de colon

El cáncer colorrectal es el tercer cáncer más común (sin contar los cánceres de la piel) tanto en hombres como en mujeres en Estados Unidos, con un riesgo de por vida de 1 entre cada 22 hombres y 1 entre cada 24 mujeres.[15] Este mal es responsable de la muerte de más de 50,000 personas al año, y todo indica que una dieta rica en carbohidratos y azúcar incrementa el riesgo. En un estudio publicado en el *Journal of the National Cancer Institute*, los investigadores analizaron el consumo de carbohidratos en cerca de un millar de personas con cáncer de colon etapa 3 en el que las células de los tumores se habían extendido a los ganglios linfáticos.[16] Las que consumían más carbohidratos y otros alimentos con efectos de más azúcar en la sangre tuvieron 80% más riesgo de morir a causa de esa enfermedad o de tener una recurrencia durante los 7 años del estudio que aquellas con el menor consumo de carbohidratos. Esta asociación era más notoria en el caso de las personas con sobrepeso u obesidad.

Es probable que ese riesgo provenga de la insulina. En estudios de laboratorio sobre células de cáncer de colon, la insulina estimula la proliferación celular e inhibe la extinción. Y en pacientes con cáncer de colon, aquellos con más altos niveles de péptido C, marcador de producción de insulina a largo plazo, tuvieron un riesgo de muerte mucho mayor que las personas con los niveles más bajos.

La dieta cetogénica no se ha estudiado aún en personas con cáncer de colon, pero un informe en la revista *Nutrients* determinó que ratones con cáncer de colon a los que se alimentó con una dieta cetogénica tuvieron mucho menor peso de tumores y niveles de IL-6 (una medida de inflamación) que aquellos otros con la misma enfermedad pero que consumieron una dieta estándar de carbohidratos.[17] Como los tumores de los ratones se contrajeron al aumentar su nivel de cetonas en la sangre, los investigadores especularon que el efecto antiinflamatorio de las cetonas podría ser el responsable. Una prueba clínica en humanos con cáncer avanzado de diferentes tipos (mama, trompas de Falopio, pulmón, ovarios y colorrectal) confirma la validez de esta idea. En ella se descubrió que la concentración de cetonas en la sangre era tres veces mayor en los pacientes cuyo cáncer se había estabilizado o estaba en remisión que en aquellos con progresión de la enfermedad.[18]

También hay evidencias de que roedores en dieta cetogénica mantienen su masa muscular y peso en mayor medida que los que ingieren una dieta alta en carbohidratos, y mantener el peso durante el tratamiento de cáncer es vital, porque la pérdida de peso y masa muscular es un peligroso efecto secundario tanto de la enfermedad como de tratamientos convencionales.

Cáncer de mama

Más de 266,000 mujeres en Estados Unidos reciben cada año un diagnóstico de cáncer invasivo de mama, y otras 64,000 de cáncer no invasivo.[19] Peor todavía, el cáncer de mama reclama la vida de 41,000 mujeres en ese país cada año.[20] No obstante, informes esperanzadores en la bibliografía médica señalan que la dieta cetogénica tiene un efecto positivo en la trayectoria de este padecimiento. En un artículo se expuso el caso de una mujer recién diagnosticada con una recurrencia de cáncer HER 2 positivo en el seno derecho que siguió una dieta cetogénica estricta, junto con una alta suplementación de vitamina D, durante tres semanas antes de la cirugía.[21] HER 2 es una proteína promotora del crecimiento ubicada fuera de todas las células de cáncer de mama; cuando su nivel es más alto de lo normal, se llama HER 2 positivo. Los tumores con resultados de prueba positivos respecto a esta proteína tienden a crecer y extenderse más rápido que otros tipos de cáncer de mama. Cuando los médicos analizaron el tumor de esta paciente después de la cirugía, descubrieron que ya no era HER 2 positivo. En otras palabras, la dieta cetogénica y la vitamina D indujeron un cambio significativo en un biomarcador crucial de cáncer de mama.

De igual modo, un investigador del Boston College, junto con un equipo de Turquía, reportó el caso de una mujer que tenía un tipo agresivo de cáncer de mama, conocido como triple negativo.[22] Ella siguió una dieta cetogénica durante 6 meses, mientras se sometía a la quimioterapia regular y a tratamiento de alto calor e hiperbárico con oxígeno. Al final del tratamiento, estaba curada.

Estudios con roedores contribuyen a explicar por qué sucede eso. En un artículo publicado en *Cancer Research*, los científicos determinaron que ratones alimentados con sustancias que contenían el monto de azúcar propio de la dieta occidental habitual desarrollaron más pronto tumores de cáncer de mama, tuvieron tumores más grandes y presentaron más probabilidad de propagación del cáncer a los pulmones que aquellos otros con una dieta baja en azúcar.[23] Descubrieron asimismo que un alto contenido de azúcar en la dieta detona una proteína inflamatoria conocida como 12-LOX, la cual aumenta el riesgo de desarrollo y metástasis de cáncer de mama.

Otra investigación indicó que una ingesta alta de ácidos grasos omega-3 protege a las mujeres contra el desarrollo de tumores de mama.[24] La pérdida de peso puede reducir ese riesgo,[25] en particular del exceso de peso grasoso que se acumula en el vientre, contra el que la dieta cetogénica está específicamente dirigida. Consideradas en conjunto, las evidencias dan esperanzas de que la dieta cetogénica sea un medio eficaz para mantener células sanas en los senos y desempeñe un papel significativo, e incluso revolucionario, en el tratamiento de esta enfermedad.

Cáncer de próstata

Cada vez hay mayor interés en usar la dieta cetogénica para tratar a los 165,000 hombres a los que se diagnostica cáncer de próstata cada año,[26] e incluso para prevenir algunas de las 29,000 muertes al año atribuidas a esta dolencia. En 2008, un grupo de científicos demostró que ratones bajo una dieta cetogénica sin carbohidratos redujeron en alto grado el crecimiento de sus tumores y prolongaron su supervivencia en comparación con ratones alimentados con dietas con 72% o 44% de carbohidratos.[27] Otro estudio señaló que ratones bajo una dieta sin carbohidratos vivieron más que los que no la siguieron;[28] las células de sus tumores se extinguieron en mayor medida, y tuvieron menores niveles de inflamación e insulina.

Es prácticamente imposible que los seres humanos sigamos una dieta sin carbohidratos, pero las evidencias indican que adoptar una dieta con hasta 20% de ellos produce resultados similares. Un estudio en *Cancer Prevention Research* comparó a ratones con cáncer de próstata alimentados sin carbohidratos, con 10% de ellos y con 20% y determinó que estas dietas eran igualmente eficaces en términos de la supervivencia de los ratones.[29] Al menos una prueba clínica en humanos se halla en curso en la actualidad. Investigadores de la Universidad de Maryland intentan determinar si la dieta cetogénica tiene un efecto similar en hombres con ese padecimiento.

NUEVE POTENTES Y PROBADAS ESTRATEGIAS NATURALES CONTRA EL CÁNCER

Investigaciones en animales han hallado indicios de que la dieta cetogénica también es útil para quienes sufren de cáncer pulmonar, pancreático y gástrico y que podría mejorar ciertos aspectos de calidad de vida, como sueño y estado de ánimo, en pacientes con tumores avanzados que se han extendido a otras áreas del cuerpo.[30] Además, la dieta cetogénica es inofensiva y está libre de peligrosos efectos secundarios.

Con base en mi experiencia en el tratamiento de pacientes con cáncer, creo que lo mejor es reforzar la cetosis con otros métodos que puedan magnificar los beneficios de la dieta y dar a los enfermos una oportunidad óptima de vencer su mal. Las siguientes son las estrategias naturales que le recomendé a mi madre para que fortaleciera y desintoxicara su cuerpo mientras batallaba con el cáncer. Creo que operaron en sinergia con la dieta para que ella se curara. Así que también te las recomiendo a ti, si acaso enfrentas esta enfermedad o tienes a seres queridos en ese trance.

Toma jugos de verduras. Hice que mi madre seleccionara verduras orgánicas y de cultivo local en el mercado de productos naturales y que preparara jugos de verduras todos los días, con espinacas, acelgas, apio, pepino, cilantro, perejil, limón, jengibre y estevia. Esta combinación elimina toxinas cancerígenas que se acumulan en el cuerpo, y el jugo está repleto de antioxidantes y otros nutrientes curativos que fortifican la capacidad de combate a enfermedades de tu sistema inmunológico.

Usa para espolvorear la cúrcuma (curcumina) y otras hierbas de uso culinario. Varios estudios de laboratorio sobre células cancerosas sugieren que la curcumina posee efectos anticancerígenos. Un artículo demostró que combinar la curcumina con la quimioterapia redujo el número de células de cáncer intestinal mejor que como lo habría hecho la quimioterapia sola.[31] Otras hierbas y especias, como pimienta de Cayena, canela, ajo, jengibre, orégano y romero, tienen también potentes propiedades anticáncer. Úsalas en abundancia cuando cocines.

Consume más sol y vitamina D. Un estudio seminal publicado en el *American Journal of Clinical Nutrition* examinó a 1,200 mujeres posmenopáusicas y descubrió que después de sólo un año de suplementación con vitamina D3, el riesgo de desarrollo de cáncer decreció en hasta 77%.[32] Busca un suplemento diario que contenga de 5,000 a 10,000 IU de vitamina D$_3$ y tómalo con alimentos que contengan aceite de coco o una bebida rica en probióticos como kéfir para promover la asimilación. Optimiza tus suplementos de D$_3$ con una diaria exposición al sol de 20 minutos de duración.

Usa aceites esenciales de incienso y mirra. Estos antiguos aceites son comprobadamente eficaces para quienes sufren de cáncer de cerebro, mama, colon, páncreas, próstata y estómago. Frota ambos en el cuello tres veces al día y bebe 3 gotas en 250 mililitros de agua también tres veces al día.

Consume o suplementa con hongos reishi y cordyceps. Existen evidencias de que estos hongos contraen los tumores, apuntalan tu sistema inmunológico y reducen la náusea relacionada con la quimioterapia. Si usas un suplemento, toma la dosis recomendada en el frasco.

Aumenta tu ingesta de antioxidantes con supermoras.
La mayoría de las frutas son demasiado altas en azúcar para la
dieta cetogénica, pese a lo cual te exhorto a consumir una porción de moras cada día. Arándanos, frambuesas y zarzamoras
son algunas de las mejores y abundan en antioxidantes contra el cáncer como flavanoles, antocianinas y resveratrol. Asimismo, moras exóticas orgánicas en polvo como acai, camu
camu, goji, maqui y esquisandra son muy altas en antioxidantes y constituyen una magnífica opción de alimentos bajos en
azúcar y carbohidratos. Mezcla un poco en un vaso de agua,
junto con una pizca de estevia, para procurarte una refrescante bebida.

Ingiere caldo de huesos. Este curativo elíxir, hecho de
huesos y vísceras de pollo, res, cordero o pescado, es una excelente fuente de colágeno, glucosaminoglucanos y otros nutrientes que reparan las paredes intestinales, y un sano entorno
intestinal puede mejorar exponencialmente tu salud general.

Opta por alimentos y suplementos probióticos. Y ya
que hablamos de tus intestinos, es vital que restaures la salud
de su inmensa población de bacterias. Las investigaciones indican que la suplementación de probióticos previene el crecimiento de tumores, hallazgo lógico por cuanto que 80% de tu
sistema inmunológico se ubica en tus intestinos. Mejorar la
salud de tus bacterias gástricas también te ayudará a absorber
más minerales, capacidad especialmente importante durante
la quimioterapia y que contribuirá a que obtengas de mi programa cetogénico la mayor nutrición anticáncer posible. Suplementa con 50 billones de CFU una o dos veces diarias.

**Ora, medita o busca formas de aliviar el estrés y pro-
mover la positividad.** Es difícil cuantificar la importancia de
mantener una perspectiva positiva cuando se te diagnostica
cáncer, pero creo que es absolutamente esencial. Muchos de

los cambios de estilo de vida que mi madre emprendió, como afirmaciones diarias, oración, paseos en la naturaleza y tiempo con amigos, tenían por objeto elevar su ánimo e infundir una sensación de calma apacible, difícil de conseguir cuando enfrentas una enfermedad alarmante. Cada quien tiene su forma preferida de hacer esto. Así se trate de yoga, risa, paseos en la naturaleza o tai-chi, busca actividades que te den esperanza y felicidad, y conviértelas en parte de tu rutina diaria. Mis formas favoritas de meditación son la oración, la gratitud y la lectura de la Biblia. Las considero parte esencial de mi estrategia de bienestar, tan importantes como el ejercicio o cepillar mis dientes. Elevan mi corazón, me dan esperanza y me mantienen centrado, y es prácticamente imposible sobreestimar la importancia de esas cualidades. Como se menciona en Proverbios 17, 22: "Buen remedio es el corazón alegre".

La dieta cetogénica es el único método alimentario, aparte del ayuno, que puede poner tu cuerpo en cetosis y, gracias a ello, apuntar al talón de Aquiles de las células de los tumores: su dependencia de la glucosa como combustible. Las evidencias científicas confirman rápidamente el extraordinario potencial de la dieta cetogénica para combatir el cáncer en un nivel molecular mediante el ataque de su más notoria debilidad. En muchos casos, podría extinguir tumores nacientes e incluso bloquear los ya arraigados, lo que ofrece a quienes batallan con esta enfermedad una forma enérgica y efectiva de defenderse. Además, el compromiso con mi programa cetogénico tiene sentido para todos los interesados en la prevención del cáncer. Como pone a tu cuerpo en un estado de quema de grasas, este programa crea un entorno protector en el que ese formidable enemigo tiene muchas menos probabilidades de aparecer y arraigar.

PARTE III

Tu plan cetogénico personalizado

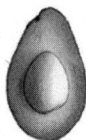

Capítulo 11

El plan cetogénico básico

El método para todos los que quieren probar
la dieta cetogénica

¡Felicidades por haber decidido seguir la dieta cetogénica! Me alegra mucho saber que en las próximas semanas experimentarás increíbles resultados. Diseñé este plan para su uso en 30 días, pero quienes tienen más peso que perder o persistentes afecciones de salud pueden extenderlo a 60 o 90. Después de eso te recomiendo que pases al plan del ciclo cetogénico permanente, más fácil de sostener a largo plazo y que brinda un grato equilibrio de nutrientes saludables para tu cuerpo sin dejar de ofrecer los beneficios de la cetosis. Dicho esto, es importante iniciar con una dieta completamente cetogénica, para que tu cuerpo coseche las ventajas de estar en cetosis durante un periodo amplio e ininterrumpido. Si deseas algo de aliento en el camino, no dudes seguirme en Facebook (Dr. Josh Axe) y en Instagram @drjoshaxe. Comparte conmigo tus resultados por ese medio. ¡Me encantará darte ánimos!

PREPARACIÓN DE TU CUERPO PARA LA DIETA CETOGÉNICA

Antes de que te sumerjas en la dieta, es buena idea que pases por una breve fase de transición de 3 a 7 días. Cuando cambias radicalmente tu consumo de alimentos y comienzas a nutrirte con grasas supersanas y a minimizar tu consumo de carbohidratos, tu cuerpo requiere al menos unos días para adaptarse. Una dieta alta en grasas exige más del hígado y la vesícula, por ejemplo, y comer menos carbohidratos significa que tu azúcar en la sangre puede caer. Este periodo de preparación está diseñado para ayudar a tu cuerpo a aclimatarse a esos cambios, para que una vez que inicies la dieta estés listo para experimentar todos sus beneficios.

He aquí lo que debes hacer durante la fase de preparación:

Aumenta gradualmente tu consumo de grasas sanas. Comienza por añadir aguacate a tus huevos y ensaladas. Usa aceite de coco y leches de almendras y de coco en tus smoothies, y sustituye tu bocadillo usual por un puñado de nueces.

Presta atención a los carbohidratos. No necesariamente deberás reducirlos desde ahora, pero fíjate de dónde proceden tus carbohidratos y empieza a purgar tu alacena y refrigerador de los alimentos con un alto contenido de carbohidratos y azúcar que no comerás una vez que inicies el plan de 30 días. Si no están en casa, es mucho menos probable que te permitas consumirlos.

Toma mucha agua. El agua limpia tu cuerpo y es buena para ti en cualquier dieta. Sin embargo, es especialmente importante mientras te preparas para la dieta cetogénica, ya que muchas personas pierden peso de agua al principio del programa debido al bajo contenido de azúcar y sodio de la dieta. (Tanto el azúcar como el sodio provocan que tu cuerpo retenga agua.) Proponte tomar al menos 1 litro de agua al día por cada 30 kilos de peso. En otras palabras, si pesas 70 kilos, toma *al menos* 2.5 litros de agua diariamente.

ALLÁ VAMOS: ¡KETO!

Una vez sentadas las bases, estarás listo para iniciar la dieta. El aspecto más importante de la dieta cetogénica son tus macros. Debes consumir 75% de grasas, 20% de proteínas y 5% de carbohidratos. Sería útil que visualizaras un cartel con estas proporciones. Pero no te empeñes en hacer cálculos matemáticos para confirmar que ingieres las cantidades correctas de cada macronutriente. A partir de la página 233 ofrezco un plan de comidas de 30 días para volver eso superfácil. También puedes utilizar cualquiera de las más de 80 saludables, sencillas y deliciosas recetas incluidas en el capítulo 17. Cada una de ellas contiene las proporciones ideales de grasas, proteínas y carbohidratos para que no tengas que sufrir por los detalles. Todas esas recetas siguen una rotación regular en mi hogar. Creo que van a gustarte tanto como a Chelsea y a mí.

Expliqué la gripe cetónica en el capítulo 3 pero, como recordatorio, he aquí varias cosas que puedes hacer para minimizar la probabilidad de que presentes síntomas de ese malestar y para que transites a la cetosis sin problemas:

No dejes de tomar mucha agua.

Espolvorea un poco de sal de mar en tus alimentos. Cuando dejas de comer alimentos envasados y preparados, consumes menos sodio. Es buena idea reemplazarlo con sal saludable, como la sal rosa del Himalaya y la sal celta, que contienen la más amplia variedad de minerales favorables a la hidratación.

Consume bebidas cafeinadas. Mientras tu cuerpo se adapta a la cetosis, tu energía podría menguar temporalmente. Si te sientes alicaído, toma una taza de café negro o té verde. No te excedas, pero una o dos tazas diarias de una saludable bebida cafeinada (¡nada de bebidas energizantes!) mantendrá tu energía en un alto nivel.

TU PLATO
KETO

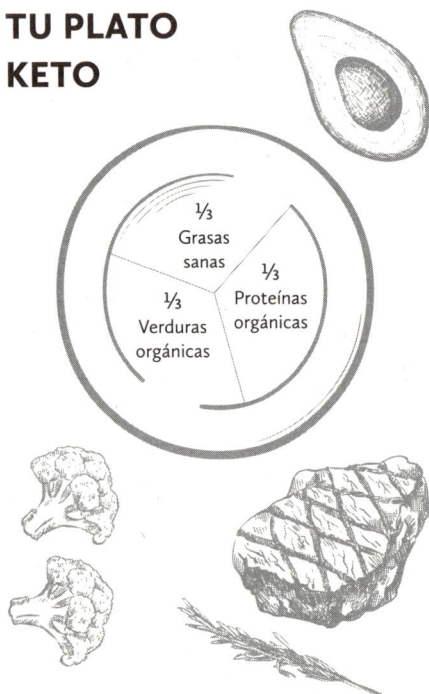

Haz ejercicio con moderación. Si acostumbras ejercitarte a fondo, reduce de 10 a 20% la intensidad y duración de tus rutinas durante la primera semana de la dieta. Es buena idea llevar contigo un bocadillo que contenga pocos carbohidratos, como un puñado de arándanos, en caso de que sientas que tu azúcar en la sangre desciende. Cada cuerpo reacciona de forma distinta a la cetosis, así que presta atención a cómo te sientes y ajusta tu rutina en consecuencia. Si no acostumbras hacer ejercicio, camina 20 minutos diarios. El ejercicio regular será en adelante una parte no negociable de tu programa permanente de bienestar.

Reduce lo más posible el estrés. El cortisol puede socavar tus esfuerzos para bajar de peso, porque induce a tu cuerpo a almacenar grasa y dificulta el apego a cualquier plan alimentario. Entre mis actividades favoritas para reducir la tensión están escuchar música, orar y tomar un curativo baño en la noche con sales de Epsom y aceites esenciales. Busca la estrategia que más te convenga, sea yoga, caminar en la naturaleza, practicar tai-chi, cantar, bailar, resolver rompecabezas o leer una novela.

Hallarle la maña a una nueva manera de comer puede ser difícil, así que a continuación te ofrezco una muestra de cómo podría ser un día habitual del plan cetogénico básico. Encontrarás muchas otras opciones de platillos en el plan de comidas de 7 días al final de este capítulo, y todavía más deliciosas recetas en el capítulo 17.

> **7:30 a.m.** Haz un "triatlón espiritual": 5 minutos de práctica de gratitud, 5 minutos de lectura de la Biblia o de un libro de desarrollo personal y 5 minutos de oración o meditación.
>
> **8:00 a.m.** Bebe un smoothie cetogénico con leche de coco, proteínas cetogénicas o de colágeno (de sabor vainilla, por ejemplo, una opción agradable para los smoothies) y crema de almendras. Toma cetonas exógenas, un multivitamínico y enzimas digestivas. Si tienes molestias digestivas, toma también un probiótico.
>
> **9:00 a.m.** Bebe una taza de té verde o café con aceite de TCM y/o ghee.
>
> **12:00 p.m.** Disfruta una hamburguesa de carne de res alimentada con forraje y envuelta en una hoja de lechuga con ensalada de espinacas y aguacate. Toma enzimas digestivas.
>
> **5:00 p.m.** Haz ejercicio durante más de 20 minutos. Entrenamiento con pesas, entrenamiento HIIT, cardio y yoga son

todas ellas opciones aceptables. Si no puedes hacer ejercicio, da un paseo.

6:30 p.m. Consume una cena compatible con la dieta cetogénica. Consulta las recetas del capítulo 17 en busca de ideas. Toma enzimas digestivas.

9:00 p.m. ¡Apaga todos tus aparatos! Haz algo relajante que prepare tu cerebro para dormir: lee un libro, escribe tu diario de gratitud, toma un baño caliente con aceite de jazmín, medita u ora.

10:30 p.m. Apaga la luz.

LOS CUATRO SUPLEMENTOS PRINCIPALES EN APOYO AL PLAN CETOGÉNICO BÁSICO

Como expliqué en el capítulo 5, una amplia variedad de suplementos pueden auxiliar tus esfuerzos de entrar en cetosis y garantizar que maximices los efectos de este plan. Es momento de que vuelvas a ese capítulo y veas cuáles de ellos tienen más sentido para tus problemas de salud particulares. En general, he aquí los cuatro principales que recomiendo a todos los que siguen el plan cetogénico básico.

1. **Cetonas exógenas.** Las cetonas exógenas te ayudarán a entrar en cetosis más rápido. Pueden ser muy provechosas, en especial durante la primera o dos primeras semanas del programa. Si las consumes en polvo, toma 6 gramos una o dos veces al día, la primera de ellas en la mañana. Si tienes cápsulas, las que a menudo se combinan con ingredientes con los que hacen sinergia, toma 2 gramos.

2. **Proteínas o colágeno cetogénicos.** Elige las proteínas cetogénicas si tienes dificultades para consumir suficientes proteínas en tu dieta y te interesa reforzar tus músculos. Opta

por el colágeno cetogénico si una de tus mayores preocupaciones es envejecer sanamente y proteger tus articulaciones, cabello, piel y uñas. En el caso de las proteínas cetogénicas, cada porción debe contener de 10 a 15 gramos de proteínas y de 10 a 15 gramos de grasas de caldo de huesos, lo que constituye una fuente supersaludable de proteínas y grasas, así como de triglicéridos de cadena media, quizá las grasas disponibles más sanas. En cuanto al colágeno cetogénico, busca uno que tenga al menos 3 gramos de grasas por porción. Como estos productos están optimizados para la cetosis, ayudan a activar el interruptor para pasar de la quema de carbohidratos a la de grasas y brindan una energía sostenida. Toma 1 o 2 cucharadas diarias con un vaso de agua, una taza de café o tu smoothie matutino.

3. **Un suplemento de enzimas digestivas compatibles con la dieta cetogénica,** y que contenga microorganismos de la tierra, te ayudará a descomponer las grasas y promoverá el crecimiento de bacterias sanas en tus intestinos. Toma con alimentos la dosis recomendada en el frasco, de una a tres veces al día.

4. **Un multivitamínico** que contenga todos los nutrientes que podrían faltarte ahora que has renunciado a algunas frutas y verduras saludables para los 30 días iniciales. El alto contenido de grasas de mi plan cetogénico te permitirá asimilar por completo vitaminas solubles en grasas como las vitaminas A, D, E y K, así que elige un multivitamínico con saludables cantidades de esos nutrientes en particular. Opta asimismo por uno que contenga varias veces más el valor recomendado del complejo B, en particular de la vitamina B_{12}, ya que no obtendrás de tu dieta muchas de estas vitaminas, las cuales son decisivas para mantener tus niveles diarios de energía. Como las formulaciones varían, toma la dosis estándar recomendada en el frasco.

LOS PLATILLOS DE TU DIETA KETO
DE UN VISTAZO

Para obtener los mejores resultados, sigue este desglose calórico:

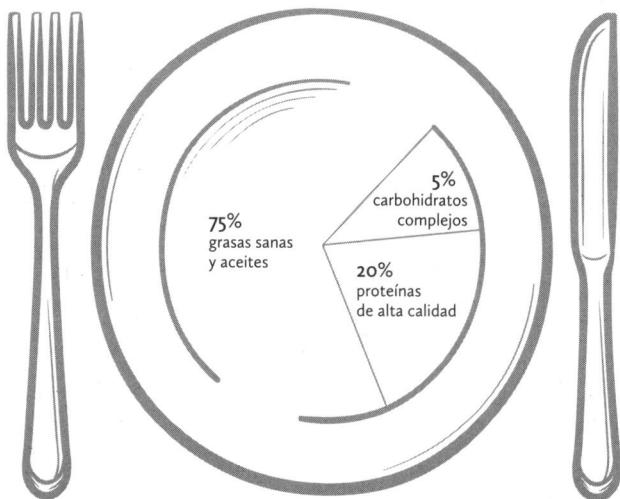

75%
grasas sanas
y aceites

5%
carbohidratos
complejos

20%
proteínas
de alta calidad

OPCIONES DE MUESTRA

GRASAS SANAS Y ACEITES	GRASAS		ACEITES
	Aguacate	Leche de coco	Aceite de aguacate
	Ghee	Nueces	Aceite de ajonjolí
	Mantequilla de animales alimentados con forraje	Aceitunas	Aceite de coco
	Crema de almendras	Semillas (de linaza, chía y cáñamo)	Aceite de macadamia
	Cacao	Tahini	Aceite de oliva extravirgen
			Aceite de semillas de chía
			Aceite de semillas de linaza
PROTEÍNAS DE ALTA CALIDAD	Pescado capturado en su hábitat natural	Caldo de huesos	Carne de bisonte alimentado con forraje
	Carne de res alimentada con forraje	Huevos (de gallina y pato)	Cordero
		Pollo	Pavo
	Proteínas de caldo de huesos	Proteínas de colágeno	Tocino de pavo
		Queso cottage	Carne de venado
		Pato	
VERDURAS Y FRUTAS	Ajo	Col rizada	Hongos
	Alcachofas	Coles de Bruselas	Lechuga romana
	Brócoli	Coliflor	Limón y lima
	Cebolla	Ejotes	Moras
	Calabacitas	Espárragos	
	Col	Espinacas	

PLAN DE COMIDAS DE MUESTRA DE 30 DÍAS

PLAN BÁSICO DE COMIDAS CETOGÉNICAS

Día 1

Desayuno

Huevos revueltos cetogénicos (3 huevos, espinacas, champiñones, jitomates cherry y condimentos al gusto, todo ello cocinado en aceite de coco)

Leche dorada con cúrcuma (página 312)

Comida

Hamburguesa de cordero (página 328)

Guarnición de ensalada

Bocadillo (opcional)

½ taza de zarzamoras con 1 cucharada de crema de almendras

Cena

170 gramos de salmón capturado en su hábitat natural cocinado en 2 cucharadas de aceite de coco

170 gramos de coles de Bruselas cocidas al vapor cubiertas con 1 cucharada de aceite de linaza y sazonadas al gusto

Día 2

Desayuno

Smoothie de vainilla (página 309)

Comida

Fideos de calabacitas cubiertos con jitomates cherry y salsa de aguacate (aguacate, jugo de limón, piñones, agua y condimentos al gusto)

Guarnición de ensalada

Bocadillo (opcional)

1 rebanada de *Pan cetogénico* (página 345)

Cena

170 gramos de carne orgánica de bisonte alimentado con forraje cocinada en 2 cucharadas de aceite de coco

170 gramos de ejotes salteados en 1 a 2 cucharadas de ghee

Postre

Dulce cetogénico (página 354)

Día 3

Desayuno

Crepas cetogénicas (página 304)

Salchicha de pavo (página 305)

Café cetogénico (página 312)

Comida

Rollos de lechuga con ensalada de pollo (página 313)

½ aguacate

Bocadillo (opcional)

½ taza de queso cottage de leche de cabra con un puñado de moras

Cena

170 gramos de carne orgánica de cordero alimentado con forraje cocinada en 2 cucharadas de aceite de coco

140 gramos de col cocida al vapor cubierta con 1 cucharada de aceite de oliva y sazonada al gusto

Día 4

Desayuno

Parfait de yogur (*Granola* [página 349], yogur de coco sin azúcar, moras frescas, coco rallado sin azúcar, crema de almendras y granos de cacao en trozos)

Té verde

Comida

Ensalada de espinacas con fresas y aderezo de semillas de amapola (página 337)

Bocadillo (opcional)

½ aguacate

Cena

170 gramos de pollo de granja orgánico cocinado en 2 cucharadas de aceite de coco

Col rizada a la cajún (página 338)

Postre

½ taza de fresas sumergidas en 50 gramos de chocolate amargo

Día 5

Desayuno

Mufin de huevo bajo en carbohidratos (página 305)

Comida

Fajitas de res (170 gramos de filete de res, pimientos rojos y verdes, cebolla, aceite de oliva y jugo de limón) servidas en balsas de lechuga romana

170 gramos de calabacitas salteadas en 1 a 2 cucharadas de ghee

Bocadillo (opcional)

½ taza de frambuesas con 1 cucharada de crema de almendras

Cena

Filetes de pollo con coco (página 326)

Brócoli y coliflor cocidos al vapor cubiertos con 2 cucharadas de
tahini y sal de mar

Día 6

Desayuno

Smoothie de arándanos (página 308)

Comida

170 gramos de halibut capturado en su hábitat natural cocinado
en 2 cucharadas de aceite de coco

250 gramos de apio salteado en 2 cucharadas de aceite de linaza

½ taza de fresas

Bocadillo (opcional)

Barra cetogénica de pasta de galleta (página 347)

Cena

Ceviche vegetariano con hongos (página 326)

140 gramos de pepino rebanado rociado con jugo de limón y aceite de oliva y sazonado al gusto

Postre

Barra de limón (página 351)

Día 7

Desayuno

3 huevos fritos en 1 a 2 cucharadas de aceite de aguacate

Col rizada salteada

Café cetogénico (página 312)

Comida

110 a 170 gramos de ensalada de atún (atún en lata capturado en su hábitat natural 2 a 3 cucharadas de mayonesa de aguacate) servida sobre una cama de verduras mixtas

½ taza de arándanos

Bocadillo (opcional)

Bastones de apio servidos con *Crema de nuez con canela* (página 342)

Cena

Alas de pollo cetogénicas a la Buffalo (página 323)

170 gramos de coles de Bruselas cocidas al vapor cubiertas con 1 cucharada de aceite de linaza y sazonadas al gusto

Día 8

Desayuno

Smoothie cetogénico de verduras (página 311)

Comida

170 gramos de carne orgánica de res alimentada con forraje cocinada en 2 cucharadas de aceite de coco

250 gramos de espárragos a la parrilla con 1 a 2 cucharadas de aceite de oliva y sazonados al gusto

½ aguacate

Bocadillo (opcional)

Bomba cetogénica de grasas (página 345)

Cena

Burrito en tazón (arroz de coliflor, frijoles negros, pimiento morrón, aguacate, cebolla morada y pollo o carne de res cubiertos con aceite de oliva y jugo de limón)

Día 9

Desayuno

> *Pudín de chía* (página 344)

Comida

> Fajitas de res (170 gramos de filete de res, pimientos rojos y verdes, cebolla, aceite de oliva y jugo de limón) servidas en balsas de lechuga romana
>
> 170 gramos de calabacitas salteadas en 1 a 2 cucharadas de ghee

Bocadillo (opcional)

> ½ taza de arándanos y 30 gramos de queso fuerte en cubos

Cena

> *Hamburguesa de cordero* (página 328)
>
> *Brócoli con queso* (página 333)

Postre

> ½ taza de frambuesas sumergidas en 50 gramos de chocolate amargo

Día 10

Desayuno

> *Omelet de verduras* (página 307)
>
> *Salchicha de pavo* (página 305)

Comida

> 170 gramos de pavo orgánico de granja cocinado en 2 cucharadas de aceite de ajonjolí
>
> 140 gramos de espinacas cocidas al vapor rociadas con 1 cucharada de aceite de oliva y sazonadas al gusto

Bocadillo (opcional)

> Bastones de apio servidos con *Crema de nuez con canela* (página 342)

Cena

Tortitas de salmón con aioli de ajo (página 322)

170 gramos de ejotes salteados en 1 a 2 cucharadas de ghee

Día 11

Desayuno

Crepas cetogénicas (página 304)

Comida

Sobrantes de *Tortitas de salmón con aioli de ajo* (página 322)

170 gramos de calabacitas salteadas en 1 a 2 cucharadas de aceite de coco

½ taza de arándanos

Bocadillo (opcional)

½ aguacate (opcional)

Cena

Estofado de res con brócoli (página 330)

Arroz de coliflor con cilantro y lima (página 335)

Guarnición de ensalada

Postre

Galleta cetogénica de crema de cacahuate (página 352)

Día 12

Desayuno

Parfait de yogur (sobrantes de *Granola* [página 349], yogur de coco sin azúcar, moras frescas, coco rallado sin azúcar, crema de almendras y granos de cacao en trozos)

Té verde

Comida

Filetes de pollo con coco (página 326)

140 gramos de espinacas cocidas al vapor rociadas con 1 cucharada de aceite de oliva y sazonadas al gusto

½ aguacate

Bocadillo (opcional)

Bastones de apio servidos con *Crema de nuez con canela* (página
342)

Cena

170 gramos de carne orgánica de cordero alimentado con forraje
cocinada en 2 cucharadas de aceite de coco

170 gramos de ejotes salteados en 1 a 2 cucharadas de ghee

Día 13

Desayuno

Smoothie de arándanos (página 308)

Comida

Sobrantes de *Estofado de res con brócoli* (página 330)

Guarnición de ensalada

Bocadillo (opcional)

Mufin de arándanos con colágeno (página 348)

Cena

Rollos de nuez (nueces de Castilla sin tostar, aminoácidos de coco,
condimentos al gusto y hojas de lechuga romana) servidos con
guacamole

140 gramos de pepino rebanado rociado con jugo de limón y aceite de oliva y sazonado al gusto

Postre

Mousse de chocolate con aguacate (página 350)

Día 14

Desayuno

Quiche sin cereales (página 306)

Leche dorada con cúrcuma (página 312)

Comida

Filete de coliflor (página 328)

170 gramos de calabacitas salteadas en 1 a 2 cucharadas de ghee

Bocadillo (opcional)

Pudín de chía (página 344)

Cena

Pollo al pesto (página 324)

250 gramos de espárragos a la parrilla rociados con 1 a 2 cucharadas de aceite de oliva y sazonados al gusto

Día 15

Desayuno

Licuado cetogénico de colágeno (página 308)

Comida

Sobrantes de *Pollo al pesto* (página 324)

140 gramos de col cocida al vapor rociada con 1 a 2 cucharadas de aceite de oliva y sazonada al gusto

½ taza de fresas y 30 gramos de queso fuerte

Bocadillo (opcional)

Huevos cetogénicos a la diabla (página 349)

Cena

Lasaña con calabacitas (página 330)

Guarnición de ensalada

Día 16

Desayuno

Smoothie cetogénico de chocolate (página 310)

Comida

Chili a la Buffalo (página 319)

Guarnición de ensalada

Bocadillo (opcional)

½ taza de queso cottage de leche de cabra con un puñado de moras

Cena

170 gramos de pollo orgánico de granja horneado en 2 cucharadas de mantequilla y sazonado con condimentos italianos

170 gramos de ejotes salteados en 1 a 2 cucharadas de ghee

Postre

Galleta cetogénica con chispas de chocolate (página 353)

Día 17

Desayuno

Smoothie de cúrcuma (página 309)

Comida

Sobrantes de *Chili a la Buffalo* (página 319)

Guarnición de ensalada

½ taza de zarzamoras

Bocadillo (opcional)

Barra cetogénica de pasta de galleta (página 347)

Cena

170 gramos de pavo orgánico de granja cocinado en 2 cucharadas de aceite de coco

Col rizada a la cajún (página 338)

Día 18

Desayuno

3 huevos fritos en 1 a 2 cucharadas de aceite de aguacate

Salchicha de pavo (página 305)

Col salteada

Té verde

Comida

Burrito en tazón (arroz de coliflor, frijoles negros, pimientos morrones, aguacate, cebolla morada y pollo o carne de res, cubiertos con aceite de oliva y jugo de lima)

Bocadillo (opcional)

Bomba cetogénica de grasas (página 345)

Cena

Filete de coliflor (página 328)

250 gramos de espárragos rociados con 1 a 2 cucharadas de aceite de oliva y sazonados al gusto

Postre

Pay de queso cetogénico (página 356)

Día 19

Desayuno

Quiche sin cereales (página 306)

Café cetogénico (página 312)

Comida

Fajitas de res (170 gramos de filete de res, pimientos rojos y verdes, cebolla, aceite de oliva y jugo de limón) servidas en balsas de lechuga romana

170 gramos de calabacitas salteadas en 1 a 2 cucharadas de ghee

Bocadillo (opcional)

Chips de col rizada (página 347)

Cena

170 gramos de pavo orgánico de granja cocinado en 2 cucharadas de aceite de coco

250 gramos de espárragos a la parrilla rociados con 1 a 2 cucharadas de aceite de oliva y sazonados al gusto

Día 20

Desayuno

Smoothie de vainilla (página 309)

Comida

Fideos de calabacitas cubiertos con jitomates cherry y salsa de aguacate (aguacate, jugo de limón, piñones, agua y condimentos al gusto)

Guarnición de ensalada

Bocadillo (opcional)

Bastones de apio servidos con *Crema de nuez con canela* (página 342)

Cena

Kebabs de filete de res con verduras (página 321)

Ensalada de espinacas con fresas y aderezo de semillas de amapola (página 337)

Postre

Tortita de hierbabuena (página 351)

Día 21

Desayuno

Crepas cetogénicas (página 304)

3 rebanadas de tocino de pavo

Té verde

Comida

Tacos de nuez (nueces de Castilla, aminoácidos de coco, condimentos al gusto y hojas de lechuga romana) servidos con guacamole

150 gramos de pepino rebanado rociado con jugo de limón y aceite de oliva y sazonado al gusto

Bocadillo (opcional)

½ taza de queso cottage de leche de cabra con un puñado de moras

Cena

Sopa de pollo con verduras (página 317)

Ensalada de lechuga romana, trozos de tocino de pavo y jitomate servida con *Aderezo para ensalada César con nueces de la India* (página 341)

Día 22

Desayuno

Mufin de huevo bajo en carbohidratos (página 305)

Leche dorada con cúrcuma (página 312)

Comida

Sobrantes de *Sopa de pollo con verduras* (página 317)

Guarnición de ensalada

½ taza de frambuesas

Bocadillo (opcional)

Pudín de chía (página 344)

Cena

Lasaña con calabacitas (página 330)

Ensalada de lechuga romana, trozos de tocino de pavo y jitomate servida con *Aderezo para ensalada César con nueces de la India* (página 341)

Día 23

Desayuno

Smoothie de arándanos (página 308)

Comida

Pollo al pesto (página 324)

Espárragos a la parrilla (página 337)

Bocadillo (opcional)

½ taza de arándanos con 1 cucharada de crema de almendras

Cena

170 gramos de carne orgánica de res alimentada con forraje cocinada en 2 cucharadas de aceite de coco

140 gramos de pepino rebanado rociado con jugo de limón y aceite de oliva y sazonado al gusto.

Postre

½ taza de fresas sumergidas en 50 gramos chocolate amargo

Día 24

Desayuno

Quiche sin cereales (página 306)

Comida

Fajitas de res (170 gramos de filete de res, pimientos rojos y verdes, cebolla, aceite de oliva y jugo de limón) servidas en balsas de lechuga romana

170 gramos de calabacitas salteadas en 1 a 2 cucharadas de ghee

Bocadillo (opcional)

1 rebanada de *Pan cetogénico* (página 345)

Cena

Sopa de pollo con coco a la tailandesa (página 327)

Guarnición de ensalada

Día 25

Desayuno

Smoothie de arándanos (página 308)

Comida

Ensalada de huevo con tahini (página 316)

Bocadillo (opcional)

Bastones de apio servidos con *Crema de nuez con canela* (página 342)

Cena

170 gramos de pollo orgánico de granja horneado en 2 cucharadas de mantequilla y sazonador italiano

170 gramos de ejotes salteados en 1 a 2 cucharadas de ghee

Postre

Almendrado de coco tostado (página 354)

Día 26

Desayuno

Mufin de huevo bajo en carbohidratos (página 305)

Comida

Rollos de lechuga con ensalada de pollo (página 313)

½ taza de frambuesas

Bocadillo (opcional)

Granola (página 349) servida con ½ taza de moras mixtas

Cena

Calabaza espagueti con salsa de carne a la marinara (página 320)

250 gramos de espárragos a la parrilla rociados con 1 a 2 cuchara-das de aceite de oliva y sazonados al gusto

Día 27

Desayuno

Smoothie cetogénico de chocolate (página 310)

Comida

Rollo de pavo BLT (página 314)

Pimiento morrón rebanado

½ taza de zarzamoras

Bocadillo (opcional)

½ taza de queso cottage de leche de cabra con un puñado de moras

Cena

Fideos de calabacitas cubiertos con jitomates cherry y salsa de aguacate (aguacate, jugo de limón, piñones, agua y condimen-tos al gusto)

Guarnición de ensalada

Postre

Brownie cetogénico (página 355)

Día 28

Desayuno

3 huevos fritos en 1 a 2 cucharadas de aceite de aguacate

3 rebanadas de tocino de pavo

Col rizada salteada

Comida

Aguacate relleno de jitomate y pepino en cubos, pimiento morrón, cebolla y *Aderezo de tahini con limón* (página 340)

Guarnición de ensalada

½ taza de fresas

Bocadillo (opcional)

Bastones de apio servidos con *Crema de nuez con canela* (página 342)

Cena

170 gramos de pavo orgánico de granja cocinado en 2 cucharadas de aceite de coco

250 gramos de espárragos a la parrilla rociados con 1 a 2 cucharadas de aceite de oliva y sazonados al gusto

Día 29

Desayuno

Smoothie probiótico de kéfir (página 311)

Comida

170 gramos de carne orgánica de res alimentada con forraje cocinada en 2 cucharadas de aceite de coco

140 gramos de pepino rebanado rociado con jugo de limón y aceite de oliva y sazonado al gusto

Bocadillo (opcional)

½ taza de arándanos con 1 cucharada de crema de almendras

Cena

Pizza florentina cetogénica (página 332)

Guarnición de ensalada

Postre

Brownie cetogénico (página 355)

Día 30

Desayuno

Parfait de yogur (sobrantes de *Granola* [página 349], yogur de coco sin azúcar, moras frescas, coco rallado sin azúcar, crema de almendras y granos de cacao en trozos)

Té verde

Comida

Fideos de calabacitas cubiertos con jitomates cherry y salsa de aguacate (aguacate, jugo de limón, piñones, agua y condimentos al gusto)

Guarnición de ensalada

Bocadillo (opcional)

½ taza de queso cottage de leche de cabra con un puñado de moras

Cena

Tacos cetogénicos de carne de res en balsas de lechuga romana (página 314)

Guarnición de ensalada

Capítulo 12

El plan cetogénico de ayuno

Uso del ayuno intermitente para reforzar la dieta cetogénica
y restaurar tu salud

La comida es medicina. Los nutrientes que consumes les dan
a tus células los elementos que necesitan para repararse, rejuvenecer y funcionar normalmente. Pero los alimentos no
curan al cuerpo; *el cuerpo se cura solo*. Como ya sabes, una saludable dieta cetogénica, la cual reduce la glucosa y la insulina en la sangre y contiene gran cantidad de grasas sanas para
favorecer la asimilación de los nutrientes, es una de las mejores formas de sentar las bases para la curación, porque pone
a tu cuerpo en cetosis. El ayuno es otra herramienta muy poderosa. Así como tus células remedian fallas y se reproducen
mientras duermes, pasan por una renovación y restauración
crucial cuando no comes.

Cuando omites todo alimento durante más de 12 horas,
tu aparato digestivo tiene la oportunidad de descansar, y en un
plazo de 12 a 36 horas tu cuerpo entra en cetosis y empieza a
quemar grasas como combustible —de acuerdo con un artículo
de 2018 en *Obesity*—,[1] el mismo estado metabólico saludable al
que tienes acceso con mi programa cetogénico, lo que te permite duplicar sus beneficios de quema de grasas. El equipo de investigadores a cargo de ese artículo, entre ellos el doctor Mark
Mattson, director del Laboratorio de Neurociencias del Programa de Investigación Intramural del Instituto Nacional sobre el
Envejecimiento, concluyó que incluso periodos relativamente

cortos de ayuno repetido, conocidos como ayuno intermitente (AI), activan el interruptor metabólico que hace pasar de la
quema de glucosa a la quema de grasas, tienen el potencial de
reducir grasas y preservar la masa muscular en las personas con
sobrepeso. Además, agregaron estos investigadores, los regímenes de AI activan rutas de señales moleculares que "optimizan
el funcionamiento fisiológico, elevan el desempeño y retardan
los procesos del envejecimiento y las enfermedades".

Ayunes o no, estarás en cetosis cuando sigas mi programa
cetogénico, pero combinar mi plan con el ayuno intermitente
es útil para quien desee acelerar la pérdida de grasa, batalla con
una alimentación excesiva, ha llegado a una meseta de pérdida
de peso o quiere protegerse del cáncer, los trastornos neurológicos y otras enfermedades propias del envejecimiento.

Yo he descubierto que una forma de ayuno intermitente
conocida como "alimentación de tiempo restringido" —en la
que cada día consumes todas tus comidas en un periodo de 6, 8
o 10 horas y ayunas durante las 18, 16 o 14 restantes— funciona
muy bien con mi programa cetogénico, porque éste armoniza con la forma en que comían nuestros antepasados, cuando
la gente vivía de acuerdo con ritmos dictados por la salida y la
puesta del sol.

Nuestro cuerpo todavía está diseñado para el ayuno diario de al menos 12 horas, pero en nuestra agitada cultura es
raro que la gente se mantenga dentro de esas restricciones alimentarias. Un estudio en la revista *Cell Metabolism* determinó
que más de la mitad de los adultos comen durante 15 o más horas diarias.[2] También reveló que cuando las personas con sobrepeso que participaron en él, las que por lo general comían
más de 14 horas diarias, restringieron su ingestión de alimentos a un periodo de entre 10 y 11 horas, perdieron peso y reportaron que sentían más energía y dormían mejor, resultados que

mantuvieron durante un seguimiento de un año. Estudios con animales sobre la alimentación de tiempo restringido han demostrado que este método favorece la salud general.[3] Además, yo he notado grandes mejoras en la digestión de mis pacientes cuando restringen su periodo de consumo de alimentos.

HORARIO DE NUTRIENTES DE UN VISTAZO

Para un periodo de alimentación de 8 horas:

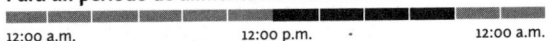

12:00 a.m.   12:00 p.m.   12:00 a.m.

Comida	12:00 p.m. a 1:00 p.m.
Bocadillo (opcional)	3:30 p.m. a 4:00 p.m.
Cena	7:00 p.m. a 8:00 p.m.

Para un periodo de alimentación de 6 horas:

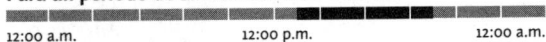

12:00 a.m.   12:00 p.m.   12:00 a.m.

Comida	1:00 p.m. a 2:00 p.m.
Bocadillo (opcional)	3:30 p.m. a 4:00 p.m.
Cena	6:00 p.m. a 7:00 p.m.

Para un periodo de alimentación de 4 horas:

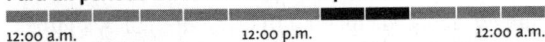

12:00 a.m.   12:00 p.m.   12:00 a.m.

Comida	2:00 p.m. a 3:00 p.m.
Bocadillo (opcional)	3:30 p.m. a 4:00 p.m.
Cena	5:00 p.m. a 6:00 p.m.

Los beneficios de añadir el ayuno intermitente son producto de la ampliación e intensificación de tu experiencia de cetosis, así como del hecho de que permites que tu sistema descanse, lo que propicia la regeneración y depuración. Piénsalo así: si tienes una herida en el brazo y la hurgas cada hora, nunca sanará. Lo mismo ocurre cuando no les das a tus células tiempo suficiente para someterse a una restauración diaria. Sin una pausa en la alimentación y digestión, tu cuerpo no tiene tiempo para ocuparse de las anormalidades de fondo que se acumulan con el desgaste cotidiano.

Añadir el ayuno intermitente a mi dieta cetogénica subirá un nivel tu régimen, pero agregará uno más de compromiso e intensidad. En consecuencia, lo recomiendo para quienes están familiarizados con la cetosis y quienes ya han seguido la dieta cetogénica durante una o dos semanas y se han adaptado a la quema de grasas como combustible.

CÓMO COMBINAR EL AYUNO INTERMITENTE CON LA DIETA KETO

Para sacar provecho del ayuno intermitente mientras sigues mi Dieta Keto, elige un periodo de alimentación que te surta efecto casi siempre, aunque no permitas que la perfección se convierta en enemiga de la prudencia. Experimenta y busca lo que se acomoda mejor a tu estilo de vida. A algunas personas les agrada alimentarse de las 10 o 12 de la mañana a las 6:00 de la tarde. Otras prefieren desplazar su periodo a horas más tempranas o más tardías. Si comienzas con un periodo de 6 horas y lo encuentras demasiado restrictivo, prolóngalo 1 o 2 horas y ve si eso te brinda mejores resultados. También podrías relajar este método y simplemente omitir una comida, como el desayuno. Cuando yo practico el ayuno cetogénico, por lo general tomo té verde o café en la mañana, hago mi primera comida a las 12 del día, tomo un refrigerio a las 3 de la tarde y ceno a las 6. Esto es muy fácil y me hace sentir bien.

Si haces ejercicio (lo cual te recomiendo), quemarás grasas en forma inmejorable si te ejercitas en estado de ayuno, así que a muchas personas les agrada hacer ejercicio en la mañana antes de haber ingerido alimento alguno. Más allá de a qué hora te ejercites, consume tu principal comida después de haberlo hecho, para que recuperes las calorías que necesitas para impulsar tu cuerpo y prevengas un descenso de energía y concentración.

Puedes tomar agua, café negro o té al despertar y permanecer en un estado de ayuno. Durante tu periodo de alimentación, consume las saludables recetas keto-optimizadas del capítulo 17. No te preocupes por las calorías; come cuando tengas hambre y detente cuando estés lleno... y disfruta de los beneficios de una experiencia cetogénica más profunda.

Para ayudarte a empezar, he aquí un ejemplo de cómo podría ser un día habitual. Quizá desees disponer de un periodo de alimentación más extenso en tus primeros intentos de alimentación de tiempo restringido y prefieras hacer tu primera comida a las 10:30 u 11 de la mañana, pero contrae gradualmente el periodo para que termine con un día semejante a éste:

7:30 a.m. Haz un "triatlón espiritual": 5 minutos de práctica de gratitud, 5 minutos de lectura de la Biblia o un libro de desarrollo personal, 5 minutos de oración o meditación.

8:00 a.m. Toma una taza de té verde o café. Si te da hambre durante la mañana, toma té o café descafeinado sin calorías o agua.

11:30 a.m. Da un paseo de 20 minutos.

12:00 p.m. Haz una sustanciosa comida cetogénica. (Véase el plan de comidas de muestra de 7 días al final de este capítulo.) Toma probióticos y suplementos de hierbas.

3:00 p.m. Bebe un vaso de jugo de verduras con una cucharada de proteínas y colágeno cetogénicos.

5:00 o 6:00 p.m. Da un paseo de 30 minutos o practica yoga, ve al gimnasio, sal a correr o da una vuelta en bicicleta. Si acostumbras hacer más ejercicio, llega hasta 60 minutos, aunque no exageres mientras tu cuerpo se adapta al ayuno.

6:00 o 7:00 p.m. Consume una saludable cena compatible con la dieta cetogénica y un probiótico.

9:00 p.m. ¡Apaga todos tus aparatos! Haz algo relajante para preparar a tu cuerpo para dormir: lee un libro, escribe tu diario de gratitud, toma un baño caliente con aceite de jazmín, medita u ora.

10:30 p.m. Apaga la luz.

LOS CUATRO PRINCIPALES SUPLEMENTOS EN APOYO A TU PLAN CETOGÉNICO DE AYUNO

1. **Las proteínas cetogénicas** te brindarán una fuente estable y perfectamente balanceada de grasas y proteínas para garantizar que te sientas saciado y restrinjas tu alimentación al periodo que elegiste. Agrega una cucharada a tu smoothie o jugo de verduras de mediodía.

2. **El colágeno cetogénico** es también una buena adición, porque favorece la salud de tu piel, cabello, articulaciones e intestinos. Agrega una cucharada a un vaso de agua o a tu té o café matutino para complementar tu ingesta general de colágeno.

3. **Los probióticos** reforzarán los saludables efectos del ayuno en tu digestión y microbioma. Busca un suplemento de probióticos que contenga microorganismos de la tierra como *Saccharomyces boulardii, Bacillus clausii, Bacillus coagulans* y *Bacillus subtilis*. Te ayudará a ajustarte al estilo de vida cetogénico y promoverá la curación digestiva. Toma 50 billones de CFU una o dos veces al día.

4. **Hierbas** como canela, cúrcuma, albahaca santa y ashwagandha contribuyen a niveles de azúcar saludables en la sangre. Su consumo promoverá e intensificará el efecto curativo del ayuno. Las formulaciones de estos suplementos varían; sigue la dosis estándar indicada en el frasco.

PLAN DE COMIDAS DE MUESTRA DE 7 DÍAS

Día 1

Mañana
Café cetogénico (página 312)

Comida
170 gramos de pechuga de pollo a la parrilla envuelta en una hoja de lechuga

250 gramos de espárragos rociados con 1 a 2 cucharadas de aceite de oliva y sazonados al gusto

½ aguacate

Bocadillo (opcional)
1 rebanada de *Pan cetogénico* (página 345)

Cena
Kebabs de filete de res con verduras (página 321)
Guarnición de ensalada

Día 2

Mañana

Té verde

Comida

Rollo de pavo BLT (página 314)

Pimientos morrones rebanados y sumergidos en hummus

Bocadillo (opcional)

Barra cetogénica de pasta de galleta (página 347)

Cena

170 gramos de carne orgánica de bisonte alimentado con forraje cocinada en 2 cucharadas de aceite de coco

140 gramos de pepino rebanado rociado con jugo de limón y aceite de oliva y sazonado al gusto

Arroz de coliflor con cilantro y lima (página 335)

Día 3

Mañana

Café cetogénico (página 312)

Comida

Ceviche vegetariano con hongos (página 326)

Guarnición de ensalada

Bocadillo (opcional)

½ taza de frambuesas con 1 cucharada de crema de almendras

Cena

170 gramos de carne orgánica de cordero alimentado con forraje cocinada en 2 cucharadas de aceite de coco

170 gramos de calabacitas salteadas en 1 a 2 cucharadas de aceite de coco

Día 4

Mañana

Té verde

Comida

Ensalada de espinacas con fresas y aderezo de semillas de amapola (página 337)

Bocadillo (opcional)

½ aguacate

Cena

170 gramos de pollo orgánico de granja cocinado en 2 cucharadas de aceite de coco

140 gramos de col cocida al vapor cubierta con 1 a 2 cucharadas de aceite de oliva y sazonada al gusto

¼ de taza de arándanos

Día 5

Mañana

Café cetogénico (página 312)

Comida

Sobrantes del pollo orgánico de granja

140 gramos de espinacas cocidas al vapor cubiertas con 1 cucharada de aceite de oliva y sazonadas al gusto

½ aguacate

Bocadillo (opcional)

½ taza de zarzamoras con 1 cucharada de crema de almendras

Cena

Calabaza espagueti con salsa de carne a la marinara (página 320)

Guarnición de ensalada

Día 6

Mañana

Té verde

Comida

Ensalada de huevo con tahini (página 316)

½ taza de fresas

Bocadillo (opcional)

Bomba cetogénica de grasas (página 345)

Cena

170 gramos de salmón capturado en su hábitat natural cocinado
en 2 cucharadas de aceite de coco

170 gramos de ejotes salteados en 1 a 2 cucharadas de ghee

Día 7

Mañana

Café cetogénico (página 312)

Comida

170 gramos de pollo orgánico de granja cocinado en 2 cucharadas
de aceite de coco

170 gramos de calabacitas salteadas en 1 a 2 cucharadas de ghee

Bocadillo (opcional)

½ taza de arándanos con 1 cucharadas de crema de almendras

Cena

Estofado de res con brócoli (página 330)

250 gramos de espárragos a la parrilla rociados con 1 a 2 cucharadas de aceite de oliva y sazonados al gusto

Capítulo 13

El plan cetogénico vegano

Cómo hacer que la Dieta Keto se ajuste a tu estilo de vida

Un día llegaba a su fin mi clase de yoga cuando la instructora, Claire, de 29 años de edad, se acercó a mí. Se veía ojerosa y demacrada. Me contó que era vegana y que intentaba seguir una dieta cetogénica sin comer carne. Me dijo que se sentía hinchada, le dolían las articulaciones y estaba cansada todo el tiempo. En la medicina china, ella tenía lo que se conoce como una deficiencia qi del riñón. Desde la perspectiva de la medicina funcional, esto es similar a la fatiga adrenal y puede derivar en hipotiroidismo.

Le expliqué que quizá tenía una deficiencia de colágeno y no obtenía suficiente vitamina B_{12}. Le sugerí que complementara su enfoque vegano de la dieta cetogénica con un colágeno keto-optimizado, además de probióticos, vitamina B_{12} y ashwagandha para balancear su hormona del estrés, el cortisol. Admití que el colágeno no es vegano. "Pero creo que notarás que hace una diferencia notable", concluí.

Cuando la vi dos semanas después, el cambio era drástico. Su piel lucía radiante, el dolor en las articulaciones había desaparecido y ella había recuperado su energía. Me dijo: "No había comido carne ni productos animales en 8 años. No puedo creer que una cucharada de colágeno al día, más unos cuantos suplementos, haya sido todo lo que necesitaba para sentirme bien. Me siento y me veo literalmente como otra persona".

Seis por ciento de los estadunidenses se identifican ahora como veganos. Si tú eres vegano, admiro tu compromiso
con el planeta, el bienestar de los animales y tu salud. Como
médico funcional, sé también que evitar las carnes puede ponerte en riesgo de ciertas deficiencias, en particular de vitamina B_{12} y colágeno, y ése no es el mejor enfoque si padeces
diabetes tipo 2 o tienes sobrepeso, afecciones para las que mi
Dieta Keto es ideal. He aquí la buena noticia: puedes hacer
una versión vegana de mi programa cetogénico.

EL ENFOQUE VEGANO DE LA DIETA KETO

Para que la dieta cetogénica sea compatible con la vegana,
tendrás que consumir muchas verduras bajas en carbohidratos,
como aguacate, brócoli, calabacitas, champiñones, col, coliflor, espárragos y espinacas. Como debes obtener de las grasas
75% de tus calorías, también tendrás que abastecerte en abundancia de saludables fuentes de base vegetal, como aceite de
coco, aceite de TCM, aceite de oliva extravirgen, aguacate, aceite de aguacate, crema de coco, aceite de macadamia, aceite de
nuez de Castilla, quesos veganos, mantequilla vegana, yogur
con base de coco o nueces, nueces y semillas. Ingiere también
muchos alimentos fermentados, como natto y chucrut, y cer-
ciórate de que 20% de tus calorías provengan de proteínas
compatibles con la dieta vegana, como seitan, tempeh, miso,
nueces y semillas. Si eres vegetariano, te recomiendo incluir
huevos y lácteos fermentados orgánicos como queso sin pasteurizar, kéfir y yogur. Si eres pescetariano, incluye gran cantidad de pescados capturados en su hábitat natural.

Si eres un vegano practicante y lidias con una energía
baja, hacer una versión de mi Dieta Keto compatible con la

vegana te dará lo que necesitas para recuperar una salud plena, sin poner en riesgo tus creencias ni tu compromiso con el planeta. He aquí cómo podría ser un día de muestra:

7:30 a.m. Haz un "triatlón espiritual": 5 minutos de práctica de gratitud, 5 minutos de lectura de la Biblia o un libro sobre desarrollo personal, 5 minutos de oración o meditación.

8:00 a.m. Bebe un smoothie cetogénico de colágeno con leche de almendras, 1 cucharada de aceite de coco, 1 cucharada de proteínas de caldo de huesos o 1 cucharada de proteínas veganas (en este plan sugiero usar un reducido monto de proteínas animales para quienes las toleran), ½ taza de moras, 1 cucharada de canela y 1 cucharada de moras antioxidantes en polvo. Toma tu suplemento de vitamina B y tu probiótico.

9:00 a.m. Bebe una taza de té verde con una cucharada de aceite de TCM.

12:00 p.m. Come una ensalada grande de verduras, aguacate, aceite de oliva y vinagre de manzana.

5:00 p.m. Haz ejercicio durante al menos 30 minutos. Si eres principiante, restríngete a caminar la primera o dos primeras semanas. Si estás acostumbrado a ejercitarte, realiza tu actividad favorita —entrenamiento con pesas, entrenamiento a intervalos de alta intensidad, correr, ciclismo o yoga— por hasta 60 minutos.

6:30 p.m. Ingiere una cena compatible con la dieta cetogénica. Toma tu probiótico.

8:00 p.m. Bebe un vaso de leche de almendras con una cucharada de proteínas de colágeno con chocolate y/o de proteínas de caldo de huesos con chocolate.

9:00 p.m. ¡Apaga todos tus aparatos! Haz algo relajante que prepare a tu cerebro para dormir: lee un libro, escribe tu

diario de gratitud, toma un baño caliente con aceite de jazmín, medita o haz oración.

10:30 p.m. Apaga la luz.

LOS CUATRO SUPLEMENTOS PRINCIPALES EN APOYO AL PLAN CETOGÉNICO VEGANO

1. **Vitamina B_{12} o complejo B.** La deficiencia de vitamina B_{12}
es común en los veganos. Dietas peligrosamente bajas en esta
importante vitamina pueden causar anemia, porque la vitamina B_{12} contribuye a la producción de niveles sanos de glóbulos rojos. La deficiencia de vitamina B_{12} también puede poner
en riesgo de daños a tu sistema nervioso, porque esa sustancia mantiene la salud de las células nerviosas. Pero incluso un
consumo moderadamente bajo de la vitamina B_{12} puede afectar tu humor, nivel de energía, memoria, piel y digestión, así
como incrementar tu riesgo de enfermedades cardiacas e inducir complicaciones durante el embarazo. La vitamina B_{12} no
está presente en la mayoría de los alimentos veganos, salvo
en fuentes fortificadas como algunos cereales para el desayuno, leches vegetales y productos de soya. Los estudios han demostrado que la vitamina B_{12} presente en las algas verdiazules
está entre las fuentes menos asimilables, de manera que no
es confiable depender exclusivamente de las algas. Como en
la dieta cetogénica no puedes comer cereales fortificados, es
prudente tomar un suplemento. Nadie necesita grandes cantidades de esta vitamina, pero debemos reabastecer nuestra
provisión todos los días. El complejo B es soluble en agua y se
elimina con facilidad. Los adultos deben obtener 2.4 microgramos diarios, las mujeres embarazadas 2.6 y las que están en
lactancia 2.8.

2. **Colágeno cetogénico, multiproteínas de colágeno o proteínas veganas.** Le recomendé a Claire tomar un suplemento de colágeno porque sufría dolor de rodillas, y una cantidad adecuada de colágeno es necesaria para fortalecer los huesos, las articulaciones y la piel. Creo que ésta es una buena opción aun si no te duelen las articulaciones, porque mantener el nivel del colágeno es esencial para prevenir el deterioro relacionado con la edad, y ese nivel decrece cuando envejecemos. Para tomar este suplemento, sin embargo, debes estar dispuesto a consumir una pequeña cantidad de colágeno animal. Si esto no te resulta atractivo, te recomiendo ampliamente que consumas un suplemento proteínico vegano. En la dieta cetogénica no puedes comer frijoles, lentejas ni chícharos, lo que les complica a los veganos satisfacer sus necesidades de proteínas, las cuales son vitales para mantener la masa muscular. Vierte una cucharada de proteínas veganas en polvo en tu smoothie matutino para confirmar que obtengas las proteínas adecuadas.

3. **Probióticos.** Estos nutritivos suplementos no sólo son magníficos para tu estómago, sino que también ayudan a producir y digerir las vitaminas del complejo B. La salud de tu aparato digestivo es un factor importante en la asimilación de niveles adecuados de la vitamina B_{12}. Muchas personas sólo absorben 50% de la que obtienen de fuentes alimentarias, y a veces mucho menos. El consumo de probióticos es aconsejable por muchas razones, pero cuando sigues una dieta vegana, es esencial reforzar tu asimilación de la vitamina B_{12}. Toma 50 billones de CFU una o dos veces al día.

4. **Vitamina C o camu camu.** La mejor manera de propiciar la producción de colágeno por tu cuerpo es consumir colágeno auténtico de caldo de huesos o como suplemento. Pero confirmar que ingieres suficientes alimentos ricos en vi-

tamina C también contribuye al aumento del colágeno. Tomar 1 cucharada diaria de una forma en polvo de superfrutas orgánicas bajas en azúcar y ricas en vitamina C como el camu camu o el grosellero de la India (amla) también es provechoso.

Otros remedios ancestrales que pueden beneficiar a los veganos en mi programa cetogénico incluyen hierbas adaptógenas como esquisandra, fo-ti, remania, ashwagandha y el hongo medicinal reishi.

PLAN DE COMIDAS DE MUESTRA DE 7 DÍAS

Día 1

Desayuno
  Crepas cetogénicas* (página 304)
  Té de hierbas
Comida
  Rollos de lechuga con ensalada de pollo* (página 313)
  ½ aguacate
Bocadillo (opcional)
  Bastones de apio servidos con 1 cucharada de *Crema de nuez con canela* (página 342)
Cena
  Fideos de calabacitas cubiertos con jitomates cherry y salsa de aguacate (aguacate, jugo de limón, piñones, agua y condimentos al gusto)
  ½ taza de moras mixtas

* Véase la opción "Hazlo vegano" de esta receta.

Día 2

Desayuno

Smoothie de arándanos (página 308)

Comida

Rollos de nuez (nueces de Castilla sin tostar, aminoácidos de coco, condimentos al gusto y hojas de lechuga romana) servidos con guacamole

½ taza de fresas

Bocadillo (opcional)

Bomba cetogénica de grasas (página 345)

Cena

Calabaza espagueti con salsa de carne a la marinara* (página 320)

Ensalada de col (2 tazas de col, 1 cucharada de aceite de oliva, ½ cucharada de jugo de limón, 2 cucharadas de piñones y 1 cucharada de arándanos deshidratados)

Postre

Brownie cetogénico* (página 355)

Día 3

Desayuno

1 taza de Granola (página 349) servida con ½ taza de leche de almendras y ½ taza de arándanos

Té de hierbas

Comida

Sobrantes de Calabaza espagueti con salsa de carne a la marinara* (página 320)

* Véase la opción "Hazlo vegano" de esta receta.

Bocadillo (opcional)

170 gramos de frambuesas con 1 cucharada de crema de almendras

Cena

Sopa de pollo con verduras (página 317)

Guarnición de ensalada

Día 4

Desayuno

Parfait de yogur (sobrantes de *Granola* [página 349], yogur de coco sin azúcar, moras frescas, coco rallado sin azúcar, crema de almendras y granos de cacao en trozos)

Té de hierbas

Comida

Ensalada de espinacas con fresas y aderezo de semillas de amapola (página 337)

Bocadillo (opcional)

½ aguacate

Cena

Ceviche vegetariano con hongos (página 326)

140 gramos de col cocida al vapor rociada con 1 a 2 cucharadas de aceite de oliva y sazonada al gusto

Postre

Tortita de hierbabuena (página 351)

---

* Véase la opción "Hazlo vegano" de esta receta.

Día 5

Desayuno

  Smoothie de cúrcuma (página 309)

Comida

  Sobrantes de *Ceviche vegetariano con hongos* (página 326)

  ½ aguacate

Bocadillo (opcional)

  Chips de col rizada (página 347)

Cena

  Filete de coliflor (página 328)

  170 gramos de ejotes salteados en 1 a 2 cucharadas de aceite de
    coco y sazonados al gusto

  ¼ de taza de arándanos

Día 6

Desayuno

  Pudín de chía (página 344)

  Té de hierbas

Comida

  Aguacate relleno con jitomates y pepinos en cubos, pimientos
    morrones, cebolla y *Aderezo de tahini con limón* (página 340)

  Guarnición de ensalada

  ½ taza de frambuesas

Bocadillo (opcional)

  ½ aguacate

Cena

*Lasaña con calabacitas** (página 330)

Guarnición de ensalada

Postre

Almendrado de coco tostado (página 354)

Día 7

Desayuno

Tofu revuelto (tofu, espinacas, champiñones, jitomates cherry y condimentos al gusto cocinados en aceite de coco)

Té de hierbas

Comida

Sobrantes de *Lasaña con calabacitas** (página 330)

Bocadillo (opcional)

½ taza de fresas con 1 cucharada de crema de almendras

Cena

Puré de coliflor (página 335)

Ensalada de pepino con jitomate y cebolla (página 336)

250 gramos de espárragos a la parrilla rociados con 1 a 2 cucharadas de aceite de oliva y sazonados al gusto

* Véase la opción "Hazlo vegano" de esta receta.

Capítulo 14

El plan cetogénico para estimular el colágeno

Maximiza los beneficios de la dieta contra la edad y por la belleza

A Rachel, mi hermana, le ha desilusionado desde niña no poder dejarse crecer las uñas y que su cabello no tuviera el mismo brillo y textura que poseía el de muchas de sus amigas. Creyó que padecería por siempre esos problemas, que temía que se agravaran con la edad. Pero hace dos años me llamó para decirme con voz emocionada que ya tomaba todos los días de 2 a 3 cucharadas de proteínas de colágeno y caldo de huesos, las cuales contribuyen a un colágeno saludable y trabajan en común si se desea maximizar la ingesta de colágeno, a lo que añadió que ya también consumía más alimentos ricos en vitamina C, como cítricos, moras goji, brócoli y pimiento morrón. Después de sólo un mes, pudo dejarse crecer las uñas por primera vez en su vida. Más todavía, cuando fue a ver a su veterana estilista, ésta le comentó que su cabello estaba más frondoso que nunca y que hasta su piel lucía mejor.

Rachel había padecido hasta entonces deficiencia de colágeno, y no era la única. El colágeno es la proteína estructural que más abunda en el cuerpo. Está presente en los músculos, los huesos, la piel, el cabello, las uñas, los ligamentos, los tendones, los vasos sanguíneos, los órganos y el tracto digestivo. Le da fuerza y elasticidad a la piel. Es el principal componente del tejido conectivo, integrado entre otras cosas por ligamentos y tendones. Es el pegamento que mantiene unido a nuestro organismo.

Producimos colágeno a partir de los aminoácidos contenidos en los alimentos ricos en proteínas. Otros nutrientes, como las vitaminas C y A, también tienen un importante papel en ese proceso. Pero cuando envejecemos, la producción de colágeno se retarda por naturaleza, lo que resulta en arrugas, piel ajada, uñas quebradizas, cabello ralo y dolor en las articulaciones. El consumo de una dieta alta en azúcar, el tabaquismo y el exceso en la exposición a la luz solar exacerban ese problema. Por fortuna, los estudios indican que la adición de colágeno a la dieta resuelve algunos de los problemas relacionados con la edad.

Por ejemplo, varios estudios demuestran que los suplementos de colágeno tienen un efecto contra el envejecimiento de la piel. En un experimento a doble ciego controlado con un placebo y publicado en *Skin Pharmacology and Physiology*, un grupo de mujeres que tomaron un suplemento de colágeno una vez al día durante 8 semanas fueron comparadas con mujeres a las que se les dio un placebo.[1] Al final del estudio, las del grupo del colágeno tuvieron una mejora significativa en la elasticidad de su piel. Otro estudio determinó que, después de 8 semanas, un suplemento de colágeno provocó una notable reducción en la resequedad de la piel, arrugas y la profundidad del pliegue nasolabial, las líneas de la sonrisa que se forman entre la nariz y la boca y que tienden a ahondarse con la edad, mientras que después de 12 semanas derivó en un incremento en firmeza de la piel.[2] Un estudio de 2017 ayudó a explicar por qué. Reveló que el colágeno pasa directamente del torrente sanguíneo a la piel.[3]

El colágeno es útil también para quienes tienen uñas quebradizas, de acuerdo con un estudio publicado en el *Journal of Cosmetic Dermatology*.[4] Otra investigación en el *Journal of Investigative Dermatology* señaló que contribuye a la regeneración de los folículos del cabello.[5]

Los estudios han revelado asimismo que el colágeno es útil para combatir el dolor de rodillas. Un estudio de hombres y mujeres mayores de 50 años que sufrían dolor en las articulaciones determinó que más de la mitad de los que tomaron suplementos de colágeno durante 6 meses tuvieron una mejora estadísticamente significativa de 20% o más.[6] Otro estudio de 24 semanas de duración publicado en *Current Medical Research and Opinion* examinó a 147 jóvenes atletas con dolor en las articulaciones.[7] Algunos de ellos recibieron un suplemento diario de colágeno, y el resto un placebo. Al final del estudio, los participantes que tomaron el colágeno tenían menos dolor en las articulaciones que los demás, al caminar, pararse, cargar objetos y levantar cosas. Igualmente, investigadores del Hospital Beth Israel, en Boston, descubrieron que la suplementación con colágeno tipo 2, presente en los cartílagos, alivió los dolorosos síntomas de pacientes con artritis reumatoide gracias a que redujo la hinchazón en articulaciones delicadas.[8]

Entretanto, se cuenta con evidencias de que tomar un suplemento de gelatina (con las mismas proteínas del colágeno), junto con vitamina C (que ayuda al cuerpo a sintetizar colágeno) antes de una sesión breve de ejercicio intensivo refuerza los ligamentos, tendones y huesos. El colágeno también mejora la muy importante salud gastrointestinal, "sella y cura" las protectoras paredes del tracto digestivo.

En la mayoría de los estudios se observa a personas que toman una porción de colágeno al día. Yo he visto notables beneficios en un programa de consumo intensivo de colágeno durante 30 días, que incluye tres porciones diarias.

He aquí las 5 formas más sencillas de tomar esas porciones:

1 taza de caldo de huesos hecho en casa o congelado

1 cucharada de un suplemento de multicolágeno que contenga
los tipos 1, 2, 3, 5 y 10

1 cucharada de colágeno keto-optimizado

1 cucharada de proteínas de caldo de huesos

2 porciones de piel de salmón o pollo (una porción equivale a la
piel de una pierna, muslo o pechuga)

Para ayudarte a emprender tu plan cetogénico de consumo de
colágeno, ésta es la muestra de un posible día habitual:

7:30 a.m. Haz un "triatlón espiritual": 5 minutos de práctica de
gratitud, 5 minutos de lectura de la Biblia o un libro de desarrollo personal, 5 minutos de oración o meditación.

8:00 a.m. Bebe un smoothie cetogénico de colágeno con leche
de almendras, 1 cucharada de aceite de coco, 1 cucharada de
proteínas de caldo de huesos, una cucharada de proteínas
de multicolágeno, ½ taza de moras, 1 cucharadita de canela
y 1 cucharada de moras antioxidantes en polvo.

9:00 a.m. Bebe una taza de té verde o café negro, con 1 cucharada de aceite de TCM.

12:00 p.m. Come una gran ensalada de pollo orgánico, verduras, aceite de oliva, aguacate y vinagre de manzana.

5:00 p.m. Haz ejercicio durante al menos 30 minutos. Si eres
principiante, restríngete a caminar la primera o dos primeras
semanas. Si estás acostumbrado a ejercitarte, practica tu actividad favorita —entrenamiento con pesas, entrenamiento
a intervalos de alta intensidad, correr, ciclismo o yoga— por
hasta 60 minutos.

6:30 p.m. Ingiere una cena compatible con la dieta cetogénica.

8:00 p.m. Bebe un vaso de leche de almendras con 1 cucharada de proteínas de colágeno y proteínas de caldo de huesos. Las opciones saborizadas, de chocolate o vainilla, son
deliciosas.

9:00 p.m. ¡Apaga todos tus aparatos! Haz algo relajante que
prepare a tu cerebro para dormir: lee un libro, escribe tu diario de gratitud, toma un baño caliente con aceite de jazmín,
medita o haz oración.

10:30 p.m. Apaga la luz.

LOS TRES PRINCIPALES SUPLEMENTOS EN APOYO A TU PLAN CETÓGENICO PARA ESTIMULAR EL COLÁGENO

1. El **colágeno keto-optimizado** contiene la combinación pre-
cisa de macronutrientes que necesitas para permanecer en
cetosis, más una sana porción de colágeno. Busca un producto que contenga una combinación de colágeno y grasas sanas
como el aceite de TCM. Si no consigues colágeno keto-optimizado, busca una versión de proteínas de multicolágeno mezcladas con aceite de coco o de TCM. Vierte una cucharada en
tu smoothie, bebida de verduras o café una o dos veces al día.

2. Las **proteínas de caldo de huesos** son otro suplemento útil, a causa de sus altos niveles de colágeno tipo 1, 2 y 3.
Asimismo, las proteínas de caldo de huesos en polvo son muy
altas en compuestos que estimulan el colágeno, como ácido
hialurónico, glucosamina y condroitina, lo que te permite cosechar beneficios adicionales. Vierte una cucharada en tu bebida cetogénica favorita una o dos veces al día.

3. Las **supermoras en polvo,** como camu camu o el grosellero de la India, promueven la producción natural de colágeno

por tu cuerpo, porque son ricas en vitamina C. Busca frutos rojos en polvo orgánicos certificados. Como las frutas ricas en vitamina C son ácidas, ofrecen una buena base para una saludable limonada. Mezcla una cucharada en un vaso de agua con una pizca de estevia.

PLAN DE COMIDAS DE MUESTRA DE 7 DÍAS

Día 1

Desayuno

Licuado cetogénico de colágeno (página 308)

Café cetogénico (página 312) o el té/infusión de hierbas de tu elección

Comida

Rollos de lechuga con ensalada de pollo (página 313)

Pimientos morrones rebanados con hummus

Té/infusión de hierbas

Bocadillo (opcional)

Guacamole servido con verduras frescas

Cena

170 gramos de salmón capturado en su hábitat natural (u otro tipo de pescado capturado de la misma forma) cocinado en 1 cucharada de aceite de coco o de oliva

Brócoli o coles de Bruselas cocidos al vapor rociados con 1 cucharada de aceite de linaza y sazonados al gusto

¼ de taza de zarzamoras

Té/infusión de hierbas

Día 2

Desayuno

Mufin de huevo bajo en carbohidratos (página 305)

Café cetogénico (página 312) o el té/infusión de hierbas de tu elección

Comida

Caldo de huesos de pollo con verduras (caldo de pollo, pollo, zanahoria, apio, cebolla, perejil y sal de mar)

Guarnición de ensalada

Té/infusión de hierbas

Bocadillo (opcional)

½ taza de fresas con 1 cucharada de crema de almendras

Cena

170 gramos de carne orgánica de bisonte alimentado con forraje cocinada en 2 cucharadas de aceite de coco

Puré de coliflor (página 335)

Espinacas salteadas (página 334)

Té/infusión de hierbas

Postre

Brownie cetogénico (página 355)

Día 3

Desayuno

Smoothie de arándanos (página 308)

Café cetogénico (página 312) o el té/infusión de hierbas de tu elección

Comida

Ensalada de espinacas con fresas y aderezo de semillas de amapola (página 337)

Té/infusión de hierbas

Bocadillo (opcional)

Verduras frescas servidas con *Crema de nuez con canela* (página 342)

Cena

Sopa de albóndigas de pavo (página 318)

Guarnición de ensalada

Té/infusión de hierbas

Día 4

Desayuno

Quiche sin cereales (página 306)

Café cetogénico (página 312) o el té/infusión de hierbas de tu elección

Comida

Sobrantes de *Sopa de albóndigas de pavo* (página 318)

½ taza de verduras fermentadas

Té/infusión de hierbas

Bocadillo (opcional)

30 gramos de queso de cabra con bastones de apio

Cena

Tortitas de salmón con aioli de ajo (página 322)

250 gramos de espárragos rociados con 1 a 2 cucharadas de aceite de oliva y sazonados al gusto

Té/infusión de hierbas

Postre

Helado cetogénico de chocolate (página 357)

Día 5

Desayuno

Smoothie de arándanos (página 308)

Café cetogénico (página 312) o el té/infusión de hierbas de tu elección

Comida

Sobrantes de *Tortitas de salmón con aioli de ajo* (página 322)

Guarnición de ensalada

Té/infusión de hierbas

Bocadillo (opcional)

Mufin de arándanos con colágeno (página 348)

Cena

170 gramos de pollo orgánico de granja cocinado en 2 cucharadas de aceite de coco

170 gramos de calabacitas salteadas en 1 a 2 cucharadas de ghee

Té/infusión de hierbas

Día 6

Desayuno

Crepas cetogénicas (página 304)

Café cetogénico (página 312) o el té/infusión de hierbas de tu elección

Comida

170 gramos de carne orgánica de cordero alimentado con follaje cocinada en 2 cucharadas de aceite de coco

150 gramos de col rizada cocida al vapor rociada con 1 a 2 cucharadas de aceite de oliva y sazonada al gusto

Té/infusión de hierbas

Bocadillo (opcional)

30 gramos de queso de cabra con bastones de apio

Cena

Sopa de pollo con coco a la tailandesa (página 327)

Guarnición de ensalada

Té/infusión de hierbas

Postre

Almendrado de coco tostado (página 354)

Día 7

Desayuno

Smoothie de cúrcuma (página 309)

Café cetogénico (página 312) o té/infusión de hierbas de tu elección

Comida

Sobrantes de *Sopa de pollo con coco a la tailandesa* (página 327)

Ensalada de col (2 tazas de col rizada, 1 cucharada de aceite de oliva, ½ cucharada de jugo de limón, 2 cucharadas de piñones y 1 cucharada de arándanos deshidratados)

Té/infusión de hierbas

Bocadillo (opcional)

Granola (página 349) servida con ½ taza de moras mixtas

Cena

170 gramos de pollo orgánico de granja cocinado en 1 cucharada de aceite de oliva o de coco

Coles de Bruselas horneadas en mantequilla (página 336)

Té/infusión de hierbas

Capítulo 15

El plan cetogénico contra el cáncer

Maximiza el poder de tu dieta para combatir enfermedades

Enterarte de que un ser querido o tú tienen cáncer es un momento aterrador para cualquiera. Pero después de haber pasado dos veces por esa experiencia con mi madre, y de haber visto a amigos y seres queridos lidiar esa tormenta, sé que existen varias estrategias útiles para mantenerse fuerte de cara a esa enfermedad, tanto física como mentalmente. La dieta es una estrategia que te ayuda a superar el cáncer, y ninguna otra dieta ofrece más esperanzas que la cetogénica, en especial si la realizas del modo correcto, con gran cantidad de verduras, hierbas y especias plenas en nutrientes.

En el capítulo 10 brindé una amplia panorámica de la bibliografía médica que demuestra las muchas formas en que la dieta cetogénica contribuye a la curación del cáncer. Si no lo has leído aún y un ser querido o tú consideran adoptar el enfoque cetogénico del cáncer, te sugiero que pases en este momento al capítulo 10 para que lo leas. No repetiré aquí las investigaciones mencionadas en ese lugar, salvo para enfatizar lo esencial: que como muchos tipos de tumores sólo usan glucosa como combustible, si tú haces pasar a tu cuerpo de la quema de azúcar a la quema de grasas con la cetosis, reducirás enormemente la fuente de sustento del cáncer, lo que te dará una oportunidad magnífica para contraer los tumores y vencer por entero a ese mal.

Cuando se trata del cáncer, sin embargo, la "dieta" incluye a tu mente, cuerpo y espíritu; no sólo al modo en que alimentas tu cuerpo, sino también las formas en que nutres tu bienestar emocional y tu alma. Creo que tus pensamientos y perspectiva pueden hacer una diferencia en el combate de enfermedades tan temibles como el cáncer, y no soy el único en pensar eso. De acuerdo con los Centros para el Control y la Prevención de Enfermedades, 69% de los pacientes de cáncer dicen orar para curarse.[1] Y un estudio en *Cancer*, la revista arbitrada de la Sociedad Estadunidense de Cáncer, determinó que pacientes de cáncer que experimentaron una sensación de propósito, paz o trascendencia gracias a sus creencias religiosas o espirituales reportaron menos problemas físicos.[2] (Estos investigadores definieron "religión" como pertenencia a una organización religiosa y asistencia a ceremonias formales, y "espiritualidad" como posesión de una relación con una fuerza superior.)

Ése es un hallazgo esperanzador. Si las creencias de los pacientes hacen que se sientan mejor, pueden cuidar mejor de sí mismos, pedir ayuda y hacer todo lo posible por combatir su padecimiento, todo lo cual contribuye a que el cuerpo movilice una fuerte respuesta inmunológica.

EL PLAN ANTICÁNCER DE MI MADRE

Cuando hablo del segundo brote de cáncer de mi madre, la gente suele preguntarme qué hizo exactamente para vencerlo. Así, un día garabateé una descripción de un día habitual, junto con los tratamientos naturales y estrategias de combate de esa enfermedad que ella utilizó para transformar su salud. Hace ya 15 años que ella recibió su diagnóstico, y a sus 65 años de edad está completamente sana y mejor que nunca. Pienso que su dieta y todas las estrategias de apoyo que adoptó le ayudaron a mejorar. He aquí un esquema de un día normal para ella en ese entonces, que te exhorto a seguir. (Al final de este capítulo encontrarás un plan de comidas de muestra de 7 días, y muchas y muy fáciles recetas en el capítulo 17.)

8:00 a.m. Bebe un vaso té de hierbas (usualmente de cardo mariano, bueno para desintoxicar) con jugo de limón fresco y toma dos cápsulas de probióticos que contengan organismos de la tierra.

8:30 a.m. Haz un "triatlón espiritual": 10 minutos de gratitud, 10 minutos de una lectura bíblica o devocional, 10 minutos de oración o meditación.

9:00 a.m. Consume una bebida de verduras con apio, pepino, espinacas, lechuga romana, col, aguacate y limón, más hierbas y especias como jengibre, perejil, cilantro y cúrcuma. Las hierbas son la forma más potente de medicina comestible. Cada delicada varita está repleta de poderosos fitonutrientes que pueden incrementar la capacidad de tu cuerpo para combatir el cáncer.

10:00 a.m. ¡Haz ejercicio! Da un paseo en la naturaleza, toma una clase de yoga, nada, anda en bici o ve al gimnasio a levantar pesas. Cuando tienes cáncer, debe hacerse énfasis en el disfrute, no en la intensidad, así que busca actividades de tu gusto y que te hagan sentir saludable, palpitante y vivo.

12:00 p.m. Come una gran ensalada de superalimentos con salmón, espinacas, lechuga romana, aguacate, aceitunas, pepino, jitomate, aceite de oliva extravirgen y vinagre de manzana.

3:00 p.m. Bebe otro jugo de verduras.

5:00 p.m. Recibe un masaje linfático. Varios estudios demuestran que este masaje reduce el dolor, la ansiedad, la fatiga,

la náusea y la depresión en pacientes de cáncer, y un estudio piloto publicado en *Psycho-Oncology* determinó que
un masaje de 20 minutos bastaba para promover una reducción sustancial de la hormona del estrés cortisol en pacientes de cáncer sometidos a quimioterapia.[3] O bien, usa este
rato para otras terapias alternativas, como una sesión de
acupuntura o quiropráctica, o siéntate en una cámara hiperbárica de oxígeno, todo lo cual reforzará las defensas de tu
organismo y contribuirá a mitigar la enfermedad.

6:00 p.m. Come un tazón de sopa de pollo con caldo de huesos y verduras, junto con suplementos probióticos, antes de
consumir una cena compatible con la dieta cetogénica. Esta
última podría consistir en una porción de 110 gramos de carne de bisonte o pavo alimentado con forraje junto con una
gran cantidad de verduras, como coliflor, brócoli y zanahoria
rociados con aceite de coco y horneados.

Después de la cena. Ve una película o programa de televisión
divertidos. Todos sabemos que la risa es una forma fantás-
tica de aliviar el estrés, y los estudios lo confirman. Una investigación publicada en *Alternative Therapies in Health and
Medicine* reveló que, en comparación con mujeres que vieron
un video turístico, las que vieron un video cómico presentaron menores niveles de estrés, y su funcionamiento inmunológico se incrementó, medido por cambios en la actividad de
las células aniquiladoras naturales: los glóbulos blancos que
extinguen las células de los tumores.[4]

10:00 p.m. Toma un baño caliente con sales de Epsom y aceite
de lavanda mientras escuchas una audiocinta de pasajes curativos de las Escrituras o de una meditación guiada.

LOS CINCO PRINCIPALES SUPLEMENTOS EN APOYO A TU PLAN CETOGÉNICO CONTRA EL CÁNCER

1. **La cúrcuma y otras hierbas que combaten el cáncer y estimulan el sistema inmunológico,** como jengibre, ajo, tomillo, pimienta de Cayena, orégano y perejil, mantienen fuertes las defensas de tu organismo. Úsalas abundantemente en tus comidas o, si las tomas en cápsulas, toma de 250 a 500 miligramos una o dos veces al día.

2. **Los probióticos** equilibran las bacterias en tus intestinos y fomentan tu bienestar general. También se ha demostrado que son útiles en pacientes de cáncer que experimentan problemas gástricos a raíz del tratamiento. Toma 50 billones de CFU una o dos veces al día.

3. **Las verduras orgánicas en polvo** con fines alcalinizantes refuerzan tu sistema inmunológico y desintoxican tu cuerpo. Busca un producto que contenga ingredientes como espirulina, clorela, pastos jugosos, verduras, superfrutas y hierbas. Vierte 1 o 2 cucharadas diarias en tu bebida favorita compatible con la dieta cetogénica.

4. **Los hongos medicinales** como reishi, cordyceps, cola de pavo, maitake y melena de león tienen propiedades que reactivan el sistema inmunológico. Se les ha usado desde hace milenios en la medicina tradicional china para curar varias enfermedades. En fecha más reciente se comprobó que activan las células T del sistema inmunológico, cuya función es buscar y destruir células anormales. Agrega hongos orgánicos a tus recetas cetogénicas preferidas o toma un suplemento. Sigue las instrucciones de las dosis contenidas en el frasco.

5. **Los aceites esenciales de incienso y mirra** contienen potentes componentes anticancerosos. Frota de 2 a 5 gotas en el cuello y la nuca (no requieren un aceite portador)

para obtener también los beneficios de la aromaterapia. Para un tratamiento avanzado, diluye 1 gota de cada uno de estos aceites en 120 mililitros de agua, junto con 20 veinte gotas de esencia de cúrcuma, e ingiere por vía oral.

Otros suplementos con beneficios contra el cáncer son las vitaminas D y C, el zinc, el astrágalo, el cardo mariano, las enzimas proteolíticas y el extracto de té verde.

PLAN DE COMIDAS DE MUESTRA DE 7 DÍAS

Día 1

A primera hora
   Té de hierbas
A media mañana
   Jugo de verduras
Comida
   Ensalada de espinacas con fresas y aderezo de semillas de amapola
      (página 337)
Bocadillo
   Jugo de verduras
   Sopa de carne de res con caldo de huesos y verduras
Cena
   110 gramos de halibut capturado en su hábitat natural cocinado
      en 2 cucharadas de aceite de coco
   170 gramos de coles de Bruselas cocidas al vapor rociadas con 1 cu-
      charada de aceite de linaza y sazonada al gusto

Día 2

A primera hora

Té de hierbas

A media mañana

Jugo de verduras

Comida

Ensalada de superalimentos con salmón, espinacas, lechuga romana, aguacate, aceitunas, pepino, jitomate, aceite de oliva extravirgen y vinagre de manzana

½ aguacate

Bocadillo

Jugo de verduras

Sopa de pollo con coco a la tailandesa (página 327)

Cena

110 gramos de pollo orgánico de granja cocinado en 2 cucharadas de aceite de coco

Brócoli y coliflor cocidos al vapor rociados con 2 cucharadas de tahini y sal de mar

Día 3

A primera hora

Té de hierbas

A media mañana

Jugo de verduras

Comida

Ensalada de huevo con tahini (página 316)

½ taza de arándanos

Bocadillo

Jugo de verduras

Sobrantes de la sopa de carne de res con caldo de huesos y verduras

Cena

Filete de coliflor (página 328)

Col rizada a la cajún (página 338)

Bastones de apio servidos con *Crema de nuez con canela* (página 342)

Día 4

A primera hora

Té de hierbas

A media mañana

Jugo de verduras

Comida

Fideos de calabacitas cubiertos con jitomates cherry y salsa de aguacate (aguacate, jugo de limón, piñones, agua y condimentos al gusto)

Guarnición de ensalada

Bocadillo

Jugo de verduras

Sobrantes de *Sopa de pollo con coco a la tailandesa* (página 327)

Cena

Burrito en tazón (arroz de coliflor, frijoles negros, pimientos, aguacate, cebolla morada y carne de pollo o de res cubiertos con aceite de oliva y jugo de lima)

Guarnición de ensalada

Día 5

A primera hora

Té de hierbas

A media mañana

Jugo de verduras

Comida

Ensalada de salmón (página 317)

½ taza de fresas

Bocadillo

Jugo de verduras

Sopa de pollo con verduras (página 317)

Cena

Pollo al pesto (página 324)

Coles de Bruselas horneadas en mantequilla (página 336)

Ensalada de pepino con jitomate y cebolla (página 336)

Día 6

A primera hora

Té de hierbas

A media mañana

Jugo de verduras

Comida

110 a 170 gramos de ensalada de atún (atún enlatado capturado en su hábitat natural con 2 a 3 cucharadas de mayonesa de aguacate) servida sobre una cama de verduras mixtas

½ taza de arándanos

Bocadillo

Jugo de verduras

Sobrantes de *Sopa de pollo con verduras* (página 317)

Cena

110 gramos de carne orgánica de bisonte alimentado con forraje cocinada en 2 cucharadas de aceite de coco

170 gramos de coles de Bruselas cocidas al vapor cubiertas con 1 cucharada de aceite de linaza y sazonadas al gusto

Puré de coliflor (página 335)

Día 7

A primera hora

Té de hierbas

A media mañana

Jugo de verduras

Comida

Ensalada de superalimentos con carne de res o de pollo, espinacas, lechuga romana, aguacate, aceitunas, pepino, jitomate, aceite de oliva extravirgen y vinagre de manzana

Bocadillo

Jugo de verduras

Sopa de carne de res con caldo de huesos y verduras

Cena

110 gramos de pavo orgánico de granja cocinado con 2 cucharadas de aceite de ajonjolí

140 gramos de espinacas cocidas al vapor rociadas con 1 cucharada de aceite de oliva y sazonadas al gusto

250 gramos de espárragos a la parrilla rociados con 1 a 2 cucharadas de aceite de oliva y sazonados al gusto

Capítulo 16

El plan para un ciclo cetogénico permanente

Una manera sostenible y fácil de convertir
la dieta cetogénica en un modo de vida

Una vez que has pasado 30 o 60 días completos bajo mi programa cetogénico, tu cuerpo se ha adaptado por entero a la quema de grasas como combustible. Es de suponer que has perdido peso y visto mejoras sustanciales en tu salud en general. Me emociona que hayas llegado tan lejos. Ahora es momento de moderarse y colocar a tu cuerpo en una cómoda disposición que puedas mantener toda la vida.

La metáfora del automóvil le ajusta a la perfección al plan del ciclo cetogénico permanente. El cuerpo humano está hecho para funcionar como un auto híbrido, alternando entre la quema de grasas y la quema de carbohidratos como combustible. Nuestros antepasados entraban y salían naturalmente de la cetosis, de acuerdo con la cantidad y tipo de alimentos disponibles. Cuando utilizas las grasas, es como si aprovecharas la batería del auto para obtener potencia, la opción más limpia y sana. Pero evitar los carbohidratos de por vida es poco realista para la mayoría de las personas. Si adoptas el plan del ciclo cetogénico permanente, enfoque híbrido que te permitirá fluctuar conscientemente entre la quema de carbohidratos y la de grasas, te será más fácil llegar lejos y mantener a largo plazo los beneficios de la cetosis.

El plan del ciclo cetogénico permanente es sencillo, saludable y sumamente flexible, así que puedes jugar con él en busca del patrón de días de carbohidratos y cetogénicos que más te acomode. El método que recomiendo a mis pacientes (y que le ha dado resultados a mi esposa, Chelsea) consiste en rotar un patrón de 3 días: 2 días cetogénicos, en los que consumes menos de 30 gramos de carbohidratos, seguidos por 1 día de carbohidratos, con entre 80 y 100 gramos de éstos, o 30 gramos tres veces al día. Las pautas dietéticas estándar recomiendan de 225 a 325 gramos de carbohidratos diarios, así que incluso en tus días de carbohidratos permanecerás muy por debajo de ese nivel. Evita alimentos con azúcar adicionada o postres superdulces, para no redespertar a la fiera ansiosa de azúcar. Apégate a deliciosas opciones bajas en azúcar: una buena porción de quinoa (1 taza tiene 40 gramos de carbohidratos), un camote mediano (45 gramos), una o dos rebanadas de pan de cereales integrales (12 gramos por rebanada), 1 taza de avena preparada (27 gramos) o un par de frutas (una ciruela tiene 8 gramos, un durazno 12). Un postre dulce de vez en cuando no te quitará la vida, pero omite lo más posible los alimentos procesados y el azúcar adicionada, para evitar que vuelvas a subir de peso y para que mantengas las mejoras de salud que alcanzaste con la dieta cetogénica.

En tus días de carbohidratos, utilizarás la glucosa como combustible, así que no estarás en cetosis. Pero como tus 30 días en mi programa cetogénico pusieron tu cuerpo a punto para utilizar las grasas como fuente de energía, volverás con facilidad a la cetosis para el segundo día cetogénico. Cientos de expacientes míos, familiares y amigos consideran que el ciclo cetogénico es una forma fácil de manejar y perfectamente sostenible para mantener su salud, peso y vida social, y pienso que tú opinarás lo mismo. Como dice Chelsea: "En la mayoría de las dietas tienes que dedicar mucho tiempo a preparar y planear tus comidas. Tienes que adaptar tu estilo de vida a la dieta. En cambio, el ciclo cetogénico es una dieta que puedes adaptar a tu estilo de vida".

LA EXPERIENCIA DE LA DRA. CHELSEA
CON EL CICLO CETOGÉNICO

Antes de iniciar su aventura cetogénica, a Chelsea le exasperaba su salud. En su calidad de quiropráctica, instructora de yoga certificada, coach de fuerza y acondicionamiento y atleta de CrossFit, ella siempre había cuidado de su cuerpo. Consumía una dieta sana y hacía ejercicio 5 o 6 días a la semana. Pese a ello, nunca estaba tan esbelta como quería, y no estaba dispuesta a matarse de hambre ni a adoptar estrategias insanas para cumplir esa meta. Probó entonces la Dieta Keto y vio algunos resultados. Para ella, sin embargo, la mejoría se presentó durante los tres primeros meses de su ciclo cetogénico. Bajó 4 kilos y consiguió su peso y forma ideales.

También su salud mejoró. Durante años había batallado con periodos dolorosos, pero la dieta cetogénica balanceó sus hormonas y ella dejó de tener problemas. Además, el ciclo cetogénico le permitió mantener el extraordinario nivel de energía que su agitado estilo de vida requiere. (Por cierto, consulta su página en Instagram @drchelseaaxe. Siempre publica recetas saludables, ejercicios y sugerencias de belleza natural junto con numerosas fotos nuestras y de Flash y Oakley, nuestros spaniels Cavalier King Charles.)

El ciclo cetogénico es flexible. Si salimos a cenar con amigos un viernes, Chelsea cambia su horario para que su día de carbohidratos caiga en viernes. Y se ejercita con más intensidad en sus días de carbohidratos, para garantizar que su energía no decaiga. Mi hermano, el doctor Jordan Axe, médico

UN DÍA DE CICLO CETOGÉNICO

DESAYUNO

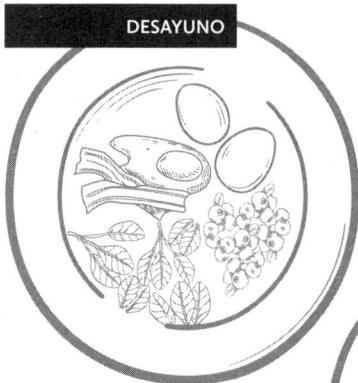

3 huevos, 2 rebanadas de tocino de pavo, espinacas al vapor y 1 taza de arándanos

COMIDA

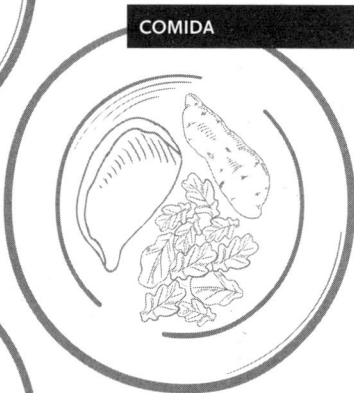

170 gramos de pechuga de pollo, 1 camote chico horneado y guarnición de ensalada

CENA

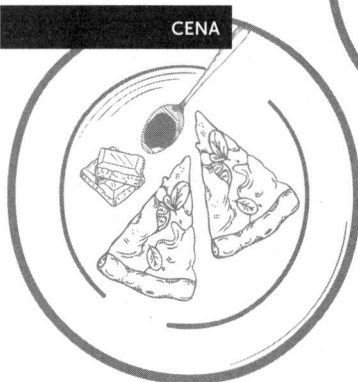

Pizza casera hecha con una pasta sin gluten, 50 gramos de pollo, mozzarella de búfala (u otro queso), salsa orgánica para pizzas, albahaca y cebollas frescas; 50 gramos de chocolate amargo con 1 cucharada de crema de almendras

funcional y especialista en tiroides con sede en Tampa, Florida, lleva ya más de un año practicando el ciclo cetogénico y sigue un método un poco distinto. Sus días de carbohidratos son siempre los viernes por la noche y el sábado y martes completos. Todos los demás días sigue una dieta cetogénica estricta.

En otras palabras, puedes y debes ajustar este plan alimentario a tu muy particular situación. Este programa está pensado para durar toda la vida. Adaptarlo forma parte de la ecuación. Así, ajústalo y enmiéndalo tanto como quieras. Pero si te *comprometes* con él, te concederás el don de una salud para toda la vida.

LOS CUATRO PRINCIPALES SUPLEMENTOS EN APOYO A TU PLAN DEL CICLO CETOGÉNICO PERMANENTE

1. **Las proteínas de caldo de huesos** te dan una base compatible con la dieta cetogénica que te ayuda a preservar la salud de tus intestinos, articulaciones y piel y que te proporciona un supercombustible para un estilo de vida saludable y muy activo. Toma 1 cucharada una o dos veces al día con tu smoothie o bebida preferida compatible con la dieta.

2. **El colágeno cetogénico** actúa en conjunto con las proteínas del caldo de huesos para garantizar que obtengas suficiente colágeno saludable con el cual sostener tu cuerpo mientras envejeces. Toma 1 cucharada una o dos veces al día con tu bebida favorita compatible con la dieta cetogénica.

3. **Los probióticos** conservan en orden tu salud gástrica y te permiten mantener una población sana de microbios intestinales cuando recuperas montos reducidos de carbohidratos en tu dieta. Toma 50 billones de CFU una o dos veces al día.

4. **Un buen multivitamínico** con las vitaminas D$_3$, C (de fuentes como el camu camu), K y varias del complejo B (entre ellas la B$_{12}$), así como cromo y selenio, garantizará que cierres cualquier brecha en tu nutrición. Las formulaciones de los multivitamínicos varían, así que toma la dosis estándar recomendada en el frasco.

PLAN DE COMIDAS DE MUESTRA DE 7 DÍAS

Día 1 —día cetogénico

Desayuno
> 3 huevos y 2 rebanadas de tocino de pavo
> Espinacas cocidas al valor
> *Café cetogénico* (página 312)

Comida
> *Sopa de albóndigas de pavo* (página 318)
> Guarnición de ensalada

Bocadillo (opcional)
> Bastones de apio servidos con 2 cucharadas de hummus

Cena
> Burrito en tazón (arroz de coliflor, frijoles negros, pimientos, aguacate, cebolla morada y carne de pollo o de res cubiertos con aceite de oliva y jugo de lima)

Día 2 —día cetogénico

Desayuno
> *Smoothie de arándanos* (página 308)

Comida

Ensalada de atún blanco (página 315) servida sobre una cama de
verduras mixtas

½ aguacate rebanado

Bocadillo (opcional)

Licuado cetogénico (1 cucharada de proteínas cetogénicas en polvo, 1 taza de agua, un puñado de fresas y cubos de hielo)

Cena

Filete de coliflor (página 328)

Espinacas salteadas (página 334)

Día 3 —día de carbohidratos

Desayuno

½ taza de avena preparada con ½ plátano, 1 cucharada de proteínas de colágeno sabor vainilla y 2 cucharadas de nuez picada

Comida

170 gramos de pechuga de pollo

1 camote chico horneado

Guarnición de ensalada

Bocadillo (opcional)

1 rebanada de *Pan cetogénico* (página 345)

Cena

Hamburguesa de carne de res alimentada con forraje en una hoja
de lechuga con jitomate, salsa catsup y mostaza

Guarnición de espinacas cocidas al vapor

Postre

Pay de queso cetogénico (página 356)

Día 4 —día cetogénico

Desayuno

Smoothie cetogénico (1 cucharada de proteínas cetogénicas en polvo sabor vainilla o chocolate, 1 taza de leche de coco y 2 cucharadas de semillas de cáñamo)

Comida

Ensalada grande con 110 gramos de pollo o filete de res alimentada con forraje, ½ aguacate, verduras mixtas, pepino rebanado, jitomate en cubos y 2 cucharadas de *Aderezo ranchero de aguacate* (página 342)

Bocadillo (opcional)

¼ de taza de almendras germinadas saladas

Cena

Lasaña con calabacitas (página 330)
Guarnición de ensalada

Día 5 —día cetogénico

Desayuno

Smoothie cetogénico de chocolate (página 310)

Comida

Ensalada de salmón (página 317)

Bocadillo (opcional)

Mufin de arándanos con colágeno (página 348)

Cena

Filetes de pollo con coco (página 326)
Brócoli y coliflor cocidos al vapor rociados con 2 cucharadas de tahini y sal de mar

Día 6 —día de carbohidratos

Desayuno

Crepas cetogénicas (página 304)

Salchicha de pavo (página 305)

Comida

Rollo de pavo BLT (página 314) servido sobre pan de cereales integrales germinados

Guarnición de ensalada

Bocadillo (opcional)

30 gramos de queso de cabra con bastones de apio

Cena

Pizza casera hecha con una pasta sin gluten, 50 gramos de pollo, mozzarella de búfala (u otro queso), salsa orgánica para pizzas, albahaca fresca y cebolla

Postre

50 gramos de chocolate amargo con 1 cucharada de crema de almendras

Día 7 —día cetogénico

Desayuno

Omelet de verduras (página 307)

Tocino de pavo

Té verde

Comida

Rollos de lechuga con ensalada de pollo (página 313)

Ensalada (lechuga romana, trozos de tocino de pavo y jitomate servidos con *Aderezo para ensalada César con nueces de la India* [página 341])

Bocadillo (opcional)

½ taza de queso cottage de leche de cabra con un puñado de moras

Cena

Hamburguesa de cordero (página 328)

Verduras cocidas al vapor

½ aguacate

¡BUENA SUERTE EN TU AVENTURA KETO!

No podría estar más contento de que hayas decidido abrazar mi programa cetogénico. Tu adopción de este nuevo enfoque de la alimentación te permitirá cumplir las metas de salud y peso que siempre has soñado, y a medida que tu cuerpo sane, experimentarás muchos otros beneficios: más energía, menos dolor, mayor claridad mental, una felicidad más profunda, una renovada capacidad para participar en las actividades que siempre has disfrutado y mayor disposición a compartir momentos significativos, activos y alegres con tus amigos y seres queridos. Esto es lo que te espera cuando hagas de la Dieta Keto un modo de vida, y lo que deseo para ti en los meses y años por venir que pasarás en este programa. Te agradezco que hayas elegido este camino. Que encuentres curación, salud y paz.

Con mis mejores deseos,
Dr. Axe

PARTE IV

La Dieta Keto en la práctica

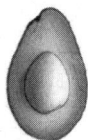

Capítulo 17

Recetas de la Dieta Keto

Este capítulo presenta más de 80 de mis más deliciosas recetas compatibles con la Dieta Keto. Encontrarás de todo aquí, desde mis smoothies energizantes favoritos hasta rápidas opciones para desayunar y recetas de cenas como filete de res y lasaña. ¡Y no podrás creer lo suculentas que son las crepas cetogénicas! No extrañarás las opciones cargadas de carbohidratos.

Cuando compres los ingredientes, ten en mente que, para obtener los mayores beneficios de salud, siempre debes elegir alimentos orgánicos. Recuerda optar también por carne de res alimentada con forraje, aves criadas en pastoreo y pescados capturados en su hábitat natural. Sin duda el supermercado de tu localidad cuenta con excelentes productos esenciales en la sección de alimentos orgánicos, e incluso en la de alimentos convencionales para hornear, pero quizá debas visitar tus tiendas locales de alimentos o suplementos naturistas (o comprar en línea estos productos) en busca de ingredientes selectos, como colágeno y proteínas en polvo.

DESAYUNOS, SMOOTHIES Y BEBIDAS

CREPAS CETOGÉNICAS

PORCIONES: 4 A 5 (2 CREPAS POR PORCIÓN)
TIEMPO: 20 MINUTOS

¾ de taza de harina de almendras

¼ de taza de harina de coco

1 cucharada de proteínas de caldo de huesos
    o colágeno cetogénico en polvo sabor vainilla

1 cucharadita de polvo para hornear

¼ de cucharadita de sal de mar

3 huevos

¼ de taza de crema de coco

1 cucharada de fruta del monje como endulzante

3 cucharadas de agua

1 cucharada de aceite de coco derretido

¼ de taza de crema de almendras (opcional)

Mezcla en un tazón grande las harinas de almendras y coco, las proteínas de caldo de huesos, el polvo para hornear y la sal de mar. Reserva.

Bate en un tazón mediano los huevos, la crema de coco y el endulzante; usa un batidor o tenedor y bate 30 segundos para que la mezcla esponje.

Incorpora la mezcla con los huevos en la mezcla de harina y revuelve bien.

Añade el agua y el aceite de coco y bate hasta que espese.

En una sartén grande y engrasada a fuego medio, vierte la mezcla con una cuchara.

Espera 3 o 4 minutos a que cada crepa asiente antes de voltear. Estará lista para esto cuando sea fácil desprenderla con una espátula.

Voltea y deja cocer 2 o 3 minutos más.

Derrite la crema de almendras (si la usas) y baña cada crepa.

Hazlo vegano

Reemplaza los huevos por 3 cucharadas de semillas de linaza en polvo y ½ taza de agua.

Omite las proteínas de caldo de huesos o el colágeno cetogénico en polvo sabor vainilla.

Añade 2 cucharadas más de agua y 1 más de aceite de coco.

SALCHICHA DE PAVO

PORCIONES: 3 A 4 (2 PIEZAS POR PORCIÓN)
TIEMPO: 15 MINUTOS

2 cucharaditas de salvia deshidratada

2 cucharaditas de sal de mar

½ cucharadita de pimienta negra molida

½ cucharadita de hojuelas de pimiento rojo

¼ de cucharadita de ajo en polvo

500 gramos de pavo molido

1 cucharada de aceite de aguacate

Mezcla con las manos todas las especias en el pavo molido.

En una sartén de mediana a grande a fuego medio, vierte el aceite de aguacate.

Haz de 6 a 8 piezas redondas y planas, y colócalas en la sartén caliente con una espátula.

Cuece cada pieza de 3 a 4 minutos por lado, o hasta que esté bien cocida.

MUFINS DE HUEVO BAJOS EN CARBOHIDRATOS

PORCIONES: 6
TIEMPO: 20 MINUTOS

6 huevos

¼ de taza de leche de almendras sin azúcar

¼ de taza de queso parmesano rallado

Sal de mar y pimienta negra molida al gusto

Precalienta el horno a 190 °C.

En un tazón mediano. bate los huevos y la leche de almendras.

Divide la mezcla en 6 moldes individuales o un molde engrasado para mufins, llenas en tres cuartas partes.

Corona con el queso parmesano, sal y pimienta.

Hornea 15 minutos y sirve de inmediato.

Hazlo sin lácteos

Omite el queso parmesano o usa un queso sin lácteos.

Dale un toque de colágeno

Añade 1 cucharada de proteínas de colágeno a la mezcla de huevo.

QUICHE SIN CEREALES

PORCIONES: 6 A 8
TIEMPO: 1 HORA

PASTA:

1¾ de tazas de harina de almendras

¼ de taza de harina de coco

1 diente de ajo desmenuzado

1 cucharadita de orégano deshidratado

Pizca de sal de mar

⅓ taza de aceite de aguacate o de oliva

2 cucharadas de agua

RELLENO:

1 cucharada de aceite de aguacate o de oliva

2 dientes de ajo desmenuzados

1 taza de hongos cremini o botón finamente rebanados

½ chalote rebanado

6 huevos grandes

⅓ taza de leche de almendras sin azúcar

½ cucharadita de sal de mar

50 gramos de queso de cabra desmenuzado

Precalienta el horno a 200 °C.

En un tazón mediano, combina todos los ingredientes para la pasta. Mezcla hasta que la masa se desmenuce fácilmente.

Pon la masa en un refractario engrasado de 23 centímetros de largo y presiónala con las manos limpias sobre el fondo y los lados del refractario, que se cubrirán en un alto de 3 centímetros.

Hornea 15 minutos.

Mientras, en una sartén mediana a fuego medio calienta el aceite de aguacate. Saltea el ajo, hongos y chalote 5 minutos. Reserva para enfriar.

En un tazón grande, bate los huevos y la leche de almendras. Añade la sal de mar e incorpora la mezcla de verduras y el queso de cabra; revuelve suavemente.

Vierte el relleno en la pasta horneada, baja la temperatura del horno a 190 °C y hornea 30 minutos más o hasta que los huevos estén bien cocidos.

Rebana y sirve. Los sobrantes pueden guardarse en el refrigerador por hasta 2 días.

Hazlo sin lácteos

Usa un "queso" de cabra alternativo de base vegetal u omítelo por completo.

Dale un toque de colágeno

Añade 1 cucharada de proteínas de colágeno a los huevos batidos antes de agregar la mezcla de verduras.

OMELET DE VERDURAS

PORCIONES: 1
TIEMPO: 10 MINUTOS

1 diente de ajo desmenuzado

½ taza de pimientos rojos picados

½ taza de pimientos verdes picados

½ taza de hongos picados

¼ de taza de cebolla morada picada

2 cucharadas de mantequilla de animales alimentados con forraje

3 huevos

50 gramos de queso sin pasteurizar

Orégano deshidratado, cebolletas frescas picadas, sal de mar y pimienta negra al gusto

En una sartén grande a fuego medio-bajo, saltea 5 minutos el ajo, pimientos, hongos y cebolla en la mantequilla.

En un tazón pequeño, bate los huevos y viértelos en la sartén.

Ralla el queso encima y dobla para formar un omelet.

Sírvelo cubierto con el orégano, cebolletas, sal de mar y pimienta negra.

SMOOTHIE DE ARÁNDANOS

PORCIONES: 1
TIEMPO: 5 MINUTOS

½ taza de leche de coco entera

½ taza de espinacas baby frescas

½ taza de arándanos congelados

1 cucharada de colágeno cetogénico en polvo

1 cucharada de crema de almendras

Pon todos los ingredientes en una licuadora a velocidad alta y mezcla hasta que desaparezcan los grumos.

Hazlo vegano

Omite el colágeno cetogénico en polvo y agrega 1 cucharada de aceite de coco.

LICUADO CETOGÉNICO DE COLÁGENO

PORCIONES: 1
TIEMPO: 5 MINUTOS

1 taza de leche de coco entera

¼ de taza de agua fría

1 cucharada de proteínas de colágeno

1 cucharada de proteínas de caldo de huesos sabor vainilla

1 cucharada de goji (mora) en polvo

Pon la leche de coco y el agua en una licuadora a velocidad alta.

Añade las proteínas de colágeno, proteínas de caldo de huesos y el goji en polvo.

Licua a velocidad baja hasta que desaparezcan los grumos.

SMOOTHIE DE CÚRCUMA

PORCIONES: 1
TIEMPO: 5 MINUTOS

¾ de taza de leche de coco entera

¼ de taza de leche de almendras sin azúcar

1 cucharadita de cúrcuma molida

½ cucharadita de jengibre molido

¼ de cucharadita de canela molida

¼ de cucharadita de pimienta negra molida

1 cucharada de proteínas de colágeno

5 gotas de estevia líquida

5 a 6 cubos de hielo

½ aguacate congelado

Pon todos los ingredientes, excepto el hielo y el aguacate, en una licuadora a velocidad alta. Licua varias veces.

Añade los cubos de hielo y el aguacate y mezcla hasta que desaparezcan los grumos.

Hazlo vegano

Omite las proteínas de colágeno y agrega proteínas cetogénicas en polvo de base vegetal.

SMOOTHIE DE VAINILLA

PORCIONES: 1
TIEMPO: 5 MINUTOS

1 taza de leche de coco entera

½ cucharadita de extracto puro de vainilla

1 cucharada de proteínas de caldo de huesos sabor vainilla

½ taza de agua

1 taza de hielos

Pizca de sal de mar

2 a 3 gotas de estevia líquida (opcional)

Pon todos los ingredientes en una licuadora a alta velocidad y mezcla hasta que desaparezcan los grumos.

LICUADO CETOGÉNICO DE NUEZ DE LA INDIA

PORCIONES: 1
TIEMPO: 5 MINUTOS

1 taza de leche de coco entera o de leche
   de almendras sin azúcar
1 cucharada de proteínas cetogénicas en polvo sabor
   chocolate (o de proteínas de colágeno más 1 cucharada
   de aceite de TCM) o de proteínas de caldo de huesos
   sabor chocolate
1 cucharada de cacao en polvo
2 cucharadas de crema de nueces de la India
   (o de cacahuate o almendras)
⅛ cucharadita de especia pumpkin pie

Pon todos los ingredientes en una licuadora a alta velocidad y mezcla hasta que desaparezcan los grumos.

SMOOTHIE CETOGÉNICO DE CHOCOLATE

PORCIONES: 1 A 2
TIEMPO: 5 MINUTOS

½ taza de leche de almendras sin azúcar
1 cucharada de aceite de coco
1 cucharada de crema de almendras
1 cucharada de proteínas cetogénicas en polvo sabor
   chocolate (o de proteínas de colágeno más 1 cucharada
   de aceite de TCM) o de proteínas de caldo de huesos
   sabor chocolate
4 a 6 cubos de hielo

Pon todos los ingredientes en una licuadora a alta velocidad y mezcla hasta que desaparezcan los grumos.

SMOOTHIE CETOGÉNICO DE VERDURAS

PORCIONES: 1 A 2
TIEMPO: 5 MINUTOS

1 taza de leche de almendras sin azúcar

½ pepino

½ aguacate

1 taza de espinacas frescas

1 cucharadita de té verde

2 tallos de apio

1 cucharada de semillas de chía

1 cucharada de proteínas cetogénicas en polvo sabor vainilla
    (o de proteínas de colágeno más 1 cucharada de aceite de TCM)

Pon todos los ingredientes en una licuadora a alta velocidad y mezcla hasta que desaparezcan los grumos.

Hazlo vegano

Reemplaza las proteínas cetogénicas en polvo por 5 a 6 gotas de estevia líquida.

SMOOTHIE PROBIÓTICO DE KÉFIR

PORCIONES: 2
TIEMPO: 5 MINUTOS

1 taza de kéfir (de leche de coco o de cabra)

1 cucharada de proteínas de caldo de huesos sabor vainilla
    o de proteínas de colágeno sabor vainilla

½ aguacate congelado

1 cucharada de crema de nueces de la India o de almendras

1 cucharada de aceite de coco

¼ de taza de agua

Hielo (opcional)

Canela molida al gusto

Pon todos los ingredientes, excepto la canela, en una licuadora a alta velocidad y mezcla hasta que desaparezcan los grumos.

Decora con la canela.

CAFÉ CETOGÉNICO

PORCIONES: 1
TIEMPO: 5 MINUTOS

1 taza de café (de 235 mililitros)
1 cucharada de proteínas cetogénicas en polvo o proteínas
   de colágeno sabor vainilla
1 a 2 cucharadas de mantequilla de animales alimentados
   con forraje o ghee

Pon todos los ingredientes en una licuadora a alta velocidad y licua hasta combinar bien.

LECHE DORADA CON CÚRCUMA

PORCIONES: 2
TIEMPO: 10 MINUTOS

3 tazas de leche de almendras sin azúcar
2 cucharadas de crema de coco
2 cucharaditas de cúrcuma molida
1 cucharadita de jengibre molido
½ cucharadita de pimienta negra molida
2 rajas de canela (o 1 cucharadita de canela molida)
2 cucharadas de aceite de coco o ghee
5 a 6 gotas de estevia líquida

Pon la leche de almendras, crema de coco, cúrcuma, jengibre y pimienta negra en una licuadora a alta velocidad. Licua varias veces.

Vierte la mezcla en una cacerola pequeña y calienta a fuego medio hasta casi hervir. Reduce a fuego lento a la primera señal de hervor.

Incorpora las rajas de canela, aceite de coco y estevia. Revuelve, cubre y deja a fuego lento 5 minutos.

Retira las rajas de canela, revuelve de nuevo y sirve de inmediato. Los sobrantes pueden guardarse en el refrigerador hasta 2 días.

PLATOS PRINCIPALES

ROLLOS DE LECHUGA CON ENSALADA DE POLLO

PORCIONES: 4
TIEMPO: 15 MINUTOS

ENSALADA DE POLLO:

1 pollo rostizado

2 tallos de apio en cubos

½ taza de mayonesa con aceite de aguacate

¼ de taza de pecanas picadas

2 cucharaditas de vinagre de manzana

¼ de cucharadita de sal de mar

¼ de cucharadita de pimienta negra molida

ROLLO DE LECHUGA:

4 hojas de lechuga mantequilla

1 aguacate en cubos

2 jitomates saladette picados

Pica o desmenuza la carne del pollo rostizado.

En un tazón grande, pon el pollo y el resto de los ingredientes y mezcla bien.

Rellena cada hoja con ½ taza de ensalada de pollo. Decora con el aguacate y los jitomates.

Hazlo vegano:

Usa yaca (jackfruit) desmenuzada en lugar de pollo.

Dale un toque de colágeno:

Espolvorea 1 cucharada de proteínas de colágeno en la ensalada de pollo.

TACOS CETOGÉNICOS DE CARNE DE RES EN BALSAS DE LECHUGA ROMANA

PORCIONES: 4
TIEMPO: 20 MINUTOS

225 gramos de carne molida de res alimentada
    con forraje
1 frasco (de 300 mililitros) de jitomates asados picados
    y escurridos
½ cebolla blanca rebanada
2 cucharadas de queso crema
8 hojas de lechuga romana dobladas para servir
Espinacas o las verduras con hojas de tu elección
4 cebollas verdes rebanadas
1 aguacate rebanado
Germinados al gusto

En una cacerola mediana a fuego medio, pon a cocer la carne molida hasta casi dorar. Agrega los jitomates y la cebolla rebanada. Usa una espátula o cuchara de madera para revolver hasta combinar bien.

Una vez que la cebolla esté transparente, pon el queso crema y sigue agitando hasta que se derrita en la mezcla de carne.

Pon la mezcla sobre las hojas de lechuga y decora con las espinacas o equivalente, cebollas verdes y aguacate rebanados y los germinados.

ROLLOS DE PAVO BLT

PORCIONES: 4
TIEMPO: 10 MINUTOS

½ taza de mayonesa con aceite de aguacate
1 cucharadita de albahaca deshidratada
½ cucharadita de sal de mar
¼ de cucharadita de pimienta negra molida
8 hojas de lechuga romana
500 gramos de pechuga de pavo rebanada
8 rebanadas de tocino de pavo cocido
2 jitomates saladette rebanados

En un tazón pequeño, combina la mayonesa, albahaca, sal de mar y pimienta.

Extiende porciones iguales de la mezcla dentro de cada hoja de lechuga.

Pon cantidades iguales de pechuga de pavo, tocino y jitomate en cada hoja.

Cómela como taco y disfruta.

ENSALADA DE ATÚN BLANCO

PORCIONES: 4
TIEMPO: 5 MINUTOS

2 latas (140 gramos) de atún blanco en agua, escurrido
¼ de taza mayonesa de aceite de aguacate
2 cucharaditas de mostaza de Dijon
2 cucharaditas de eneldo deshidratado
2 cucharaditas de jugo de lima
½ taza de pimiento picado
Verduras mixtas

En un tazón pequeño, combina el atún, mayonesa, mostaza, eneldo, jugo de lima y pimiento.

Sirve sobre una cama de verduras mixtas.

Dale un toque de colágeno
Añade 1 cucharada de proteínas de colágeno.

ENSALADA DE PAVO

PORCIONES: 4
TIEMPO: 10 MINUTOS

500 gramos de pechuga de pavo cocida
3 cebollas verdes rebanadas
2 tallos de apio en cubos
½ taza de nueces de Castilla
½ taza de mayonesa de aceite de aguacate
1 cucharadita de jugo de limón

¼ de cucharadita de sal de mar
¼ de cucharadita de pimienta negra molida
Verduras mixtas

Pica la pechuga en trozos pequeños.
En un tazón grande combina el pavo, cebollas, apio, nueces, mayonesa, jugo de limón, sal y pimienta y mezcla bien.
Sirve sobre una cama de verduras mixtas.

Dale un toque de colágeno
Añade 1 cucharada de proteínas de colágeno.

ENSALADA DE HUEVO CON TAHINI

PORCIONES: 4
TIEMPO: 5 MINUTOS

4 tazas de verduras frescas

2 jitomates saladette en cubos

1 pimiento picado

½ taza de rábanos rebanados

1 aguacate rebanado

6 huevos cocidos

50 gramos de *Aderezo de tahini con limón* (página 340)

En un tazón grande, pon las verduras, jitomates, pimiento, rábanos y aguacate.
Rebana, pica o parte en cuatro los huevos y colócalos sobre la ensalada.
Rocía con el aderezo y sirve en tazones individuales.

ENSALADA DE SALMÓN

PORCIONES: 1
TIEMPO: 15 MINUTOS

1 cucharadita de aceite de coco

110 gramos de salmón capturado en su hábitat natural

¼ de cucharadita de sal de mar

2 tazas de verduras frescas

¼ de taza de pimiento rebanado

2 rábanos finamente picados

¼ de taza de chícharos

½ aguacate en cubos

50 gramos de *Aderezo de tahini con limón* (página 340),
   Aderezo para ensalada César con nueces de la India (página 341)
   o *Aderezo ranchero de aguacate* (página 342)

Pon la estufa en fuego alto.

En un refractario mediano a fuego medio-alto, pon el aceite de coco. Coloca el salmón en la sartén, con la piel hacia bajo.

Cuece de 4 a 5 minutos, voltea, espolvorea la sal y pon sobre el fuego. Cuece 6 minutos.

Mientras, en un tazón grande combina las verduras, pimienta, rábanos, chícharos y aguacate.

Decora la ensalada con el salmón cocido y baña con el aderezo de tu elección.

SOPA DE POLLO CON VERDURAS

PORCIONES: 6 A 8
TIEMPO: 45 MINUTOS

2 cucharadas de aceite de aguacate

2 dientes de ajo desmenuzados

½ cebolla grande en cubos

1 pimiento picado

2 tallos de apio en cubos

1 envase (de 1 litro) de caldo de huesos de pollo de granja

4 tazas de agua

2 cucharadas de vinagre de manzana

500 gramos de pechuga de pollo

1 lata (de 425 gramos) de jitomates picados con chiles verdes,
    escurridos

2 tazas de ejotes frescos o congelados

1 cucharadita de sal de mar

2 hojas de laurel

1 manojo pequeño de tomillo fresco

2 tazas de col rizada desmenuzada

En una olla grande a fuego medio, vierte el aceite de aguacate. Saltea 5 minutos el ajo, cebolla, pimiento y apio.

Vierte el caldo de pollo, agua y vinagre. Revuelve bien.

Añade los ingredientes restantes, salvo la col.

Cubre y pon a hervir a fuego lento 25 minutos, o hasta que el pollo esté bien cocido.

Retira, desmenuza la pechuga de pollo con dos tenedores y devuelve a la sopa.

Retira las hojas de laurel y el tomillo; incorpora la col y revuelve. Agrega más sal de mar al gusto. Una vez que la col rizada se ha arrugado un poco, la sopa está lista para servirse.

Hazlo vegano

Omite el pollo y usa caldo de verduras en lugar del caldo de huesos de pollo.

SOPA DE ALBÓNDIGAS DE PAVO

PORCIONES: 6 A 8
TIEMPO: 1 HORA, 10 MINUTOS

ALBÓNDIGAS:

500 gramos de pavo molido

1 cucharada de harina de coco

½ taza de perejil fresco finamente picado

2 huevos

½ cucharadita de sal de mar

½ cucharadita de ajo en polvo

SOPA:

¼ de taza de aceite de aguacate

4 tallos de apio en cubos

1 cebolla dulce picada

1 pimiento picado

2 dientes de ajo desmenuzados

1 envase (de 1 litro) de caldo de pollo de granja

2 tazas de agua

1 lata (de 800 gramos) de jitomates picados

1 cucharada de sazonador italiano

1 cucharadita de sal de mar

2 tazas de col rizada o espinacas frescas ralladas

¼ de taza de perejil fresco finamente picado

Precalienta el horno a 200 °C.

En un tazón grande, combina todos los ingredientes de las albóndigas. Haz la mezcla con las manos limpias.

Forra con papel antiadherente una charola para hornear con borde. Con una cuchara, pon un poco de la mezcla, forma bolas y disponlas en la charola (estas proporciones rinden 40 albóndigas pequeñas). Hornea 15 minutos, saca del horno y reserva.

Mientras, en una olla grande a fuego medio, vierte el aceite de aguacate. Saltea 5 minutos el apio, cebolla, pimiento y ajo, o hasta que las verduras estén suaves.

Vierte el caldo de pollo, agua, jitomates (con su jugo), sazonador italiano y sal de mar. Cubre y pon a hervir a fuego lento de 30 a 45 minutos.

Quita la tapa y añade las albóndigas horneadas, col rizada y perejil. Deja al fuego otros 10 minutos o hasta que las albóndigas estén bien cocidas.

CHILI A LA BUFFALO

PORCIONES: 6 A 8
TIEMPO: 1 HORA, 20 MINUTOS

1 kilogramo de carne de bisonte molida

1 chile poblano grande en cubos

½ cebolla grande en cubos

3 dientes de ajo desmenuzados

1 lata (de 425 gramos) de jitomates asados picados

1 lata (de 425 gramos) de puré de tomate

1 taza de caldo de res

¼ de taza de chile en polvo

1 cucharada de comino molido

1 cucharadita de sal de mar

Aguacate en cubos, queso rallado de animales alimentados
    con forraje y crema ácida para decorar (opcional)

En una olla grande a fuego medio, dora la carne de bisonte.

Añade la pimienta, cebolla y ajo. Revuelve bien y deja cocer 10 minutos.

Incorpora los jitomates (con jugo), puré y caldo y revuelve. Agrega el chile en polvo, comino y sal de mar.

Mezcla bien, cubre y pon a hervir a fuego lento 1 hora; revuelve ocasionalmente.

Sirve con los ingredientes finales (si los usas).

CALABAZA ESPAGUETI CON SALSA DE CARNE A LA MARINARA

PORCIONES: 4
TIEMPO: 1 HORA, 10 MINUTOS

1 calabaza espagueti

2 cucharadas de aceite de coco

500 gramos de carne molida de res

½ taza de pimiento picado

2 dientes de ajo desmenuzados

½ taza de cebolla en cubos

1 calabacita en cubos

1 cesta de ½ kilo de jitomates cherry rebanados

1 lata (de 850 mililitros) de puré de tomate

1 cucharadita de sal de mar

2 cucharaditas de albahaca deshidratada

2 cucharadas de vinagre de manzana

Precalienta el horno a 200 °C.

Parte a lo largo en dos la calabaza espagueti, saca las semillas con una cuchara y unta el interior con 1 cucharada de aceite de coco. Pon las mitades bocabajo en una charola para hornear con borde y hornea entre 45 minutos y 1 hora, o hasta que el tenedor entre.

En una sartén grande a fuego medio-alto, dora la carne molida. Reserva en un plato.

En la misma sartén, vierte el aceite de coco restante y saltea el pimiento, ajo y cebolla durante 5 minutos. Añade la calabacita y los jitomates cherry y cuece de 7 a 8 minutos, o hasta que todo esté suave.

Agrega el puré de tomate, sal de mar, albahaca deshidratada y vinagre. Mezcla bien y pon a hervir a fuego lento hasta que la calabacita esté bien cocida.

Una vez que la calabaza espagueti termine de cocerse, retira del horno. Añade la carne a la salsa de jitomate y mezcla.

Raspa con un tenedor el interior de la calabaza espagueti y pon las hebras en un tazón. Decora con la salsa de carne y disfruta.

Hazlo vegano

Omite la carne molida y decora el platillo con aguacate rebanado.

KEBABS DE FILETE DE RES CON VERDURAS

PORCIONES: 4
TIEMPO: 40 MINUTOS

MARINADA:

½ taza de aceite de oliva extravirgen

¼ de taza de aminos de coco

1 cucharada de jugo de limón

2 cucharaditas de mostaza de Dijon

½ cucharadita de sal de mar

¼ de cucharadita de pimienta negra molida

KEBABS:

500 gramos de filete de sirloin

2 pimientos grandes

2 calabacitas grandes

1 cebolla grande

2 cucharadas de aceite de oliva extravirgen, más adicional
    para la parrilla

8 banderillas de madera remojadas 20 minutos en agua

Sal de mar al gusto

En un tazón mediano, mezcla los ingredientes de la marinada.

Corta la carne en piezas de 2.5 centímetros y métolas en una bolsa hermética grande. Añade la marinada y déjala reposar en el refrigerador durante al menos 3 horas.

Corta las verduras en trozos grandes de igual tamaño y ponlas en un tazón grande. Vierte el aceite de oliva.

Precalienta una parrilla a 220 °C y embadúrnala con aceite de oliva.

Ensarta las verduras y la carne marinada en las banderillas, alternando unas y otra. Sala al gusto y ponlas en la parrilla. Voltea cada pocos minutos. Cuece hasta que la temperatura interna de la carne sea de 60 °C y las verduras estén cocidas al gusto, alrededor de 10 minutos.

Sirve caliente.

TORTITAS DE SALMÓN CON AIOLI DE AJO

PORCIONES: 8
TIEMPO: 15 MINUTOS

TORTITAS DE SALMÓN:

2 latas (de 400 gramos) de salmón capturado
    en su hábitat natural

1 cucharada de mayonesa con aceite de aguacate

2 cebollines picados

½ pimiento pequeño picado

¼ de taza de perejil o eneldo fresco finamente picado

¼ de taza de harina de almendras

2 huevos

Pizca de sal de mar

2 cucharadas de aceite de aguacate

AIOLI DE AJO:

¼ de taza de mayonesa con aceite de aguacate

½ cucharada de mostaza de Dijon

½ cucharada de jugo de limón

1 diente de ajo desmenuzado

En un tazón mediano, mezcla todos los ingredientes de las tortitas de salmón, salvo el aceite.

Con las manos limpias, haz 8 hamburguesas de 1 centímetro de grosor.

En una sartén grande a fuego medio-alto, vierte el aceite. Deposita con cuidado las hamburguesas.

Cuece 4 minutos, voltea y cuece otros 3 o 4 minutos.

En un tazón pequeño, mezcla los ingredientes del aioli. Vierte en recipientes pequeños y sirve con las hamburguesas.

Dale un toque de colágeno:

Agrega 1 cucharada de proteínas de colágeno a la mezcla de salmón antes de hacer las hamburguesas.

ALAS DE POLLO CETOGÉNICAS A LA BUFFALO

PORCIONES: 2-3
TIEMPO: 1 HORA, 10 MINUTOS

12 alas de pollo en piezas o 6 completas

1 cucharada de aceite de aguacate

1 cucharadita de sal de mar

4 cucharadas de mantequilla de animales alimentados
    con forraje o ghee

¼ de taza de salsa picante a tu elección

1 diente de ajo desmenuzado o 1 cucharadita de ajo en polvo

Precalienta el horno a 200 °C.

En un tazón, vierte las alas de pollo sobre el aceite de aguacate y sal. Coloca una rejilla de alambre sobre una charola para hornear con borde y dispón las alas de tal forma que no se toquen.

Hornea 50 minutos y después aumenta la temperatura a 220 °C y hornea 15 minutos más. Confirma que el pollo esté bien cocido y que la temperatura interna alcance los 75 °C.

En una cacerola pequeña a fuego medio-bajo, vierte la mantequilla o ghee, salsa picante y ajo desmenuzado o en polvo y calienta hasta que la mantequilla se derrita; remueve con frecuencia.

Sumerge las alas de pollo en la salsa caliente y sirve de inmediato.

POLLO AL PESTO

PORCIONES: 4
TIEMPO: 30 MINUTOS

2 cucharadas de aceite de aguacate

4 milanesas de pechuga de pollo*

¼ de taza de harina de coco

2 tazas de hojas de albahaca frescas

¼ de taza de aceite de oliva extravirgen

¼ de taza de piñones

1 cucharadita de sal de mar

1 diente de ajo

2 cucharaditas de queso parmesano fresco (opcional)

En una sartén grande a fuego medio, vierte el aceite.

Cubre cada milanesa con harina de coco y coloca en la sartén. Deja cocer de 3 a 4 minutos por lado.

Mientras, prepara el pesto y pon los ingredientes restantes en un procesador de alimentos; bate hasta que se mezclen bien.

Cuando el pollo esté casi cocido, vierte el pesto y deja cocer todo unos minutos más, hasta que el pollo esté bien cocido y la temperatura interna alcance los 75 °C.

Dale un toque de colágeno

Agrega al pesto 1 cucharada de proteínas de colágeno mientras lo mezclas.

* *Nota:* si no encuentras milanesas, simplemente corta las pechugas en forma de mariposa.

TAZAS DE LECHUGA CON POLLO Y NUEZ DE LA INDIA

PORCIONES: 4
TIEMPO: 25 MINUTOS

6 cucharadas de aminos de coco

3 cucharadas de crema de almendras

2 cucharadas de vinagre de coco*

1 cucharada de jengibre fresco rallado

1 diente de ajo desmenuzado

1 cucharadita de aceite de ajonjolí

1 cucharada de aceite de coco

1 taza de pimientos picados

500 gramos de pollo cortado en piezas pequeñas

½ taza de nueces de la India en trozos, más adicionales para decorar

4 hojas de lechuga mantequilla

En un tazón pequeño, mezcla los aminos de coco, crema de almendras, vinagre, jengibre, ajo y aceite de ajonjolí. Reserva la salsa.

En una sartén grande a fuego medio, vierte el aceite de coco. Una vez que el aceite se derrita, añade los pimientos y saltea 5 minutos, o hasta que aquéllos estén suaves.

Agrega el pollo y 3 cucharadas de la salsa a la sartén y cuece 10 minutos, o hasta que el pollo y la salsa estén bien cocidos.

Una vez cocido el pollo, añade las nueces de la India.

Vierte la salsa restante sobre el pollo, verduras y nueces y mezcla bien.

Pon ½ taza de la mezcla en cada taza de hoja de lechuga. Adorna con más nueces, si lo deseas, y sirve.

Hazlo vegano

Usa tofu extrafirme en lugar del pollo.

---

* *Nota*: 1 cucharada de vinagre balsámico blanco más 1 cucharada de vinagre de manzana pueden reemplazar al vinagre de coco.

FILETES DE POLLO CON COCO

PORCIONES: 2-3
TIEMPO: 45 MINUTOS

¼ de taza de harina de coco

1 cucharadita de sal de mar

¼ de cucharadita de pimienta negra molida

¼ de cucharadita de ajo en polvo

2 huevos batidos

1 taza de coco rallado sin azúcar

500 gramos de filete de pollo (o 3 pechugas rebanadas
    a lo largo en 3 filetes cada una)

2 cucharadas de aceite de coco derretido

Precalienta el horno a 200 °C. Coloca una rejilla de metal sobre una charola para hornear con borde cubierta con papel antiadherente y unta o rocía el aceite de coco para evitar adherencias.

Dispón los ingredientes siguientes en 3 tazones medianos: 1) la harina de coco mezclada con la sal de mar, pimienta negra y ajo en polvo; 2) los huevos batidos, y 3) el coco rallado.

Sumerge los filetes en la mezcla de harina de coco y sacude cualquier exceso. Sumérgelos después en los huevos y ruédalos por último en el coco rallado.

Coloca los filetes sobre la rejilla. No los amontones.

Usa un pincel de repostería, unta ligeramente el aceite de coco en los filetes.

Hornea 24 minutos; voltea a la mitad de ese periodo.

CEVICHE VEGETARIANO CON HONGOS

PORCIONES: 5 A 7
TIEMPO: 30 MINUTOS

2 tazas de hongos a tu elección picados

2 aguacates en cubos

3 jitomates saladette picados

1 pimiento verde picado

1 chile jalapeño sin tallo y picado

1 cebolla morada picada (opcional)

Jugo de 4 a 5 limas

½ taza de cilantro fresco picado

Tortillas de harina de almendras

En un tazón grande, pon todos los ingredientes salvo las tortillas y revuelve hasta combinar bien.

Cubre y refrigera 30 minutos.

Sirve sobre las tortillas de harina de almendras.

SOPA DE POLLO CON COCO A LA TAILANDESA

PORCIONES: 6 A 8
TIEMPO: 1 HORA

3 tallos de limoncillo (lemongrass)

8 tazas de caldo de huesos de pollo

1 jengibre de 2.5 centímetros, picado

3 pechugas de pollo

½ chalote rebanado en rodajas

1 pimiento rojo rebanado

1½ tazas de hongos picados

1 cucharada de pasta de chile rojo

1 lata (de 500 mililitros) de leche de coco entera

Jugo de ½ lima pequeña

1 taza de cilantro fresco picado

Machaca los tallos de limoncillo.

En una olla grande a fuego medio-bajo, combina el limoncillo, caldo y jengibre. Cuece 25 minutos.

Retira el jengibre y los trozos de limoncillo.

Añade el pollo, chalote, pimiento, hongos y pasta de chile y pon al fuego.

Deja hervir a fuego lento 20 minutos, o hasta que el pollo esté bien cocido, y las verduras suaves.

Retira del fuego y desmenuza las pechugas de pollo. Agrega la leche de coco, jugo de lima y cilantro. Sirve caliente.

FILETE DE COLIFLOR

PORCIONES: 3 A 4
TIEMPO: 45 MINUTOS

1 pieza grande de coliflor, rebanada a lo largo a través
del corazón en 4 filetes
2 cucharadas de ghee o aceite de aguacate
½ cucharadita de ajo en polvo
½ cucharadita de sal de mar
1 cucharadita de sazonador italiano
Jugo de ½ limón

Precalienta el horno a 180 °C.

Coloca las rebanadas de coliflor en una charola para hornear con borde cubierta con papel antiadherente.

Rocía con el ghee o aceite de aguacate y agrega los condimentos y jugo de limón.

Hornea de 30 a 45 minutos, o hasta que esté suave.

HAMBURGUESAS DE CORDERO

PORCIONES: 8
TIEMPO: 40 MINUTOS

½ cebolla morada mediana rebanada
500 gramos de carne magra molida de cordero
500 gramos de carne magra molida de res
50 gramos de queso cheddar añejo sin pasteurizar cortado
en cubos de 1 centímetro
½ cucharada de sal de mar
2 cucharaditas de ajo en polvo
¼ de cucharadita de paprika ahumada
1 cucharadita de orégano deshidratado
½ cucharadita de aceite de coco
Lechuga para servir

Pon la cebolla en el tazón del procesador de alimentos y acciona hasta que esté finamente picada.

Pásala a un tazón grande y agrega las carnes, queso y especias; combina todos los ingredientes con las manos. Forma 8 hamburguesas.

Enfría en el refrigerador de 15 a 20 minutos, o hasta que estén firmes.

En una sartén antiadherente grande a fuego medio-alto, derrite el aceite de coco. Fríe las hamburguesas de 7 a 8 minutos por lado, o hasta que estén firmes al tacto y uniformemente doradas.

Sírvelas calientes con tus ingredientes finales preferidos, sobre una cama de lechuga o envueltas en hojas de ésta.

FILETES ASADOS DE RES ALIMENTADA CON FORRAJE

PORCIONES: 2 A 4
TIEMPO: 1 HORA

2 filetes (de 170 gramos) de res alimentada con forraje
    (tu corte favorito), de no más de 4 centímetros de grosor
1 cucharada de romero fresco finamente picado
½ cucharadita de cebolla en polvo
½ cucharadita de ajo en polvo, más adicional, al gusto,
    para los champiñones
Sal de mar y pimienta negra molida al gusto
2 cucharadas más 2 cucharaditas de aceite de aguacate
1 taza de champiñones rebanados

Precalienta el horno a 180 °C.

Saca la carne del refrigerador y ponla en un refractario. Déjala a temperatura ambiente de 20 a 30 minutos.

En un tazón pequeño, combina el romero, cebolla y ajo en polvo, sal de mar y pimienta.

Palmea la carne para secarla y espolvorea por ambos lados la mezcla de romero. Hornea 10 minutos; voltea a la mitad de ese periodo. Cuando falten 2 minutos, pon una sartén grande a fuego de medio-alto.

Saca los filetes del horno. Vierte en la sartén 2 cucharaditas del aceite de aguacate y agrega la carne de inmediato. Cuece de 2 a 4 minutos de cada lado, hasta que la carne esté cocida a tu gusto, y espolvorea más sal de mar y pimienta. Retira los filetes de la sartén y déjalos reposar de 5 a 8 minutos.

Mientras, en la misma sartén a fuego medio, vierte las 2 cucharadas restantes de aceite de aguacate. Agrega los hongos y sazona al gusto con sal de mar, pimienta y ajo en polvo. Saltea 5 minutos o hasta que estén ligeramente dorados.

Sirve los filetes cubiertos con los hongos salteados y disfruta.

ESTOFADO DE RES CON BRÓCOLI

PORCIONES: 2
TIEMPO: 6 A 8 HORAS

¼ de taza de aminos de coco

2 cucharadas de vino blanco

2 cucharadas de vinagre de manzana

2 cucharadas de ghee

1 cucharada de aceite de coco

2 dientes de ajo picados

½ cucharadita de hojuelas de pimienta de Cayena

500 gramos de rib eye magro de res cortado en tiras

1 pieza de brócoli partida en trozos pequeños

1 cucharada de semillas de ajonjolí

En una olla eléctrica de cocción lenta, vierte los aminos de coco, vino, vinagre, ghee, aceite, ajo y hojuelas de pimiento. Revuelve bien.

Añade la carne y cubre con la mezcla.

Tapa y cuece de 6 a 8 horas.

Agrega el brócoli 1 hora antes de servir.

Decora con las semillas de ajonjolí y sirve.

LASAÑA CON CALABACITAS

PORCIONES: 6
TIEMPO: 45 MINUTOS

1 cebolla morada en cubos

4 dientes de ajo desmenuzados

2 cucharadas de aceite de oliva extravirgen

1 kilogramo de carne molida de res alimentada con forraje

2 cucharadas de orégano fresco picado

2 cucharadas de albahaca fresca picada

½ cucharadita de pimienta de Cayena

½ cucharadita de sal de mar

3 tazas de jitomates picados

1 lata (de 170 gramos) de puré de tomate

1 taza de aceitunas negras deshuesadas y rebanadas

6 calabacitas (o 2 berenjenas) finamente rebanadas

1 taza de queso rallado sin pasteurizar o de mozzarella de búfala

Precalienta el horno a 180 °C.

En una olla grande a fuego de medio-bajo, saltea la cebolla y el ajo en el aceite de oliva durante 3 minutos.

Agrega la carne molida y dórala.

Añade el orégano, albahaca, pimienta de Cayena y sal de mar. Revuelve bien.

Incorpora los jitomates picados y el puré de tomate y mezcla.

En un refractario engrasado de 20 × 30 centímetros, pon una capa de calabacitas o berenjenas rebanadas y vierte con un cucharón una capa gruesa de la mezcla de carne (la mitad). Cubre con las aceitunas negras rebanadas.

Pon otra capa de calabacitas o berenjenas y vierte la mezcla restante. Remata con el queso.

Cubre bien con papel aluminio y hornea 30 minutos.

Hazlo vegano

Omite la carne molida y usa un queso sin lácteos.

PASTA DE PIZZA CETOGÉNICA

PORCIONES: 4 A 6
TIEMPO: 1 HORA

4 calabacitas medianas

1 taza más 3 cucharadas de harina de arrurruz

½ taza de harina de coco

3 huevos

Precalienta el horno a 180 °C.

Lava y ralla las calabacitas.

Escúrrelas y ponlas en un tazón mediano.

Agrega la harina de arrurruz, harina de coco y huevos. Mezcla hasta combinar bien.

Cubre con papel antiadherente una charola redonda para pizzas de 30 centímetros y vierte ahí la mezcla. Presiona con los dedos hasta formar una pasta delgada.

Hornea de 40 a 45 minutos; voltea a la mitad de ese tiempo.

PIZZA FLORENTINA CETOGÉNICA

PORCIONES: 4 A 6
TIEMPO: 1 HORA, 15 MINUTOS

Pasta de pizza cetogénica (la receta anterior)

2 tazas de espinacas frescas

¼ de taza de albahaca fresca

¼ de taza de jitomates deshidratados

¼ de taza de queso pecorino romano rallado

¼ de taza de queso rallado de oveja sin pasteurizar

¼ de taza de queso de cabra desmoronado

¼ de taza de queso mozzarella de búfala rebanado

4 huevos

Hojuelas de pimiento rojo al gusto

Pimienta negra molida al gusto

Orégano deshidratado al gusto

Prepara la pasta de pizza cetogénica y déjala en el horno.

Una vez lista la pasta, esparce encima las espinacas, albahaca, jitomates, pecorino romano, queso de oveja y de cabra y mozzarella.

Abre los huevos sobre la pizza.

Espolvorea las hojuelas de pimiento, pimienta negra y orégano, si lo deseas.

Hornea hasta que los huevos se cuezan a tu gusto, de 12 a 15 minutos.

GUARNICIONES

CALABACITAS REBANADAS AL HORNO

PORCIONES: 4
TIEMPO: 30 MINUTOS

2 calabacitas
1 cucharada de aceite de aguacate
1 cucharadita de tomillo deshidratado
Sal de mar y pimienta negra molida al gusto
⅓ taza de queso parmesano rallado (opcional)

Precalienta el horno a 200 °C.

Corta las calabacitas en rebanadas de 0.5 centímetros.

En un tazón mediano, remoja las calabacitas en el aceite, tomillo, sal de mar y pimienta.

Disponlas en una sola capa sobre una charola para hornear y cubre con el queso parmesano (si lo usas).

Hornea 20 minutos. Si lo deseas, termina sobre la estufa durante 1 minuto para dorar el queso.

Hazlo vegano

Usa un queso sin lácteos para cubrir las calabacitas en lugar del parmesano, o simplemente omite para volver también este platillo compatible con la paleodieta.

BRÓCOLI CON QUESO

PORCIONES: 4
TIEMPO: 30 MINUTOS

500 gramos de floretes de brócoli (frescos o congelados)
4 cucharadas de mantequilla de animales alimentados
    con forraje, ghee o aceite de coco
½ cucharadita de sal de mar
1 taza de queso cheddar rallado
¼ de taza de queso parmesano fresco rallado

Precalienta el horno a 200 °C.

En una olla grande a fuego medio-alto, pon a hervir 2.5 centímetros de agua. Agrega el brócoli, cubre y deja cocer 5 minutos.

Escurre y coloca en una cacerola mediana engrasada.

Añade la mantequilla y mezcla para distribuir bien. Cubre con la sal de mar y el queso.

Hornea 20 minutos o hasta que el queso empiece a dorarse.

Hazlo vegano

Usa aceite de coco y queso sin lácteos para volver este platillo tanto vegano como libre de lácteos.

ESPINACAS SALTEADAS

PORCIONES: 4
TIEMPO: 12 MINUTOS

2 cucharadas de aceite de aguacate
1 diente de ajo desmenuzado
340 gramos de espinacas baby frescas*
Jugo de ½ limón
Sal de mar al gusto

En una sartén grande a fuego medio, vierte el aceite y el ajo.

Saltea el ajo de 1 a 2 minutos o hasta que esté fragante y ligeramente dorado.

Agrega las espinacas (llenarán la sartén, pero se encogen al cocerse) y cubre con la mezcla de aceite y ajo. Tapa y deja que cocer 5 minutos.

Destapa y revuelve bien.

Retira del fuego, vierte el jugo de limón y agrega sal de mar al gusto.

---

* *Nota*: esta receta también da resultado con 500 gramos de espinacas congeladas. Sigue las instrucciones de la bolsa para cocerlas en la estufa y escurre. Úsalas como espinacas frescas.

ARROZ DE COLIFLOR CON CILANTRO Y LIMA

PORCIONES: 6 A 8
TIEMPO: 15 A 20 MINUTOS

2 cucharadas de mantequilla de animales
    alimentados con forraje
4 tazas de coliflor desmenuzada
3 dientes de ajo desmenuzados
Jugo de 1 lima
½ taza de cilantro fresco picado
Sal de mar y pimienta negra molida al gusto

En una cazuela grande, derrite la mantequilla a fuego medio-alto.
Añade la coliflor y el ajo.
Cuece de 5 a 10 minutos; agita ocasionalmente y retira del fuego.
Vierte la mezcla y el jugo de lima en un tazón grande y mezcla bien.
Incorpora el cilantro picado y combina.
Agrega la sal de mar y la pimienta y sirve de inmediato.

PURÉ DE COLIFLOR

PORCIONES: 2 A 4
TIEMPO: 15 MINUTOS

1 pieza mediana de coliflor (de 700 gramos) partida
    en cuatro
¼ de taza de mantequilla de animales alimentados con forraje
¼ de taza de cebolletas frescas picadas
3 dientes de ajo asados picados
½ cucharadita de sal de mar
½ cucharadita de pimienta negra molida

En una olla grande llena de agua hasta la mitad, pon a hervir la coliflor
de 7 a 10 minutos, o hasta que esté suave.
Escurre.
En un procesador de alimentos, vierte la coliflor, mantequilla, cebolletas, ajo, sal de mar y pimienta.
Bate hasta igualar. Sirve caliente.

COLES DE BRUSELAS HORNEADAS EN MANTEQUILLA

PORCIONES: 2 A 4
TIEMPO: 35 MINUTOS

4 tazas de coles de Bruselas en mitades
1 cebolla morada pequeña en medias lunas
½ taza de nueces de Castilla picadas
2 cucharadas de mantequilla derretida de animales
    alimentados con forraje
Sal de mar y pimienta negra molida al gusto

Precalienta el horno a 220 °C.

En un tazón mediano, combina las coles, cebolla y nueces. Mezcla con la mantequilla hasta integrar bien.

Espolvorea la sal de mar y pimienta y extiende la mezcla en una charola para hornear con borde forrada con papel antiadherente.

Hornea de 35 a 40 minutos o hasta dorar ligeramente.

ENSALADA DE PEPINO CON JITOMATE Y CEBOLLA

PORCIONES: 2 A 4
TIEMPO: 10 MINUTOS

ADEREZO:

2 a 3 cucharadas de vinagre de manzana
2 a 3 cucharadas de aceite de oliva extravirgen
¼ de cucharadita de sal de mar
¼ de cucharadita de pimienta negra molida

ENSALADA:

1 pepino en cuartos
12 tomates negros (kumato) en mitades
½ cebolla morada picada
2 a 3 cebollas verdes picadas
8 hojas de albahaca en tiras largas

En un tazón pequeño, mezcla los ingredientes del aderezo hasta combinar bien. Reserva.

En un tazón mediano, combina los ingredientes de la ensalada.

Vierte el aderezo en la ensalada, mezcla bien y sirve.

ENSALADA DE ESPINACAS CON FRESAS Y ADEREZO DE SEMILLAS DE AMAPOLA

PORCIONES: 4 A 6
TIEMPO: 12 MINUTOS

ADEREZO:

½ taza de aceite de oliva extravirgen

2 cucharadas de vinagre de manzana

1½ cucharadas de semillas de amapola

1 cucharada de jugo de limón

ENSALADA:

6 tazas de espinacas frescas

2 tazas de fresas picadas

½ cebolla morada en cubos

1 aguacate en cubos

¼ a ½ taza de queso feta de cabra

¼ de taza de germen de almendras picado

En un tazón pequeño, mezcla los ingredientes del aderezo hasta combinar bien. Reserva.

En un tazón grande, combina los ingredientes de la ensalada.

Vierte el aderezo en la ensalada y mezcla hasta combinar bien.

Refrigera 20 minutos y sirve.

Hazlo vegano

Reemplaza el queso feta por un queso sin lácteos.

ESPÁRRAGOS A LA PARRILLA

PORCIONES: 2 A 3
TIEMPO: 15 MINUTOS

3 cucharadas de aceite de coco

1 manojo de espárragos

5 dientes de ajo picados

Sal de mar al gusto

En una sartén grande a fuego medio-alto, derrite el aceite de coco.

Agrega los ingredientes restantes. Cubre y cuece 10 minutos; revuelve ocasionalmente. Sigue cociendo hasta conseguir la suavidad deseada.

CALABAZA ESPAGUETI SUPERPOTENTE

PORCIONES: 2 A 4
TIEMPO: 25 MINUTOS

1 calabaza espagueti

10 hojas de albahaca en tiras largas

1 taza de jitomates secos picados

110 gramos de queso feta de oveja desmenuzado

2 cucharadas de aceite de oliva extravirgen

2 cucharadas de vinagre balsámico

Sal de mar y pimienta negra molida al gusto

Precalienta el horno a 200 °C.

Cubre una charola para hornear con papel antiadherente.

Parte en dos la calabaza espagueti a lo largo, saca las semillas con una cuchara y unta el interior con 1 cucharada del aceite de coco. Pon las mitades bocabajo en la charola y hornea entre 45 minutos y 1 hora, o hasta que el tenedor entre.

Raspa el interior de la calabaza espagueti y vierte el contenido en un tazón grande.

Cubre con la albahaca, jitomates y queso feta.

En un tazón pequeño, mezcla el aceite, vinagre, sal de mar y pimienta. Vierte sobre la mezcla de la calabaza espagueti y distribuye uniformemente.

Sirve caliente.

COL RIZADA A LA CAJÚN

PORCIONES: 6 A 8
TIEMPO: 6 A 8 HORAS

8 tazas de col rizada picada

225 gramos de tocino de pavo picado

3 tazas de caldo de huesos de pollo

2 cucharadas de mostaza de Dijon

1 cucharadita de ajo en polvo

¼ de cucharadita de cebolla en polvo

½ cucharadita de orégano deshidratado

½ cucharadita de tomillo deshidratado

½ cucharadita de paprika ahumada

¼ de cucharadita de pimienta de Cayena

1 cucharadita de sal de mar

1 cucharadita de pimienta negra molida

En una olla de cocción lenta, combina todos los ingredientes. Cubre y cuece de 6 a 8 horas.

VERDURAS SALTEADAS

PORCIONES: 4
TIEMPO: 15 MINUTOS

1 cucharada de aceite de coco

5 dientes de ajo rebanados

2 calabazas amarillas en mitades a lo largo y rebanadas

1 calabacita rebanada

½ cucharadita de sal de mar

½ cucharadita de pimienta negra molida

1 taza de jitomates uva

2 cucharadas de orégano fresco picado

En una sartén grande a fuego medio-alto, calienta el aceite.

Agrega el ajo y cuece 30 segundos; mueve constantemente.

Vierte la calabaza amarilla, calabacita, sal de mar y pimienta. Mezcla y deja cocer 3 minutos.

Incorpora los jitomates, revuelve y deja cocer 3 minutos más, o hasta que las verduras estén tiernas.

Retira del fuego, incorpora el orégano y combina.

CHUCRUT

RINDE: ALREDEDOR DE 4 LITROS
TIEMPO: 30 MINUTOS
DE PREPARACIÓN ACTIVA;
4 SEMANAS EN TOTAL

1 pieza grande de col, rallada

3 cucharadas de sal para encurtidos

1 cucharada de semillas de comino

1 cebolla en cuartos

En un tazón grande, mezcla la col con 2 cucharadas de la sal y deja reposar 10 minutos.

Estruja suavemente la col durante 10 minutos para sacar sus jugos.

Espolvorea sobre la col la cucharada restante de sal y las semillas de comino.

Deposita la mezcla en un recipiente grande de vidrio con tapa. Cubre con la cebolla y tapa el recipiente. Asegúrate de que la col esté totalmente sumergida en el líquido.

Coloca el recipiente sobre un plato y déjalo en un lugar fresco (no lo refrigeres) durante 2 semanas. Revisa cada tercer día que la col esté sumergida en el líquido. Retira toda película que se forme en la superficie del fluido.

Deja reposar 2 semanas más y conserva hasta 6 meses en el refrigerador, en un frasco que cierre herméticamente.

SALSAS, DIPS Y ADEREZOS

ADEREZO DE TAHINI CON LIMÓN

RINDE: 1¼ DE TAZAS
TIEMPO: 5 MINUTOS

½ taza de tahini

Jugo de 1 limón grande

2 cucharadas de aceite de oliva extravirgen

1 cucharadita de sal de mar

1 cucharadita de mostaza de Dijon
1 diente de ajo desmenuzado
½ taza de agua

En un tazón pequeño, mezcla todos los ingredientes salvo el agua. Incorpora gradualmente el agua y revuelve hasta que el aderezo alcance la consistencia deseada.

ADEREZO PARA ENSALADA CÉSAR CON NUECES DE LA INDIA

RINDE: 1 TAZA
TIEMPO: 5 MINUTOS

½ taza de nueces de la India sin tostar,
   previamente remojadas en agua durante
   al menos 6 horas y escurridas
Jugo de ½ limón
3 filetes de anchoas en aceite
2 cucharaditas de mostaza de Dijon
2 dientes de ajo desmenuzados
½ cucharadita de sal de mar
2 cucharadas de aceite de oliva extravirgen
⅓ taza de agua

En una licuadora a alta velocidad, mezcla todos los ingredientes salvo el agua.

Vierte gradualmente el agua hasta que el aderezo alcance la consistencia deseada.

Hazlo vegano

Reemplaza las anchoas por 2 cucharaditas de alcaparras.

Dale un toque de colágeno

Añade 1 cucharada de proteínas de colágeno antes de mezclar.

CREMA DE NUEZ CON CANELA

RINDE: 2 TAZAS
TIEMPO: 15 MINUTOS

1½ tazas de almendras tostadas sin sal
1½ tazas de nueces de la India tostadas sin sal
2 cucharadas de aceite de nuez (macadamia, almendra
    o nuez de la India)
1 cucharada de canela molida o especia pumpkin pie
¼ de cucharadita de sal de mar
1 cucharadita de extracto puro de vainilla

Combina todos los ingredientes con una licuadora a alta velocidad.
Licua 10 minutos o más, hasta conseguir una consistencia cremosa.

Dale un toque de colágeno
Añade 1 cucharada de proteínas de colágeno antes de mezclar.

ADEREZO RANCHERO DE AGUACATE

RINDE: 2 TAZAS
TIEMPO: 35 MINUTOS

1 taza de kéfir de leche de cabra
2 cucharadas de cebollines picados
2 cucharaditas de tomillo fresco picado
2 cucharaditas de perejil fresco picado
1 cucharadita de eneldo fresco picado
2 cucharaditas de ajo asado
¼ de cucharadita de cebolla en polvo
Sal de mar y pimienta negra molida al gusto
2 aguacates muy maduros

Combina todos los ingredientes en un procesador de alimentos hasta
mezclar bien y alcanzar una consistencia cremosa.

SUPERGUACAMOLE CON CILANTRO

PORCIONES: 4
TIEMPO: 5 MINUTOS

3 aguacates maduros
¾ de taza de cilantro fresco picado
½ tomate reliquia picado
½ cebolla morada mediana picada
1 chile jalapeño sin tallo, desvenado y picado
Jugo de 1 lima
1 cucharadita de ajo en polvo
1 cucharadita de comino molido
1 cucharadita de paprika ahumada

Pon los aguacates en un tazón mediano y machácalos.

Agrega el resto de los ingredientes; machaca y mezcla hasta combinar bien.

Sirve con una verdura compatible con la dieta cetogénica, como apio, pimiento o pepino.

HUMMUS DE COLIFLOR

PORCIONES: 4
TIEMPO: 1 HORA

1 pieza mediana de coliflor
4 cucharadas de aceite de oliva extravirgen,
    más adicional para rociar
½ taza de tahini
2 dientes de ajo grandes
⅓ taza de jugo de limón
1 cucharadita de sal de mar
½ cucharadita de pimienta negra molida
Perejil fresco picado al gusto (opcional)

Precalienta el horno a 220 °C y cubre una charola para hornear con papel antiadherente.

Desprende los floretes de la coliflor y colócalos en un tazón grande.

Agrega 2 cucharadas del aceite de oliva, esparce para cubrir y deposita los floretes en la charola. Hornea 20 minutos.

En un procesador de alimentos, combina la coliflor horneada, tahini, las 2 cucharadas restantes del aceite de oliva, ajo, jugo de limón, sal de mar y pimienta, procesa hasta que desaparezcan los grumos.

Vierte el hummus en un frasco que cierre herméticamente y guarda en el refrigerador hasta enfriar.

Sirve en un tazón y decora con perejil y unas gotas de aceite de oliva (si lo usas).

SALSA HOLANDESA

RINDE: ¼ DE TAZA
TIEMPO: 5 A 7 MINUTOS

2 cucharadas de mantequilla de animales alimentado
    con forraje o ghee, derretidos
1 yema de huevo
¼ de cucharadita de mostaza de Dijon
1 cucharada de jugo de limón
¼ de cucharadita de sal de mar
1½ cucharaditas de agua

En una licuadora a alta velocidad, mezcla todos los ingredientes hasta combinar bien.

BOCADILLOS

PUDÍN DE CHÍA

PORCIONES: 1
TIEMPO: 2 HORAS, 5 MINUTOS

¼ de taza de leche de coco entera de lata
¼ de taza de leche de almendras sin azúcar
2 cucharadas de semillas de chía

1 cucharada de semillas de cáñamo
½ taza de moras de tu elección
1 cucharada de proteínas de colágeno sabor vainilla

En un tazón pequeño, revuelve la leche de coco y de almendras y las semillas de chía. Refrigera al menos 2 horas, o toda la noche.

Una vez frío, bate bien el pudín. Incorpora y mezcla las semillas de cáñamo, moras y proteínas de colágeno. Sirve y disfruta.

BOMBA CETOGÉNICA DE GRASAS

PORCIONES: 12
TIEMPO: 1 HORA, 10 MINUTOS

8 cucharadas (1 barra) de mantequilla
    de animales alimentados con forraje
½ taza de crema de almendras con trocitos
1 cucharadita de extracto puro de vainilla
½ cucharadita de canela molida

En una cazuela pequeña a fuego medio-bajo, pon a derretir la mantequilla y la crema de almendras. Retira del fuego.

Agrega la vainilla y la canela; revuelve hasta combinar bien.

Dispón moldes individuales en una charola para mufins y distribuye la mezcla en partes iguales.

Congela de 30 minutos a 1 hora.

PAN CETOGÉNICO

PORCIONES: 20
(1 REBANADA POR PORCIÓN)
TIEMPO: 40 MINUTOS

6 huevos separados
¼ de cucharadita de cremor tártaro
1½ tazas de harina de almendras
3 a 4 cucharadas de mantequilla derretida de animales
    alimentados con forraje

¾ de cucharadita de bicarbonato de sodio[*]
1 cucharada de vinagre de manzana[*]

Precalienta el horno a 190 °C.

En un tazón mediano, combina las claras de huevo y el cremor tártaro. Usa una batidora manual para batir los huevos hasta formar picos suaves.

En un procesador de alimentos, mezcla las yemas y el resto de los ingredientes y bate hasta incorporar bien.

Pasa la mezcla a un tazón mediano y vierte despacio la mezcla de las claras de huevo.

Engrasa un refractario de 20 × 10 centímetros y vacía en él la mezcla. Hornea 30 minutos.

CUBILETES CETOGÉNICOS

PORCIONES: 24
TIEMPO: 1 HORA, 10 MINUTOS

½ taza de aceite de coco
½ taza de crema de almendras
15 a 20 gotas de estevia líquida
2 cucharaditas de extracto puro de vainilla
2 cucharadas de cacao en polvo o de cocoa
    en polvo sin azúcar

En una cazuela pequeña a fuego medio-bajo, derrite el aceite de coco y la crema de almendras. Retira del fuego.

Agrega la estevia, vainilla y cacao en polvo; mezcla hasta combinar bien.

Coloca moldes individuales de papel en una charola pequeña para mufins y distribuye la mezcla en partes iguales.

Congela de 30 minutos a 1 hora.

---

[*] *Nota*: si lo deseas, puedes sustituir el bicarbonato de sodio y el vinagre de manzana por 1 cucharada de polvo para hornear.

CHIPS DE COL RIZADA

PORCIONES: 2 A 4
TIEMPO: 15 MINUTOS

1 manojo de col rizada
2 cucharadas de aceite de semillas de uva o de aguacate
1 cucharada de jugo de limón
¼ de cucharadita de sal de mar

Precalienta el horno a 180 °C.

Pica la col en piezas de 1 centímetro

Combina todos los ingredientes en un tazón grande y mezcla con las manos el aceite, jugo de limón y sal de mar con la col.

Coloca las tiras en una charola para hornear con borde y papel antiadherente y hornea 12 minutos.

Retira del horno y sirve.

BARRAS CETOGÉNICAS DE PASTA DE GALLETA

PORCIONES: 6
TIEMPO: 30 MINUTOS

⅔ taza de crema de nueces de la India o de almendras
½ taza de chispas de chocolate sin azúcar
2 cucharadas de proteínas de caldo de huesos sabor vainilla
3 cucharadas de crema de coco
1 huevo

Precalienta el horno a 160 °C.

En un procesador de alimentos, vierte todos los ingredientes y bate bien. Interrumpe, raspa los lados y bate de nuevo.

En una charola para hornear cubierta con papel antiadherente, coloca la masa en un rectángulo de 0.5 centímetros de grosor.

Hornea 20 minutos.

Retira y deja enfriar por completo.

Corta en seis barras.

Hazlo vegano

Omite las proteínas de caldo de huesos y el huevo. Añade ½ cucharadita de extracto puro de vainilla. Hornea a 120 °C.

MUFINS DE ARÁNDANOS CON COLÁGENO

PORCIONES: 12
TIEMPO: 35 MINUTOS

2 tazas de harina de almendras
½ taza de harina de coco
1½ cucharaditas de polvo para hornear
¼ de cucharadita de sal de mar
2 cucharadas de colágeno cetogénico en polvo
1/3 taza de leche de coco en lata
3 huevos
¼ de taza de fruta del monje como endulzante
3 cucharadas de aceite de coco derretido
¾ de taza de arándanos

Precalienta el horno a 180 °C.

En un tazón grande, mezcla las harinas, polvo para hornear, sal de mar y colágeno en polvo. Reserva.

En un tazón mediano, combina la leche de coco, huevos, endulzante y aceite de coco.

Vierte poco a poco la mezcla de leche en la de harina y mezcla bien.

Incorpora los arándanos y traslada la mezcla a un molde para mufins forrado o rociado. Hornea 20 minutos.

Hazlo vegano

Reemplaza los huevos por 3 cucharadas de semillas de linaza en polvo más ½ taza de agua y omite el colágeno cetogénico en polvo.

GRANOLA

PORCIONES: 4 A 6
TIEMPO: 35 MINUTOS

½ taza de coco rallado sin azúcar

1 taza de almendras sin tostar fileteadas o rebanadas

1 taza de nueces de Castilla o nueces de la India sin tostar

1 taza de pecanas sin tostar

½ taza de semillas de calabaza sin tostar

¼ de taza de semillas de cáñamo

1 taza de granos de cacao en trozos

1 cucharadita de canela molida o especia pumpkin pie

¼ de cucharadita de sal de mar

¼ de taza de aceite de coco derretido

2 cucharadas de fruta del monje sabor maple como endulzante

Precalienta el horno a 160 °C.

En un tazón grande, mezcla todos los ingredientes, excepto el aceite de coco y el endulzante.

En una cazuela grande a fuego medio-bajo, calienta y revuelve el aceite de coco y el endulzante. Añade los demás ingredientes y mezcla bien.

Forra una charola para hornear con papel antiadherente y vierte la mezcla. Hornea 20 minutos. Retira y desprende con una espátula. Hornea 5 minutos más o hasta que se dore.

HUEVOS CETOGÉNICOS A LA DIABLA

PORCIONES: 6 (2 HUEVOS POR PORCIÓN)
TIEMPO: 18 MINUTOS

12 huevos

¼ de taza de mayonesa de aceite de aguacate

1 cucharada de mostaza de Dijon

1 cucharadita de vinagre de manzana

1 cucharadita de jugo de pepinillos

1 cucharadita de sal de mar

½ cucharadita de pimienta negra molida

Paprika al gusto

En una olla grande a fuego medio-alto, pon a hervir los huevos en agua; ésta debe cubrirlos. Tapa la olla y apaga la estufa. Deja reposar 8 minutos.

Saca los huevos con un cucharón y sumérgelos en un tazón grande lleno de agua con hielo.

Cuando los huevos se enfríen, quítales la cáscara y pártelos en dos a lo largo. Retira con cuidado las yemas y ponlas en un tazón mediano.

Mezcla el resto de los ingredientes, excepto la paprika, con las yemas hasta combinar bien.

Traslada la mezcla de las yemas al hueco de cada mitad de huevo. Espolvorea la paprika y disfruta.

POSTRES

MOUSSE DE CHOCOLATE CON AGUACATE

PORCIONES: 3 A 4
TIEMPO: 10 MINUTOS

1 cucharadita de extracto puro de vainilla

1½ tazas de puré de aguacate (2 a 3 aguacates)

2 cucharadas de proteínas cetogénicas en polvo sabor
    chocolate (o 2 cucharadas de proteínas de colágeno
    más 1 cucharada de aceite de TCM) o de proteínas
    de caldo de pollo sabor chocolate

¼ de taza de cacao en polvo

½ taza de agua

En un procesador de alimentos, combina la vainilla, aguacate, proteínas cetogénicas en polvo y cacao en polvo. Procesa hasta conseguir una consistencia cremosa; interrumpe para raspar los lados del tazón con una espátula de ser necesario.

Añade el agua y procesa hasta que desaparezcan los grumos.

Sirve a temperatura ambiente o enfría. Guarda en un frasco sellado en el refrigerador hasta por 3 días, o en el congelador hasta por 2 semanas.

TORTITAS DE HIERBABUENA

PORCIONES: 10
TIEMPO: 30 MINUTOS

½ taza más 2 cucharadas de aceite de coco ablandado
1 cucharada de crema de coco
½ cucharadita de estevia líquida
1 cucharadita de extracto de hierbabuena
¾ de taza de chispas de chocolate sin azúcar

En un tazón pequeño, mezcla ½ taza de aceite de coco, la crema de coco, estevia y extracto de hierbabuena. Usa una cuchara para trasladar la mezcla a una charola o platón para hornear cubierto con papel antiadherente y forma 10 tortitas.

Mete en el congelador 10 minutos para que endurezcan.

En una cazuela pequeña a fuego lento, derrite las chispas de chocolate y las 2 cucharadas restantes de aceite de coco. Usa un tenedor para sumergir las tortitas en la mezcla de chocolate y vuelve a colocarlas sobre el papel antiadherente.

Regresa al congelador hasta que el chocolate endurezca, alrededor de 10 minutos.

BARRAS DE LIMÓN

PORCIONES: 16
TIEMPO: 50 MINUTOS

PASTA:
6 cucharadas de ghee o mantequilla de animales alimentados
    con forraje
2 tazas de harina de almendras
2 cucharadas de estevia en polvo (10 sobres)
1 cucharada de ralladura de limón
RELLENO:
½ taza de ghee o mantequilla de animales alimentados
    con forraje, derretidos
2 cucharadas de proteínas de colágeno
3 huevos

½ taza de jugo de limón
2 cucharadas de estevia en polvo (10 sobres)
4 gotas de estevia líquida
2 cucharadas de ralladura de limón
Pizca de sal de mar

Precalienta el horno a 180 °C. Forra con papel antiadherente un refractario de 20 × 20 centímetros.

En un tazón mediano, combina todos los ingredientes de la pasta y aplícala sobre el fondo del refractario. Hornea 10 minutos.

Corta en 16 cuadrados.

Para preparar el relleno, mezcla en un tazón mediano el ghee derretido y las proteínas de colágeno.

Añade a la mezcla los ingredientes restantes. Vierte sobre la pasta horneada.

Hornea 20 minutos más. Retira y deja enfriar; después, guarda en el refrigerador por 2 horas al menos, o hasta que endurezca.

GALLETAS CETOGÉNICAS DE CREMA DE CACAHUATE

PORCIONES: 12
TIEMPO: 22 MINUTOS

1 taza de crema de cacahuate natural
⅓ taza de fruta del monje como endulzante
⅔ taza de harina de almendras
1 huevo
1 cucharada de colágeno cetogénico en polvo
¼ de cucharadita de sal de mar

Precalienta el horno a 180 °C.

En un tazón mediano, combina todos los ingredientes y mezcla bien.

Usa una cuchara para pasar la mezcla en una charola para hornear forrada con papel antiadherente. Forma bolas de 2 cucharadas cada una, separadas 5 centímetros entre sí. Aplástalas con un tenedor hasta producir un patrón como de tablero.

Hornea 12 minutos.

Hazlo vegano

Reemplaza el huevo por 1 cucharada de semillas de linaza en polvo más 3 cucharadas de agua. Omite el colágeno cetogénico en polvo y agrega ¼ de cucharadita de extracto puro de vainilla.

GALLETAS CETOGÉNICAS CON CHISPAS DE CHOCOLATE

PORCIONES: 24
TIEMPO: 22 MINUTOS

2 tazas de harina de almendras
1 cucharada de proteínas de colágeno
½ cucharadita de polvo para hornear
¼ de cucharadita de sal de mar
½ taza de aceite de coco derretido
½ taza de fruta del monje como endulzante
1 cucharadita de extracto puro de vainilla
2 huevos
½ taza de chispas de chocolate sin azúcar

Precalienta el horno a 180 °C.

En un tazón grande, mezcla la harina de almendras, proteínas de colágeno, polvo para hornear y sal de mar. Reserva.

En un tazón aparte, mezcla el aceite de coco, fruta del monje, vainilla y huevos.

Incorpora la mezcla de aceite de coco en la de harina hasta espesar. Agrega las chispas de chocolate y combina.

Forma con la masa 24 bolas de igual tamaño y apriétalas suavemente con el dorso de una cuchara o con los dedos. Disponlas en una charola para hornear forrada con papel antiadherente a 5 centímetros de distancia entre sí. Hornea de 10 a 12 minutos.

DULCE CETOGÉNICO

PORCIONES: 9
TIEMPO: 35 MINUTOS

1 taza de crema de coco

1 taza de crema de almendras

2 cucharadas de cacao en polvo o de cocoa en polvo sin azúcar

1 cucharada de proteínas de caldo de huesos sabor chocolate

½ taza de aceite de coco derretido, más adicional de ser necesario

1 cucharadita de estevia líquida

¼ de cucharadita de sal de mar

En un procesador de alimentos, mezcla todos los ingredientes hasta que desaparezcan los grumos; si es necesario, añade aceite de coco derretido hasta alcanzar la textura deseada.

Vierte la mezcla en un refractario de 20 × 20 centímetros forrado con papel antiadherente.

Congela 30 minutos por lo menos, o hasta que esté listo para servir. Corta en tercios en una dirección, y luego en tercios en la otra.

ALMENDRADO DE COCO TOSTADO

PORCIONES: 10 A 12
TIEMPO: 45 MINUTOS

2 tazas de coco rallado sin azúcar

2 claras de huevo

¼ de taza de fruta del monje como endulzante

½ cucharadita de polvo para hornear

½ cucharadita de extracto puro de vainilla o de almendras

Pizca de sal

¼ de taza de chocolate amargo (con contenido natural
    de 80% o más) derretido (opcional)

Precalienta el horno a 180 °C.

Pon el coco rallado en una charola para hornear y tuesta 5 minutos. Retira y deja enfriar. Reduce a 160 °C.

En un tazón mediano, bate las claras con una batidora manual hasta que se formen picos suaves. Vierte despacio el endulzante, polvo para hornear, vainilla y sal de mar mientras bates suavemente.

Agrega despacio el coco tostado hasta incorporar por completo.

Forma de 10 a 12 bolas de igual tamaño y colócalas en una charola para hornear forrada con papel antiadherente.

Hornea 10 minutos. Baja a 150 °C y hornea 20 minutos más.

Retira y deja enfriar. Después sumerge la base en el chocolate derretido (si lo usas) y devuelve al papel antiadherente. Una vez endurecido el chocolate, disfruta.

BROWNIES CETOGÉNICOS

PORCIONES: 16
TIEMPO: 50 MINUTOS

½ taza de harina de almendras

¼ de taza de cacao en polvo o cocoa en polvo sin azúcar

½ cucharadita de sal de mar

½ cucharadita de polvo para hornear

50 gramos de chocolate amargo sin azúcar

½ taza de aceite de coco

½ taza de fruta del monje como endulzante

3 huevos a temperatura ambiente

½ cucharadita de extracto puro de vainilla

Precalienta el horno a 180 °C. Forra con papel antiadherente un refractario de 20 × 20 centímetros.

En un tazón mediano, mezcla la harina, cocoa, sal de mar y polvo para hornear.

En baño María (o un horno de microondas), derrite el chocolate y aceite de coco y bate hasta que desaparezcan los grumos. (Si usas el microondas, calienta a intervalos de 30 segundos y revuelve entre ellos.)

En un tazón aparte, bate vigorosamente el endulzante, huevos y vainilla.

Agrega la mezcla de chocolate y sigue batiendo.

Vierte la mezcla de harina y bate hasta formar una masa.

Vacía en el refractario y hornea 20 minutos, o hasta que salga limpio un palillo insertado en el centro. Corta en 16 cuadrados.

Hazlo vegano

Reemplaza los huevos por 3 cucharadas de semillas de linaza en polvo más ½ taza de agua.

Dale un toque de colágeno

Añade a la mezcla de harina 2 cucharadas de proteínas de colágeno.

PAY DE QUESO CETOGÉNICO

PORCIONES: 10 A 12
TIEMPO: 1 HORA, 25 MINUTOS

PASTA:

1½ tazas de harina de almendras

1 sobre de estevia en polvo

5 cucharadas de mantequilla cultivada derretida

1 cucharadita de extracto puro de vainilla

RELLENO:

680 gramos de queso crema ablandado

1 cucharada de estevia en polvo (5 sobres)

½ taza de crema de coco

2 huevos

1 cucharadita de ralladura de limón

CUBIERTA DE ARÁNDANOS (OPCIONAL):

1 taza de arándanos

5 a 6 gotas de estevia líquida

Precalienta el horno a 180 °C.

En un tazón pequeño, mezcla los ingredientes de la pasta. Aplica al fondo de un molde de 20 centímetros y hornea 10 minutos. Retira y deja enfriar.

Reduce la temperatura del horno a 150 °C.

Para preparar el relleno, mezcla en un tazón mediano el queso y la estevia. Añade despacio la crema de coco hasta incorporar por completo. Raspa los lados del tazón.

Añade uno por uno los huevos mientras bates. Agrega la ralladura de limón.

Vierte la mezcla de queso crema en el molde sobre la pasta.

Hornea 1 hora. Retira y deja enfriar por completo. Enfría 3 horas (o toda la noche) en el refrigerador. No saques el pay del molde hasta que esté frío.

Para hacer la cubierta opcional, calienta en una pequeña cazuela a fuego lento los arándanos y la estevia y machaca ligeramente con un tenedor. Vierte sobre el pay.

Hazlo vegano

PARA LA PASTA:

Reemplaza la mantequilla por aceite de coco.

PARA EL RELLENO:

500 gramos de queso crema vegano de nueces de la India

1 taza de yogur de coco sin azúcar

1 cucharadita de ralladura de limón

1 cucharadita de jugo de limón

1 cucharada de estevia en polvo (5 sobres)

2 cucharadas de aceite de coco derretido

En un tazón mediano, mezcla todos los ingredientes del relleno hasta incorporar y conseguir una consistencia cremosa. Vierte sobre la pasta horneada y congela 1 hora. Una vez firme, está listo para disfrutarse.

HELADO CETOGÉNICO DE CHOCOLATE

PORCIONES: 1
TIEMPO: 35 MINUTOS

1 taza de leche de coco en lata

2 cucharadas de cacao en polvo o cocoa en polvo sin azúcar

1 cucharada de crema de almendras

1 cucharadita de extracto puro de vainilla

1 cucharada de estevia en polvo (5 sobres)

En un tazón mediano, mezcla todos los ingredientes con una batidora eléctrica o manual durante 30 segundos, o hasta que los ingredientes se hayan incorporado por completo y tengan una textura espesa y cremosa.

Congela 30 minutos, o hasta alcanzar una consistencia de helado. Bate de nuevo para igualar y disfruta.

Dale un toque de colágeno

Agrega 1 cucharada de colágeno cetogénico en polvo.

PALETAS HELADAS CETOGÉNICAS

PORCIONES: 6 A 8
TIEMPO: 3 HORAS, 10 MINUTOS

3 tazas de leche de coco entera
2 cucharadas de proteínas de caldo de huesos
   sabor chocolate
Pizca de sal

En una cazuela a fuego de medio-bajo, mezcla todos los ingredientes hasta que se calienten bien y estén totalmente incorporados y cremosos.

Vierte la mezcla en moldes para paletas y mete 3 horas al congelador, o hasta que se congelen.

Capítulo 18

Lista de compras de la dieta cetogénica

Grasas y aceites (orgánicos y de alta calidad)

Aceite de aguacate

Aceite de ajonjolí

Aceite de coco

Aceite de macadamia

Aceite de oliva extravirgen

Aceite de palma roja

Aceite de semillas de chía

Aceite de semillas de linaza

Aceite de semillas de uva

Aceite de TCM

Aceitunas

Aguacate

Chispas de chocolate sin azúcar

Chocolate amargo (con 80% o más de contenido natural)

Crema de coco (la crema que se forma de la leche orgánica de coco en lata)

Ghee (mantequilla clarificada)

Granos de cacao en trozos (sin azúcar)

Grasas animales (manteca y schmaltz)

Mantequilla de animales alimentados con forraje

Proteínas

Carnes rojas (orgánicas, de animales alimentados con forraje)

Alce

Bisonte

Búfalo

Cabra (chivo)

Cordero

Res

Venado

Aves de corral (orgánicas, de granja)

Faisán

Pato

Pavo

Pollo

Tocino de pavo

Vísceras (hígado, riñón y corazón)

Huevos (de granja)
De gallina
De pato

Pescados y mariscos (capturados en su hábitat natural)

Abadejo	Huachinango
Atún	Lubina
Bacalao	Mero
Caballa	Perca
Dorado	Salmón
Filetes de anchoas	Sardinas
Halibut	Tilapia

Lácteos (enteros, orgánicos, de animales alimentados con forraje)

Crema ácida	Queso de cabra
Kéfir de leche de cabra	Queso feta de leche de oveja
Queso cottage	Quesos fuertes (cheddar, jack, colby,
Queso cottage de leche de cabra	parmesano, chèvre, manchego)
Queso crema	Yogur

Proteínas en polvo

Colágeno cetogénico en polvo	Proteínas de caldo de huesos
Proteínas cetogénicas en polvo	Proteínas de colágeno

Verduras (orgánicas)

Aceitunas	Cebolleta
Acelgas	Chícharos
Ajo	Chiles (pimiento morrón, jalapeño,
Alcachofa	poblano)
Anís/hinojo	Col
Apio	Col de Bruselas
Arúgula	Col rizada
Bok choy	Coliflor
Brócoli	Colinabo
Calabacita	Ejotes
Calabaza espagueti	Espárragos
Cebolla/cebollín/chalote	Espinacas

Germinados
Hojas de betabel
Hongos (de todos los tipos)
Jitomate
Jitomate en lata (asado, con chile verde, picado)
Lechuga (de todos los tipos)
Limoncillo
Nabo
Pasta de tomate en lata

Pepinillos (sin azúcar)
Pepino
Poro
Puré de tomate en lata
Quimbombó
Rábano
Ruibarbo
Verduras verdes
Zanahoria

Frutas (orgánicas)

Aguacate
Arándano
Frambuesa
Fresa

Lima
Limón
Toronja
Zarzamora

Nueces y semillas

Almendra
    Crema de almendras
    Harina de almendras
    Tortillas de harina de almendras
Avellana
Coco
    Crema de coco
    Harina de coco
Crema de cacahuate
Macadamia
Nuez de Brasil
Nuez de Castilla

Nuez de la India
Pecana
Piñón
Pistache
Semillas de ajonjolí
Semillas de amapola
Semillas de cáñamo (hemp)
Semillas de calabaza/pepitas
Semillas de chía
Semillas de girasol
Semillas de linaza
Tahini

Endulzantes
Estevia
Fruta del monje

Alimentos fermentados

Chucrut

Surtido de verduras fermentadas

Kimchi

Vinagre de manzana sin procesar

Sazonadores, hierbas y productos para hornear

Ajo en polvo

Hojuelas de pimiento rojo

Albahaca

Goji en polvo

Bicarbonato de sodio

Jengibre (fresco y en polvo)

Cacao en polvo

Mostaza en polvo

Canela

Orégano

Cebolla en polvo

Paprika/paprika ahumada

Chile en polvo

Pasta de chile rojo

Cilantro

Perejil

Cocoa en polvo

Pimienta de Cayena

Comino

Pimienta negra

Cremor tártaro

Polvo para hornear

Cúrcuma

Rábano picante

Eneldo

Romero

Especia pumpkin pie

Sal de mar

Extracto de hierbabuena

Sal rosa del Himalaya

Extracto puro de vainilla

Salvia

Hierbabuena

Sazonador italiano

Hojas de laurel

Tomillo

Condimentos

Aminos de coco

Vinagre balsámico

Mayonesa (con aceite de aguacate)

Vinagre de coco

Mostaza (amarilla y de Dijon)

Vinagre de manzana

Salsa catsup (baja en azúcar)

Vino blanco

Salsa picante

Bebidas

Agua mineral

Agua purificada

Café (de preferencia orgánico)

Leche de almendras (sin azúcar)

Leche de coco

Té (de hierbas, sin azúcar, verde, chino, Eleotin y de yerba mate)

Para mantenerte al día sobre las últimas novedades de la dieta cetogénica y la salud, no dudes en seguirnos a mi esposa, Chelsea, y a mí en las redes sociales:

Facebook: www.facebook.com/DrJoshAxe/
YouTube: www.youtube.com/doctorjoshaxe
Instagram: drjoshaxe y drchelseaaxe

Agradecimientos

Gracias a la brillante Ginny Graves por haberme ayudado a crear este libro. Mi más sincera gratitud, asimismo, a todo el equipo de Little, Brown Spark, y en especial a Tracy Behar y Peggy Freudenthal, por sus fantásticas ideas, labor editorial y visión acerca de lo que podía ser este volumen. Gracias a mi agente literaria, Bonnie Solow, la mejor en su campo y quien siempre llega más lejos de lo que debe. Deseo expresar igualmente mi más profunda gratitud a Jordan Rubin, mi mejor amigo y socio, por inspirarme a escribir este libro. Y a todo mi equipo en Ancient Nutrition: gracias por su intenso trabajo y sincero compromiso con una mejor salud para nuestro país y el mundo. Por último, muchas gracias a todos los que me siguen en las redes sociales y visitan mi sitio web, así como a quienes compraron este libro. ¡Y a ti por invertir en tu bienestar y llevar tu salud al siguiente nivel!

Con mis mejores deseos,
Dr. Josh Axe

Notas

CAPÍTULO 1. LA DIETA QUE DA RESULTADO CUANDO NO FUNCIONA NADA MÁS

[1] John S. O'Brien y E. Lois Sampson, "Lipid Composition of the Normal Human Brain: Gray Matter, White Matter and Myelin", en *Journal of Lipid Research*, núm. 6, octubre de 1965, pp. 537-544.

[2] Priya Sumithran, Luke A. Prendergast, Elizabeth Delbridge *et al.*, "Long-Term Persistence of Hormonal Adaptations to Weight Loss", en *New England Journal of Medicine*, núm. 365, 27 de octubre de 2011, pp. 1597-1604.

[3] Cara B. Ebbeling, Janis F. Swain, Henry A. Feldman *et al.*, "Effects of Dietary Composition on Energy Expenditure during Weight-Loss Maintenance", en *Journal of the American Medical Association*, núm. 307, 27 de junio de 2012, pp. 2627-2634.

[4] P. Sumithran, L. A. Prendergast, E. Delbridge *et al.*, "Ketosis and Appetite-Mediating Nutrients and Hormones after Weight Loss", en *European Journal of Clinical Nutrition*, núm. 67, julio de 2013, pp. 759-764.

[5] Philip B. Maffetone y Paul B. Laursen, "The Prevalence of Overfat Adults and Children in the US", en *Frontiers in Public Health*, núm. 5, noviembre de 2017.

[6] Raj Padwal, William D. Leslie, Lisa M. Lix y Sumit R. Majumdar, "Relationship among Body Fat Percentage, Body Mass Index and All-Cause Mortality: A Cohort Study", en *Annals of Internal Medicine*, núm. 164, abril de 2016, pp. 532-541.

[7] Centers for Disease Control and Prevention, "Trends in Intake of Energy and Macronutrients in Adults from 1999-2000 through 2007-2008", en *NCHS Data Brief*, núm. 49, noviembre de 2010.

[8] Anahad O'Connor, "Rethinking Weight Loss and the Reasons We're 'Always Hungry'", en *The New York Times*, 7 de enero de 2016, https://

well.blogs.nytimes.com/2016/01/07/rethinking-weight-loss-and-the-reasons-were-always-hungry/.

9 Iris Shai, Dan Schwarzfuchs, Yaakov Henkin *et al.*, "Weight Loss with a Low-Carbohydrate, Mediterranean, or Low-Fat Diet", en *New England Journal of Medicine*, núm. 359, 17 de julio de 2008, pp. 229-241.

CAPÍTULO 2. LAS VENTAJAS DE LA DIETA CETOGÉNICA

1 Centers for Disease Control and Prevention, "New CDC Report: More than 100 Million Americans Have Diabetes or Prediabetes", en *CDC Newsroom Releases*, 18 de julio de 2017.

2 Centers for Disease Control and Prevention, "Long-Term Trends in Diabetes", abril de 2017, https://www.cdc.gov/diabetes/statistics/slides/long_term_trends.pdf.

3 Eric C. Westman, William S. Yancy Jr., John C. Mavropoulos, Megan Marquart y Jennifer R. McDuffie, "The Effect of a Low-Carbohydrate, Ketogenic Diet versus a Low-Glycemic Control in Type 2 Diabetes Mellitus", en *Nutrition & Metabolism*, núm. 5, 19 de diciembre de 2008.

4 A. Paoli, A. Rubini, J. S. Volek y K. A. Grimaldi, "Beyond Weight Loss: A Review of the Therapeutic Uses of Very-Low-Carbohydrate (Ketogenic) Diets", en *European Journal of Clinical Nutrition*, núm. 67, 2013, pp. 789-796.

5 N. B. Bueno, I. S. Vieira de Melo, S. Lima de Oliveira y T. da Rocha Ataide, "Very-Low-Carbohydrate Ketogenic Diet v. Low-Fat Diet for Long-Term Weight Loss: A Meta-Analysis of Randomized Controlled Trials", en *British Journal of Nutrition*, núm. 110, octubre de 2013, pp. 1178-1187.

6 Hussein M. Dashti, Thazhumpal C. Mathew, Talib Hussein *et al.*, "Long-Term Effects of a Ketogenic Diet in Obese Patients", en *Experimental & Clinical Cardiology*, núm. 9, 2004, pp. 200-205.

7 J. W. Wheless, "History of the Ketogenic Diet", en *Epilepsia*, núm. 49, noviembre de 2008, pp. 3-5.

8 Samuel Livingston, *Comprehensive Management of Epilepsy in Infancy, Childhood and Adolescence*, Springfield, Charles C. Thomas Publisher, 1972, pp. 378-405.

9 A. Paoli *et al.*, *op. cit.*

10 Matthew K. Taylor, Debra K. Sullivan, Jonathan D. Mahnken, Jeffrey M. Burns y Russell H. Swerdlow, "Feasibility and Efficacy Data from a Ketogenic Diet Intervention in Alzheimer's Disease", en *Alzheimer's & Dementia*,

núm. 4, 2018, pp. 28-36; Robert Krikorian, Marcelle D. Shidler, Krista Dangelo, Sarah C. Couch, Stephen C. Benoit y Deborah J. Clegg, "Dietary Ketosis Enhances Memory in Mild Cognitive Impairment", en *Neurobiology of Aging*, núm. 33, 2012, pp. 19-27; M. Ota, J. Matsuo, I. Ishida *et al.*, "Effect of a Ketogenic Meal on Cognitive Function in Elderly Adults: Potential for Cognitive Enhancement", en *Psychopharmacology*, núm. 233, 2016, pp. 3797-3802.

[11] T. B. Vanitallie, C. Nonas, A. Di Rocco, K. Boyar, K. Hyams y S. B. Heymsfield, "Treatment of Parkinson Disease with Diet-Induced Hyperketonemia: A Feasibility Study", en *Neurology*, núm. 64, 22 de febrero de 2005, pp. 728-730.

[12] Eleonora Napoli, Nadia Dueñas y Cecilia Giulivi, "Potential Therapeutic Use of the Ketogenic Diet in Autism Spectrum Disorders", en *Frontiers in Pediatrics*, núm. 2, 30 de junio de 2014.

[13] M. J. Tisdale, R. A. Brennan y K. C. Fearon, "Reduction of Weight Loss and Tumour Size in a Cachexia Model by a High Fat Diet", en *British Journal of Cancer*, núm. 56, 1987, pp. 39-43.

[14] Bryan G. Allen, Sudershan K. Bhatia, Carryn M. Anderson *et al.*, "Ketogenic Diets as an Adjuvant Cancer Therapy: History and Potential Mechanism", en *Redox Biology*, núm. 2, 2014, pp. 963-970.

[15] Richard Weindruch y Rajindar S. Sohal, "Caloric Intake and Aging", en *New England Journal of Medicine*, núm. 337, 1997, pp. 986-994.

[16] J. Traba, M. Kwarteng-Siaw, T. C. Okoli *et al.*, "Fasting and Refeeding Differentially Regulate NLRP3 Inflammasome Activation in Human Subjects", en *Journal of Clinical Investigation*, núm. 125, noviembre de 2015, pp. 4592-4600.

[17] J. C. Newman, A. J. Covarrubias, M. Zhao *et al.*, "Ketogenic Diet Reduces Midlife Mortality and Improves Memory in Aging Mice", en *Cell Metabolism*, núm. 26, septiembre de 2017, pp. 547-557.

[18] Mahshid Dehghan, Andrew Mente, Xiaohe Zhang *et al.*, "Associations of Fats and Carbohydrate Intake with Cardiovascular Disease and Mortality in 18 Countries from Five Continents (PURE): A Prospective Cohort Study", en *Lancet*, núm. 390, noviembre de 2017, pp. 2050-2062.

CAPÍTULO 3. CÓMO INICIAR LA CETOSIS

[1] Nicole M. Aven, P. Rada y B. G. Hoebel, "Evidence for Sugar Addiction: Behavioral and Neurochemical Effects of Intermittent, Excessive Sugar

Intake", en *Neuroscience and Biobehavioral Reviews*, núm. 32, 2008, pp. 20-39.

[2] Wendy S. White, Y. Zhou, A. Crane, P. Dixon, F. Quadt y L. M. Flendrig, "Modeling the Dose Effects of Soybean Oil in Salad Dressing on Carotenoid and Fat-Soluble Vitamin Bioavailability in Salad Vegetables", en *American Journal of Clinical Nutrition*, núm. 106, agosto de 2017, pp. 1041-1051.

[3] M. P. St.-Onge, R. Ross, W. D. Parsons y P. J. Jones, "Medium-Chain Triglycerides Increase Energy Expenditure and Decrease Adiposity in Overweight Men", en *Obesity Research*, núm. 11, marzo de 2003, pp. 395-402.

[4] H. Singh, T. Kaur, S. Manchanda y G. Kaur, "Intermittent Fasting Combined with Supplementation with Ayurvedic Herbs Reduces Anxiety in Middle Aged Female Rats by Anti-Inflammatory Pathways", en *Biogerontology*, núm. 4, agosto de 2017, pp. 601-614.

[5] T. Anwer, M. Sharma, K. K. Pillai y M. Iqbal, "Effect of Withania somnifera on Insulin Sensitivity in Non-Insulin-Dependent Diabetes Mellitus Rats", en *Basic & Clinical Pharmacology & Toxicology*, núm. 102, junio de 2008, pp. 498-503.

[6] A. Chopra, P. Lavin, B. Patwardhan y D. Chitre, "A 32-Week Randomized, Placebo-Controlled Clinical Evaluation of RA-11, an Ayurvedic Drug, on Osteoarthritis of the Knees", en *Journal of Clinical Rheumatology*, núm. 10, octubre de 2004, pp. 236-245.

[7] Dushani L. Palliyaguru, S. V. Singh y T. W. Kensler, "Withania somnifera: From Prevention to Treatment of Cancer", en *Molecular Nutrition & Food Research*, núm. 60, junio de 2016, pp. 1342-1353.

[8] Jonathon L. Reay, A. B. Scholey y D. O. Kennedy, "Panax ginseng (G115) Improves Aspects of Working Memory Performance and Subjective Ratings of Calmness in Healthy Young Adults", en *Human Psychopharmacology: Clinical & Experimental*, núm. 25, agosto de 2010, pp. 462-471.

[9] C. W. Davy, C. L. Yang, S. C. Chik *et al.*, "Bioactivity-Guided Identification and Cell Signaling Technology to Delineate the Immunomodulatory Effects of Panax ginseng on Human Promonocytic U937 Cells", en *Journal of Translational Medicine*, núm. 7, mayo de 2009.

[10] Zhipeng Li y Geun Eog Ji, "Ginseng and Obesity", en *Journal of Ginseng Research*, núm. 42, enero de 2018, pp. 1-8.

[11] Xiangli Cui, Y. Jin, D. Poudyal *et al.*, "Mechanistic Insight into the Ability of American Ginseng to Suppress Cancer Associated with Colitis", en *Carcinogenesis*, núm. 31, agosto de 2010, pp. 1734-1741.

[12] H. J. Park, H. Y. Kim, K. H. Yoon, K. S. Kim y I. Shim, "The Effects of Astragalus membranaceus on Repeated Restraint Stress-Induced Biochemical

Behavioral Responses", en *Korean Journal of Physiological Pharmacology*, núm. 13, agosto de 2009, pp. 315-319.

[13] Q. Qin, J. Niu, Z. Wang, W. Xu, Z. Qiao y Y. Gu, "Astragalus membranaceus Extract Activates Immune Response in Macrophages via Heparanase", en *Molecules*, núm. 17, junio de 2012, pp. 7232-7240.

[14] Liangliang Zhou, L. Chen, J. Wang y Y. Deng, "Astragalus Polysaccharide Improves Cardiac Function in Doxorubicin-Induced Cardiomyopathy through ROS-p38 Signaling", en *International Journal of Clinical and Experimental Medicine*, núm. 8, noviembre de 2015, pp. 21839-21848.

[15] Bin Yang, B. Xiao y T. Sun, "Antitumor and Immunomodulatory Activity of Astragalus membranaceus Polysaccharides in H22 Tumor-Bearing Mice", en *International Journal of Biological Macromolecules*, noviembre de 2013, pp. 287-290.

[16] E. A. Al-Dujaili, C. J. Kenyon, M. R. Nicol y J. I. Mason, "Liquorice and Glycyrrhetinic Acid Increase DHEA and Deoxycorticosterone Levels in Vivo and in Vitro by Inhibiting Adrenal SULT2A1 Activity", en *Molecular and Cellular Endocrinology*, núm. 336, abril de 2011, pp. 102-109.

[17] Qing-Chun Huang, M. J. Wang, X. M. Chen *et al.*, "Can Active Components of Licorice, Glycyrrhizin and Glycyrrhetinic Acid Lick Rheumatoid Arthritis?", en *Oncotarget*, núm. 7, enero de 2016, pp. 1193-1202.

[18] E. M. Olsson, B. von Schéele y A. G. Panossian, "A Randomised, Double-Blind, Placebo-Controlled, Parallel-Group Study of the Standardised Extract shr-5 of the Roots of Rhodiola rosea in the Treatment of Subjects with Stress-Related Fatigue", en *Planta Medica*, núm. 75, febrero de 2009, pp. 105-112.

[19] A. Bystritsky, L. Kerwin y J. D. Feusner, "A Pilot Study of Rhodiola rosea (Rhodax) for Generalized Anxiety Disorder", en *Journal of Alternative and Complementary Medicine*, núm. 14, marzo de 2008, pp. 175-180.

[20] Jessica L. Verpeut, A. L. Walters y N. T. Bello, "Citrus aurantium and Rhodiola rosea in Combination Reduce Visceral White Adipose Tissue and Increase Hypothalamic Norepinephrine in a Rat Model of Diet-Induced Obesity", en *Nutrition Research*, núm. 33, junio de 2013, pp. 503-512.

[21] Paola Rossi, D. Buonocore, E. Altobelli *et al.*, "Improving Training Condition Assessment in Endurance Cyclists: Effects of Ganoderma lucidum and Ophiocordyceps sinensis Dietary Supplementation", en *Evidence-Based Complementary and Alternative Medicine*, abril de 2014.

[22] E. A. Murphy, J. M. Davis y M. D. Carmichael, "Immune Modulating Effects of Beta-Glucan", en *Current Opinion in Clinical Nutrition & Metabolic Care*, núm. 13, noviembre de 2010, pp. 656-661.

[23] C. Vandenberghe, V. St-Pierre, A. Courchesne-Loyer, M. Hennebelle, C. A. Castellano y S. C. Cunnane, "Caffeine Intake Increases Plasma Ketones: An Acute Metabolic Study in Humans", en *Canadian Journal of Physiology and Pharmacology*, núm. 95, abril de 2017, pp. 455-458.

CAPÍTULO 4. GUÍA DEL USUARIO DE LA DIETA CETOGÉNICA

[1] Hedy Kober *et al.*, estudio terminado y en revisión.
[2] Mary Enig, "Fat and Cholesterol in Human Milk", en Weston A. Price Foundation, 31 de diciembre de 2001, https://www.westonaprice.org/health-topics/childrens-health/fat-and-cholesterol-in-human-milk/.
[3] M. A. Reger, S. T. Henderson, C. Hale *et al.*, "Effects of Beta-Hydroxybutyrate on Cognition in Memory-Impaired Adults", en *Neurobiology of Aging*, núm. 25, marzo de 2004, pp. 311-314.
[4] K. Yamagishi, H. Iso, H. Yatsuya *et al.*, "Dietary Intake of Saturated Fatty Acids and Mortality from Cardiovascular Disease in Japanese: The Japan Collaborative Cohort Study for Evaluation of Cancer Risk (JACC) Study", en *American Journal of Clinical Nutrition*, núm. 92, octubre de 2010, pp. 759-765.
[5] R. P. Mensink y M. B. Katan, "Effect of Dietary Fatty Acids on Serum Lipids and Lipoproteins: A Meta-Analysis of 27 Trials", en *Arteriosclerosis and Thrombosis*, núm. 12, agosto de 1992, pp. 911-919.
[6] D. F. Hebeisen, F. Hoeflin, H. P. Reusch, E. Junker y B. H. Lauterburg, "Increased Concentrations of Omega-3 Fatty Acids in Milk and Platelet Rich Plasma of Grass-Fed Cows", en *International Journal of Vitamin and Nutrition Research*, núm. 63, 1993, pp. 229-233.
[7] Cynthia Daley, Amber Abbott, Patrick S. Doyle, Glenn A. Nader y Stephanie Larson, "A Review of Fatty Acid Profiles and Antioxidant Content in Grass-Fed and Grain-Fed Beef", en *Nutrition Journal*, núm. 10, marzo de 2010, pp. 1-9.
[8] Chenxi Qin, J. Lv, Y. Guo *et al.*, "Associations of Egg Consumption with Cardiovascular Disease in a Cohort Study of 0.5 Million Chinese Adults", en *Heart*, mayo de 2018.
[9] Almudena Sánchez-Villegas, L. Verberne, J. De Irala *et al.*, "Dietary Fat Intake and the Risk of Depression: The SUN Project", en *PLOS One*, núm. 6, enero de 2011.
[10] Mohammed Y. Yakoob, P. Shi, W. C. Willett *et al.*, "Circulating Biomarkers of Dairy Fat and Risk of Incident Diabetes Mellitus among Men

and Women in the United States in Two Large Prospective Cohorts", en *Circulation*, núm. 133, marzo de 2016, pp. 1645-1654.

[11] S. Rautiainen, L. Wang, I. M. Lee, J. E. Manson, J. E. Buring y H. D. Sesso, "Dairy Consumption in Association with Weight Change and Risk of Becoming Overweight or Obese in Middle-Aged and Older Women: A Prospective Cohort Study", en *American Journal of Clinical Nutrition*, núm. 103, abril de 2016, pp. 979-988.

[12] B. Smith, "Organic Foods vs. Supermarket Foods: Element Levels", en *Journal of Applied Nutrition*, 1993.

[13] S. Padrangi y L. F. LaBorde, "Retention of Folate, Carotenoids and Other Quality Characteristics in Commercially Packaged Fresh Spinach", en *Journal of Food Science*, mayo de 2006.

[14] Joy C. Rickman, Diane M. Barrett y Christine M. Bruhn, "Nutritional Comparison of Fresh, Frozen and Canned Fruits and Vegetables. Part 1. Vitamins C and B and Phenolic Compounds", en *Journal of the Science of Food and Agriculture*, núm. 87, 2007, pp. 930-944.

[15] R. A. Hites, J. A. Foran, D. O. Carpenter, M. C. Hamilton, B. A. Knuth y S. J. Schwager, "Global Assessment of Organic Contaminants in Farmed Salmon", en *Science*, núm. 303, enero de 2004, pp. 226-229.

CAPÍTULO 5. SUPERSUPLEMENTOS CETOGÉNICOS

[1] D. R. Davis, M. D. Epp y H. D. Riordan, "Changes in USDA Food Composition Data for 43 Garden Crops, 1950 to 1999", en *Journal of the American College of Nutrition*, núm. 23, diciembre de 2004, pp. 669-682.

[2] Brianna J. Stubbs, P. J. Cox, R. D. Evans, M. Cyranka, K. Clarke y H. de Wet, "A Ketone Ester Drink Lowers Human Ghrelin and Appetite", en *Obesity*, núm. 26, febrero de 2018, pp. 269-273.

[3] D. Choudhary, S. Bhattacharyya y S. Bose, "Efficacy and Safety of Ashwagandha (Withania somnifera L. Dunal) Root Extract in Improving Memory and Cognitive Functions", en *Journal of Dietary Supplements*, núm. 14, noviembre de 2017, pp. 599-612.

[4] Mayo Clinic, "Healthy Lifestyle: Nutrition and Healthy Eating, Expert Answers", 21 de febrero de 2018, https://www.mayoclinic.org/healthy-lifestyle/nutrition-and-healthy-eating/expert-answers/functional-foods/faq-20057816.

[5] Y. Takada, A. Bhardwaj, P. Potdar y B. B. Aggarwal, "Nonsteroidal Anti-inflammatory Agents Differ in Their Ability to Suppress NF-kappaB Acti-

vation, Inhibition of Expression of Cyclooxygenase-2 and Cyclin D1, and Abrogation of Tumor Cell Proliferation", en *Oncogene*, núm. 9, diciembre de 2004, pp. 9247-9258.

6 Cancer Research UK, "Turmeric", última visita, 6 de agosto de 2015, https://www.cancerresearchuk.org/about-cancer/cancer-in-general/treatment/complementary-alternative-therapies/individual-therapies/turmeric.

7 B. Shan, Y. Z. Cai, M. Sun y H. Corke, "Antioxidant Capacity of 26 Spice Extracts and Characterization of Their Phenolic Constituents", en *Journal of Agricultural and Food Chemistry*, núm. 53, octubre de 2005, pp. 7749-7759.

CAPÍTULO 6. TÁCTICAS PARA UN ESTILO DE VIDA CETOGÉNICO

1 Essential Oils Academy, "History of Essential Oils", https://essentialoils academy.com/history/.

2 Elizabeth Steels, A. Rao y L. Vitetta, "Physiological Aspects of Male Libido Enhanced by Standardized Trigonell foenum-graecum Extract and Mineral Formulation", en *Phytotherapy Research*, núm. 25, septiembre de 2011, pp. 1294-1300.

3 M. Khrosravi Samani, H. Mahmoodian, A. Moghadamnia, A. Poorsattar Bejeh Mir y M. Chitsazan, "The Effect of Frankincense in the Treatment of Moderate Plaque-Induced Gingivitis: A Double Blinded Randomized Clinical Trial", en *DARU Journal of Pharmaceutical Sciences*, núm. 19, 2011, pp. 288-294.

4 S. Kasper, "An Orally Administered Lavandula Oil Preparation (Silexan) for Anxiety Disorder and Related Conditions: An Evidence Based Review", en *International Journal of Psychiatry in Clinical Practice*, noviembre de 2013, pp. 15-22.

5 B. Uehleke, S. Schaper, A. Dienel, S. Schlaefke y R. Stange, "Phase II Trial on the Effects of Silexan in Patients with Neurasthenia, Post-Traumatic Stress Disorder or Somatization Disorder", en *Phytomedicine*, núm. 19, junio de 2012, pp. 665-671.

6 G. Cappello, M. Spezzaferro, L. Grossi, L. Manzoli y L. Marzio, "Peppermint Oil (Mintoil) in the Treatment of Irritable Bowel Syndrome: A Prospective Double Blind Placebo-Controlled Randomized Trial", en *Digestive and Liver Disease*, núm. 39, junio de 2007, pp. 530-536.

7 Mark Moss y Lorraine Oliver, "Plasma 1,8-Cineole Correlates with Cognitive Performance Following Exposure to Rosemary Essential Oil Aro-

ma", en *Therapeutic Advances in Psychopharmacology*, núm. 2, junio de 2012, pp. 103-113.

[8] S. Enshaieh, A. Jooya, A. H. Siadat y F. Iraji, "The Efficacy of 5% Topical Tea Tree Oil Gel in Mild to Moderate Acne Vulgaris: A Randomized Double-Blind Placebo-Controlled Study", en *Indian Journal of Dermatology, Venereology and Leprology*, núm. 73, enero-febrero de 2007, pp. 22-25.

[9] American Institute of Stress, "America's #1 Health Problem", https://www.stress.org/americas-1-health-problem/.

[10] Veronique A. Taylor, V. Daneault, J. Grant *et al.*, "Impact of Meditation Training on the Default Mode Network during a Restful State", en *Social Cognitive and Affective Neuroscience*, núm. 8, enero de 2013, pp. 4-14.

[11] Mei-Kei Leung, W. K. W. Lau, C. C. H. Chan, S. S. Y. Wong, A. L. C. Fung y T. M. C. Lee, "Meditation-Induced Neuroplastic Changes in Amygdala Activity during Negative Affective Processing", en *Social Neuroscience*, núm. 13, abril de 2017, pp. 277-288.

[12] Britta K. Holzel *et al.*, "Mindfulness Practice Leads to Increases in Regional Brain Gray Matter Density", en *Psychiatry Research*, núm. 191, enero de 2011, pp. 36-43.

[13] M. Jackowska, J. Brown, A. Ronaldson y A. Steptoe, "The Impact of a Brief Gratitude Intervention on Subjective Well-Being, Biology and Sleep", en *Journal of Health Psychology*, núm. 21, octubre de 2016, pp. 2207-2217.

[14] Laura Redwine, B. L. Henry, M. A. Pung *et al.*, "A Pilot Randomized Study of a Gratitude Journaling Intervention on HRV and Inflammatory Biomarkers in Stage B Heart Failure Patients", en *Psychosomatic Medicine*, núm. 78, julio-agosto de 2016, pp. 667-676.

[15] Debra Umberson y Jennifer Kara Montez, "Social Relationships and Health: A Flashpoint for Health Policy", en *Journal of Health and Social Behavior*, núm. 51, 2010, pp. S54-S66.

[16] B. J. Park, Y. Tsunetsugu, T. Kasetani, T. Kagawa y Y. Miyazaki, "The Physiological Effects of Shinrin-yoku (Taking in the Forest Atmosphere or Forest Bathing): Evidence from Field Experiments in 24 Forests across Japan", en *Environmental Health and Preventive Medicine*, núm. 15, enero de 2010, pp. 18-26.

[17] Jeffrey M. Jones, "In U.S., 40% Get Less Than Recommended Amount of Sleep", 19 de diciembre de 2013, Gallup, https://news.gallup.com/poll/166553/less-recommended-amount-sleep.aspx.

[18] Shahrad Teheri, L. Lin, D. Austin, T. Young y E. Mignot, "Short Sleep Duration Is Associated with Reduced Leptin, Elevated Ghrelin, and Increased Body Mass Index", en *PLOS Medicine*, núm. 1, diciembre de 2004.

[19] Deloitte, "2016 Global Mobile Consumer Survey: US Edition", en *Deloitte Development*, 2016, p. 4.

[20] Thomas Weaver, "Bad Mood? Get Moving", University of Vermont, 3 de noviembre de 2009, http://www.uvm.edu/it/?page=news&storyID=100 98&category=ucommall.

[21] C. D. Reimer, G. Knapp y A. K. Reimers, "Does Physical Activity Increase Life Expectancy? A Review of the Literature", en *Journal of Aging Research*, núm. 11, julio de 2012.

[22] H. Arem, S. C. Moore, A. Patel *et al.*, "Leisure Time Physical Activity and Mortality: A Detailed Pooled Analysis of the Dose-Response Relationship", en *JAMA Internal Medicine*, núm. 175, junio de 2015, pp. 959-967.

CAPÍTULO 7. TRANSFORMACIÓN CETOGÉNICA DEL METABOLISMO

[1] A. Paoli, A. Rubini, J. S. Volek y K. A. Grimaldi, "Beyond Weight Loss: A Review of the Therapeutic Uses of Very-Low-Carbohydrate (Ketogenic) Diets", en *European Journal of Clinical Nutrition*, núm. 67, 2013, pp. 789-796.

[2] Jennifer Abbasi, "Interest in the Ketogenic Diet Grows for Weight Loss and Type 2 Diabetes", en *Journal of the American Medical Association*, núm. 319, 16 de enero de 2018, pp. 215-217.

[3] N. B. Bueno, I. S. Vieira de Melo, S. Lima de Oliveira y T. da Rocha Ataide, "Very Low Carbohydrate Ketogenic Diet v. Low-Fat Diet for Long-Term Weight Loss: A Meta-Analysis of Randomised Controlled Trials", en *British Journal of Nutrition*, núm. 110, octubre de 2013, pp. 1178-1187.

[4] Madeline K. Gibas y Kelly J. Gibas, "Induced and Controlled Dietary Ketosis as a Regulator of Obesity and Metabolic Syndrome Pathologies", en *Diabetes & Metabolic Syndrome*, noviembre de 2017.

[5] Amy Miskimon Goss, Barbara A Gower, Taraneh Soleymani, Mariah Stewart y Kevin Fontaine, "Effects of an Egg-Based, Carbohydrate-Restricted Diet on Body Composition, Fat Distribution, and Metabolic Health in Older Adults with Obesity: Preliminary Results from a Randomized Controlled Trial", en *FASEB Journal*, abril de 2017.

[6] Sarah J. Hallberg, A. L. McKenzie, P. T. Williams *et al.*, "Effectiveness and Safety of a Novel Care Model for the Management of Type 2 Diabetes at 1 Year: An Open-Label, Non-Randomized, Controlled Study", en *Diabetes Therapy*, núm. 9, abril de 2018, pp. 583-612.

[7] Jeff S. Volek, S. D. Phinney, C. E. Forsythe *et al.*, "Carbohydrate Restric-

tion Has a More Favorable Impact on the Metabolic Syndrome than a Low Fat Diet", en *Lipids*, núm. 44, abril de 2009, pp. 297-309.

8 P. Sumithran, L. A. Prendergast, E. Delbridge *et al.*, "Ketosis and Appetite-Mediating Nutrients and Hormones after Weight Loss", en *European Journal of Clinical Nutrition*, núm. 67, julio de 2013, pp. 759-764.

9 Antonio Paoli, G. Bosco, E. M. Camporesi y D. Mangar, "Ketosis, Ketogenic Diet and Food Intake Control: A Complex Relationship", en *Frontiers in Psychology*, núm. 6, febrero de 2015.

10 Priya Sumithran, Luke A. Prendergast y Elizabeth Delbridge, "Long-Term Persistence of Hormonal Adaptations to Weight Loss", en *New England Journal of Medicine*, núm. 365, octubre de 2011, pp. 1597-1604.

11 Liu Lin Thio, "Hypothalamic Hormones and Metabolism", en *Epilepsy Research*, núm. 10, julio de 2012, pp. 245-251.

12 Pam Harrison, "Almost Half the US Population Has Diabetes or Its Precursor", en *Medscape*, 19 de julio de 2017, https://www.medscape.com/viewarticle/883132.

13 Thomas Reinehr, "Type 2 Diabetes Mellitus in Children and Adolescents", en *World Journal of Diabetes*, núm. 4, diciembre de 2013, pp. 270-281.

14 Elizabeth J. Mayer-Davis, Jean M. Lawrence, Dana Dabelea *et al.*, "Incidence Trends of Type 1 and Type 2 Diabetes among Youths, 2002-2012", en *New England Journal of Medicine*, núm. 376, abril de 2017, pp. 1419-1429.

15 I. Partsalaki, A. Karvela y B. Spiliotis, "Metabolic Impact of a Ketogenic Diet Compared to a Hypocaloric Diet in Obese Children and Adolescents", en *Journal of Pediatric Endocrinology and Metabolism*, núm. 25, 2012, pp. 697-704.

16 University of California San Francisco, Sugar Science, "How Much Is Too Much?", http://sugarscience.ucsf.edu/the-growing-concern-of-over consumption. html #.W3sglJNKhEI.

17 Sanjay Basu, Paula Yoffe, Nancy Hills y Robert H. Lustig, "The Relationship of Sugar to Population-Level Diabetes Prevalence: An Economic Analysis of Repeated Cross-Sectional Data", en *PLOS One*, núm. 8, febrero de 2013.

18 Alison B. Evert, Jackie L. Boucher, Marjorie Cypress *et al.*, "Nutrition Therapy Recommendations for the Management of Adults with Diabetes", en *Diabetes Care*, núm. 36, noviembre de 2013.

19 H. M. Dashti, Thazhumpal C. Mathew, Talib Hussein et al., "Long-Term Effects of a Ketogenic Diet in Obese Patients", en *Experimental & Clinical Cardiology*, núm. 9, otoño de 2004, pp. 200-205.

[20] M. P. St.-Onge y P. J. Jones, "Greater Rise in Fat Oxidation with Medium-Chain Triglyceride Consumption Relative to Long-Chain Triglyceride Is Associated with Lower Initial Body Weight and Greater Loss of Subcutaneous Adipose Tissue", en *International Journal of Obesity and Related Metabolic Disorders*, núm. 27, diciembre de 2003, pp. 1565-1571.

[21] R. A. Anderson, N. Cheng, N. A. Bryden *et al.*, "Elevated Intakes of Supplemental Chromium Improve Glucose and Insulin Variables in Individuals with Type 2 Diabetes", en *Diabetes*, núm. 46, noviembre de 1997, pp. 1786-1791.

[22] T. Kim, J. Davis, A. J. Zhang, X. He y S. T. Mathews, "Curcumin Activates AMPK and Suppresses Gluconeogenic Gene Expression in Hepatoma Cells", en *Biochemical and Biophysical Research Communications*, núm. 388, octubre de 2009, pp. 377-382.

[23] Nafiseh Khandouzi, F. Shidfar, A. Rajab, T. Rahideh, P. Hosseini y M. Mir Taheri, "The Effects of Ginger on Fasting Blood Sugar, Hemoglobin A1c, Apolipoprotein B, Apolipoprotein A-I and Malondialdehyde in Type 2 Diabetic Patients", en *Iranian Journal of Pharmaceutical Research*, núm. 14, invierno de 2015, pp. 131-140.

[24] L. Nogara, N. Naber, E. Pate, M. Canton, C. Reggiani y R. Cooke, "Piperine's Mitigation of Obesity and Diabetes Can Be Explained by Its Up-Regulation of the Metabolic Rate of Resting Muscle", en *Proceedings of the National Academy of Sciences*, núm. 113, noviembre de 2016, pp. 13009-13014.

CAPÍTULO 8. TU CEREBRO BAJO LA DIETA KETO

[1] Maciej Gasior, Michael A. Rogawski y Adam L. Hartman, "Neuroprotective and Disease-Modifying Effects of the Ketogenic Diet", en *Behavioral Pharmacology*, núm. 17, septiembre de 2006, pp. 431-439.

[2] Alzheimer's Association, "2018 Alzheimer's Disease Facts and Figures", https://www.alz.org/media/Documents/alzheimers-facts-and-figures-infographic.pdf.

[3] *Ibid.*

[4] Organización Mundial de la Salud, "Dementia: Key Facts", http://www.who.int/news-room/fact-sheets/detail/dementia.

[5] Fanfan Zheng, L. Yan, Z. Yang, B. Zhong y W. Xie, "HbA1c, Diabetes and Cognitive Decline: The English Longitudinal Study of Aging", en *Diabetologia*, núm. 61, abril de 2018, pp. 839-848.

[6] Yang An, V. R. Varma, S. Varma *et al.*, "Evidence for Brain Glucose Dysregulation in Alzheimer's Disease", en *Alzheimer's & Dementia*, núm. 14, marzo de 2018, pp. 318-329.

[7] Ingrid Van der Auwera, Stefaan Wera, Fred Van Leuven y Samuel T. Henderson, "A Ketogenic Diet Reduces Amyloid Beta 40 and 42 in a Mouse Model of Alzheimer's Disease", en *Nutrition & Metabolism*, núm. 2, octubre de 2005.

[8] Matthew K. Taylor *et al.*, "Feasibility and Efficacy Data from a Ketogenic Diet Intervention in Alzheimer's Disease", en *Alzheimer's & Dementia: Translation Research & Clinical Interventions*, núm. 4, 2018, pp. 28-36.

[9] Rosebud O. Roberts, L. A. Roberts, Y. E. Geda *et al.*, "Relative Intake of Macronutrients Impacts Risk of Mild Cognitive Impairment or Dementia", en *Journal of Alzheimer's Disease*, núm. 32, enero de 2012, pp. 329-339.

[10] Steven C. Vlad *et al.*, "Protective Effects of NSAIDS on the Development of Alzheimer Disease", en *Neurology*, núm. 70, mayo de 2008, pp. 1672-1677.

[11] Markus Bock, Andreas Michalsen y Paul Friedemann, "Ketogenic Diet and Prolonged Fasting Improve Health-Related Quality of Life and Lipid Profiles in Multiple Sclerosis. A Randomized Controlled Trial" (documento de la conferencia dictada en ECTRIMS 2015, Barcelona, octubre de 2015).

[12] T. E. Cullingford, "The Ketogenic Diet; Fatty Acids, Fatty Acid-Activated Receptors and Neurological Disorders", en *Prostaglandins, Leukotrines and Essential Fatty Acids*, núm. 70, marzo de 2004, pp. 253-264.

[13] Mithu Storoni y Gordon T. Plant, "The Therapeutic Potential of the Ketogenic Diet in Treating Progressive Multiple Sclerosis", en *Multiple Sclerosis International*, diciembre de 2015.

[14] T. B. VanItallie, C. Nonas, A. Di Rocco, K. Boyar, K. Hyams y S. B. Heymsfield, "Treatment of Parkinson Disease with Diet-Induced Hyperketonemia: A Feasibility Study", en *Neurology*, núm. 64, febrero de 2005, pp. 728-730.

[15] O. El-Rashidy, F. El-Baz, Y. El-Gendy, R. Khalaf, D. Reda y K. Saad, "Ketogenic Diet versus Gluten Free Casein Free Diet in Autistic Children: A Case-Control Study", en *Metabolic Brain Disease*, núm. 32, diciembre de 2017, pp. 1935-1941.

[16] E. C. Bostrok, Kenneth C. Kirkby y Bruce V. M. Taylor, "The Current Status of the Ketogenic Diet in Psychiatry", en *Frontiers in Psychiatry*, núm. 8, marzo de 2017.

[17] C. Di Lorenzo, G. Coppola, G. Sirianni *et al.*, "Migraine Improvement during Short Lasting Ketogenesis: A Proof-of-Concept Study", en *European Journal of Neurology*, núm. 22, enero de 2015, pp. 170-177.

[18] Cherubino Di Lorenzo, Gianluca Coppola, Davide Di Lenola *et al.*, "Effi-

cacy of Modified Atkins Ketogenic Diet in Chronic Cluster Headache: An Open-Label, Single-Arm Clinical Trial", en *Frontiers in Neurology*, núm. 9, febrero de 2018.

[19] Justin Sonnenburg y Erica Sonnenburg, "Gut Feelings. The 'Second Brain' in Our Gastrointestinal Systems", en *Scientific American*, 1 de mayo de 2015, https://www.scientificamerican.com/article/gut-feelings-the-second-brain-in-our-gastrointestinal-systems-excerpt/.

[20] Virginia Chaidez, Robin L. Hansen y Irva Hertz-Picciotto, "Gastrointestinal Problems in Children with Autism, Developmental Delays or Typical Development", en *Journal of Autism and Developmental Disorders*, núm. 44, mayo de 2014, pp. 1117-1127.

[21] D. Liu, Z. Wang, Z. Gao *et al.*, "Effects of Curcumin on Learning and Memory Deficits, BDNF, and ERK Protein Expression in Rats Exposed to Chronic Unpredictable Stress", en *Behavioural Brain Research*, núm. 271, septiembre de 2014, pp. 116-121.

[22] J. Sanmukhani, V. Satodia, J. Trivedi *et al.*, "Efficacy and Safety of Curcumin in Major Depressive Disorder: A Randomized Controlled Trial", en *Phytotherapy Research*, núm. 28, abril de 2014, pp. 579-585.

[23] David Kennedy, E. L. Wightman, J. L. Reay *et al.*, "Effects of Resveratrol on Cerebral Blood Flow Variables and Cognitive Performance in Humans: A Double-Blind, Placebo-Controlled, Crossover Investigation", en *American Journal of Clinical Nutrition*, núm. 91, junio de 2010, pp. 1590-1597.

[24] Esther M. Blessing, M. M. Steenkamp, J. Manzanares y C. R. Marmar, "Cannabidiol as a Potential Treatment for Anxiety Disorders", en *Neurotherapeutics*, núm. 12, octubre de 2015, pp. 825-836.

[25] S. Jazayeri, M. Tehrani-Doost, S. A. Keshavarz *et al.*, "Comparison of Therapeutic Effects of Omega-3 Fatty Acid Eicosapentaenoic Acid and Fluoxetine, Separately and in Combination, in Major Depressive Disorder", en *New Zealand Journal of Psychiatry*, núm. 42, julio de 2009, pp. 192-198.

[26] M. Friedman, "Chemistry, Nutrition, and Health-Promoting Properties of Hericium erinaceus (Lion's Mane) Mushroom Fruiting Bodies and Mycelia and Their Bioactive Compounds", en *Journal of Agricultural and Food Chemistry*, núm. 19, agosto de 2015, pp. 7108-7123.

[27] Federico Brandalise, V. Cesaroni, A. Gregori *et al.*, "Dietary Supplementation of Hericium erinaceus Increases Mossy Fiber-CA3 Hippocampal Neurotransmission and Recognition Memory in Wild-Type Mice", en *Evidence Based Complementary and Alternative Medicine*, 2017.

[28] K. Mori, S. Inatomi, K. Ouchi, Y. Azumi y T. Tuchida, "Improving Effects of the Mushroom Yamabushitake (Hericium erinaceus) on Mild Cogni-

tive Impairment: A Double-Blind Placebo-Controlled Trial", en *Phytothe-rapy Research*, núm. 23, marzo de 2009, pp. 367-372.

[29] M. Moss, J. Cook, K. Wesnes y P. Duckett, "Aromas of Rosemary and La-vender Essential Oils Differentially Affect Cognition and Mood in Healthy Adults", en *International Journal of Neuroscience*, núm. 113, ene-ro de 2003, pp. 15-38.

[30] A. Cieza, P. Maier y E. Pöppel, "Effects of Ginkgo Biloba on Mental Functioning in Healthy Volunteers", en *Archives of Medical Research*, núm. 34, septiembre-octubre de 2003, pp. 373-381.

[31] Georgia Ede, "Ketogenic Diets for Psychiatric Disorders: A New 2017 Review", en *Psychology Today*, 30 de junio de 2017, https://www.psycho-logytoday.com/us/blog/diagnosis-diet/201706/ketogenic-diets-psychiatric-disorders-new-2017-review.

CAPÍTULO 9. LA CETOSIS ES UNA HEROÍNA PARA LAS HORMONAS

[1] Centers for Disease Control and Prevention, "PCOS and Diabetes, Heart Disease, Stroke", última actualización, 14 de marzo de 2018, https://www.cdc.gov/diabetes/library/spotlights/pcos.html.

[2] John C. Mavropoulos, William S. Yancy, Juanita Hepburn y Eric C. West-man, "The Effects of a Low-Carbohydrate, Ketogenic Diet on the Poly-cystic Ovary Syndrome: A Pilot Study", en *Nutrition & Metabolism*, núm. 2, diciembre de 2005.

[3] K. Yank, Liuting Zeng, Tingting Bao y Jinwen Ge, "Effectiveness of Ome-ga-3 Fatty Acid for Polycystic Ovary Syndrome: A Systematic Review and Meta-Analysis", en *Reproductive Biology and Endocrinology*, núm. 16, marzo de 2018.

[4] S. Kalgaonkar, R. U. Almario, D. Gurusinghe *et al.*, "Differential Effects of Walnuts vs. Almonds on Improving Metabolic and Endocrine Para-meters in PCOS", en *European Journal of Clinical Nutrition*, núm. 65, mar-zo de 2011, pp. 386-393.

[5] Debra A. Nowak, D. C. Snyder, A. J. Brown y W. Demark-Wahnefried, "The Effect of Flaxseed Supplementation on Hormone Levels Associa-ted with Polycystic Ovary Syndrome: A Case Study", en *Current Topics in Nutraceutical Research*, núm. 5, 2007, pp. 177-181.

[6] Ming-Wei Lin y Meng-Hsing Wu, "The Role of Vitamin D in Polycystic Ovary Syndrome", en *Indian Journal of Medical Research*, núm. 142, sep-tiembre de 2015, pp. 238-240.

[7] Melanie McGrice y Judi Porter, "The Effect of Low Carbohydrate Diets on Fertility Hormones and Outcomes in Overweight and Obese Women: A Systematic Review", en *Nutrients*, núm. 9, febrero de 2017.

[8] Hagai Levine, N. Jørgensen, A. Martino-Andrade *et al.*, "Temporal Trends in Sperm Count: A Systematic Review and Meta-Regression Analysis", en *Human Reproduction Update*, núm. 23, noviembre de 2017, pp. 646-659.

[9] Nancy A. Melville, "Carb Intake, Sperm Count Association Explored", en *Medscape*, 23 de octubre de 2012, https://www.medscape.com/viewarticle/773202.

[10] Jorge E. Chavarro, J. W. Rich-Edwards, B. A. Rosner y W. C. Willett, "A Prospective Study of Dietary Carbohydrate Quantity and Quality in Relation to Risk of Ovulatory Infertility", en *European Journal of Clinical Nutrition*, núm. 63, enero de 2009, pp. 78-86.

[11] Robert F. Casper, "Patient Education: Premenstrual Syndrome (PMS) and Premenstrual Dysphoric Disorder (PMDD) (Beyond the Basics)", en *UpToDate*, 6 de marzo de 2017, https://www.uptodate.com/contents/premenstrual-syndrome-pms-and-premenstrual-dysphoric-disorder-pmdd-beyond-the-basics.

[12] G. E. Abraham, "Nutritional Factors in the Etiology of the Premenstrual Tension Syndromes", en *Journal of Reproductive Medicine*, núm. 28, julio de 1983, pp. 446-464.

[13] Audra L. Gollenberg, Mary L. Hediger, Sunni L. Mumford *et al.*, "Perceived Stress and Severity of Perimenstrual Symptoms: The BioCycle Study", en *Journal of Women's Health*, núm. 19, mayo de 2010, pp. 959-967.

[14] Jan L. Shifren y Margery L. S. Gass, "The North American Menopause Society Recommendations for Clinical Care of Midlife Women", en *Menopause*, núm. 21, octubre de 2014, pp. 1038-1062.

[15] S. Pruthi, S. L. Thompson, P. J. Novotny *et al.*, "Pilot Evaluation of Flaxseed for the Management of Hot Flashes", en *Journal of the Society for Integrative Oncology*, núm. 5, verano de 2007, pp. 106-112.

[16] D. P. Rose, A. P. Boyar, C. Cohen y L. E. Strong, "Effect of a Low-Fat Diet on Hormone Levels in Women with Cystic Breast Disease. I. Serum Steroids and Gonadotropins", en *Journal of the National Cancer Institute*, núm. 78, abril de 1987, pp. 623-626.

[17] J. F. Dorgan, J. T. Judd, C. Longcope *et al.*, "Effects of Dietary Fat and Fiber on Plasma and Urine Androgens and Estrogens in Men: A Controlled Feeding Study", en *American Journal of Clinical Nutrition*, núm. 64, 1996, pp. 850-855.

[18] Christina Wang, D. H. Catlin, B. Starcevic *et al.*, "Low-Fat High-Fiber Diet Decreased Serum and Urine Androgens in Men", en *Journal of Clinical Endocrinology & Metabolism*, núm. 90, marzo de 2005, pp. 3550-3559.

[19] R. Tamler, "Diabetes, Obesity and Erectile Dysfunction", en *Gender Medicine*, núm. 6, 2009, pp. 4-16.

[20] Cara B. Ebbeling, Janis F. Swain, Henry A. Feldman *et al.*, "Effects of Dietary Composition during Weight Loss Maintenance: A Controlled Feeding Study", en *Journal of the American Medical Association*, núm. 307, junio de 2012, pp. 2627-2634.

CAPÍTULO 10. LA ANIQUILACIÓN CETOGÉNICA DEL CÁNCER

[1] Centers for Disease Control and Prevention, "Leading Causes of Death", última visita, 17 de marzo de 2017, https://www.cdc.gov/nchs/fastats/leading-causes-ofdeath.htm.

[2] Ophelie Meynet y Jean-Ehrland Ricci, "Caloric Restriction and Cancer: Molecular Mechanisms and Clinical Implications", en *Trends in Molecular Medicine*, núm. 20, junio de 2014, pp. 419-427.

[3] S. Koroljow, "Two Cases of Malignant Tumors with Metastases Apparently Treated Successfully with Hypoglycemia Coma", en *Psychiatric Quarterly*, núm. 36, 1962, pp. 261-270.

[4] B. B. Barone, H. C. Yeh, C. F. Snyder *et al.*, "Long-Term All-Cause Mortality in Cancer Patients with Preexisting Diabetes Mellitus: A Systematic Review and Meta-Analysis", en *Journal of the American Medical Association*, núm. 300, diciembre de 2008, pp. 2754-2764.

[5] Danielle J. Crawley, L. Holmberg, J. C. Melvin *et al.*, "Serum Glucose and Risk of Cancer: A Meta-Analysis", en *BMC Cancer*, núm. 14, diciembre de 2014.

[6] V. W. Ho, K. Leung, A. Hsu *et al.*, "A Low Carbohydrate, High Protein Diet Slows Tumor Growth and Prevents Cancer Initiation", en *Cancer Research*, núm. 71, julio de 2011, pp. 4484-4493.

[7] Patrick T. Bradshaw, Sharon K. Sagiv, Geoffrey C. Kabat *et al.*, "Consumption of Sweet Foods and Breast Cancer Risk: A Case-Control Study of Women on Long Island, New York", en *Cancer Causes and Control*, núm. 20, octubre de 2009, pp. 1509-1515.

[8] C. S. Duchaine, I. Dumas y C. Diorio, "Consumption of Sweet Foods and Mammographic Breast Density: A Cross-Sectional Study", en *BMC Public Health*, núm. 14, junio de 2014.

9   E. Ax, H. Garmo, B. Grundmark *et al.*, "Dietary Patterns and Prostate Cancer Risk: Report from the Population Based ULSAM Cohort Study of Swedish Men", en *Nutrition and Cancer*, núm. 66, 2014, pp. 77-87.

10 A. M. Poff, C. Ari, P. Arnold, T. N. Seyfried y D. P. D'Agostino, "Ketone Supplementation Decreases Tumor Cell Viability and Prolongs Survival in Mice with Metastatic Cancer", en *International Journal of Cancer*, núm. 135, 2014, pp. 1711-1720.

11 Sebastian F. Winter, F. Loebel y J. Dietrich, "Role of Ketogenic Metabolic Therapy in Malignant Glioma: A Systematic Review", en *Critical Reviews in Oncology/Hematology*, núm. 112, abril de 2017, pp. 41-58.

12 *Ibid.*

13 L. Han, J. Zhang, P. Zhang *et al.*, "Perspective Research of the Influence of Caloric Restriction Combined with Psychotherapy and Chemotherapy Associated by Hybaroxia on the Prognosis of Patients Suffered by Glioblastoma Multiforme", en *Zhonghua Yi Xue Za Zhi*, núm. 94, julio de 2014, pp. 2129-2131.

14 Sebastian F. Winter *et al.*, *op. cit.*

15 American Cancer Society, "Key Statistics for Colorectal Cancer", última visita, 21 de febrero de 2018, https://www.cancer.org/cancer/colon-rectal-cancer/about/key-statistics.html.

16 Jeffrey A. Meyerhardt, K. Sato, D. Niedzwiecki *et al.*, "Dietary Glycemic Load and Cancer Recurrence and Survival in Patients with Stage III Colon Cancer: Findings from CALGB 89803", en *Journal of the National Cancer Institute*, núm. 104, noviembre de 2012, pp. 1702-1711.

17 Kentaro Nakamura, H. Tonouchi, A. Sasayama y K. Ashida, "A Ketogenic Formula Prevents Tumor Progression and Cancer Cachexia by Attenuating Systemic Inflammation in Colon 26 Tumor-Bearing Mice", en *Nutrients*, núm. 10, febrero de 2018.

18 Eugene J. Fine, C. J. Segal-Isaacson, R. D. Feinman *et al.*, "Targeting Insulin Inhibition as a Metabolic Therapy in Advanced Cancer: A Pilot Safety and Feasibility Dietary Trial in 10 Patients", en *Nutrition*, núm. 10, octubre de 2012, pp. 1028-1035.

19 American Cancer Society, "How Common Is Breast Cancer?", última visita, 4 de enero de 2018, https://www.cancer.org/cancer/breast-cancer/about/how-common-is-breast-cancer.html.

20 *Ibid.*

21 J. J. Branca, S. Pacini y M. Ruggiero, "Effects of Pre-Surgical Vitamin D Supplementation and Ketogenic Diet in a Patient with Recurrent Breast Cancer", en *Anticancer Research*, núm. 35, octubre de 2015, pp. 5525-5532.

[22] M. S. Iyikesici, A. K. Slocum, A. Slocum, F. B. Berkarda, M. Kalamian y T. N. Seyfried, "Efficacy of Metabolically Supported Chemotherapy Combined with Ketogenic Diet, Hyperthermia and Hyperbaric Oxygen Therapy for Stage IV Triple-Negative Breast Cancer", en *Cureus*, núm. 9, julio de 2017.

[23] Yan Jiang, Y. Pan, P. R. Rhea *et al.*, "A Sucrose-Enriched Diet Promotes Tumorigenesis in Mammary Gland in Part through the 12-Lipoxygenase Pathway", en *Cancer Research*, núm. 76, enero de 2016, pp. 24-29.

[24] C. Diorio y I. Dumas, "Relations of Omega-3 and Omega-6 Intake with Mammographic Breast Density", en *Cancer Causes and Control*, núm. 25, marzo de 2014, pp. 339-351.

[25] American Cancer Society, "Five Ways to Reduce Your Breast Cancer Risk", 2 de octubre de 2017, https://www.cancer.org/latest-news/five-ways-to-reduce-your-breast-cancer-risk.html.

[26] American Cancer Society, "Key Statistics for Prostate Cancer", última visita, 4 de enero de 2018, https://www.cancer.org/cancer/prostate-cancer/about/key-statistics.html.

[27] S. J. Freedland, J. Mavropoulos, A. Wang *et al.*, "Carbohydrate Restriction, Prostate Cancer Growth, and the Insulin-Like Growth Factor Axis", en *Prostate*, núm. 68, enero de 2008, pp. 11-19.

[28] Elizabeth M. Masko, J. A. Thomas II, J. A. Antonelli *et al.*, "Low-Carbohydrate Diets and Prostate Cancer: How Low Is 'Low Enough'?", en *Cancer Prevention Research*, núm. 3, septiembre de 2010, pp. 1124-1131.

[29] *Ibid.*

[30] Melanie Schmidt, N. Pfetzer, M. Schwab, I. Strauss y U. Kämmerer, "Effects of a Ketogenic Diet on the Quality of Life in 16 Patients with Advanced Cancer: A Pilot Trial", en *Nutrition & Metabolism*, núm. 8, julio de 2011.

[31] Mehdi Shakibaei, A. Mobasheri, C. Lueders, F. Busch, P. Shayan y A. Goel, "Curcumin Enhances the Effect of Chemotherapy against Colorectal Cancer Cells by Inhibition of NF-kB and Src Protein Kinase Signaling Pathways", en *PLOS One*, núm. 8, 2013.

[32] J. M. Lappe, D. Travers-Gustafson, K. M. Davies, R. R. Recker y R. P. Heaney, "Vitamin D and Calcium Supplementation Reduces Cancer Risk: Results of a Randomized Trial", en *American Journal of Clinical Nutrition*, núm. 85, 2007, pp. 1586-1591.

CAPÍTULO 12. EL PLAN CETOGÉNICO DE AYUNO

[1] Stephen D. Anton, K. Moehl, W. T. Donahoo *et al.*, "Flipping the Metabolic Switch: Understanding and Applying Health Benefits of Fasting", en *Obesity*, núm. 26, febrero de 2018, pp. 254-268.

[2] Shubhroz Gill y Satchidananda Panda, "A Smartphone App Reveals Erratic Diurnal Eating Patterns in Humans That Can Be Modulated for Health Benefits", en *Cell Metabolism*, núm. 22, noviembre de 2015, pp. 789-798.

[3] Valter D. Longo y Satchidananda Panda, "Fasting, Circadian Rhythms, and Time-Restricted Feeding in Healthy Lifespan", en *Cell Metabolism*, núm. 23, junio de 2016, pp. 1048-1059.

CAPÍTULO 14. EL PLAN CETOGÉNICO PARA ESTIMULAR EL COLÁGENO

[1] E. Proksch, D. Segger, J. Degwert, M. Schunck, V. Zague y S. Oesser, "Oral Supplementation of Specific Collagen Peptides Has Beneficial Effects on Human Skin Physiology: A Double-Blind, Placebo-Controlled Study", en *Skin Pharmacology and Physiology*, núm. 27, 2014, pp. 47-55.

[2] Maryam Borumand y Sara Sibilla, "Daily Consumption of the Collagen Supplement Pure Gold Collagen Reduces Visible Signs of Aging", en *Clinical Interventions in Aging*, núm. 9, 2014, pp. 1747-1758.

[3] Misato Yazaki, Y. Ito, M. Yamada *et al.*, "Oral Ingestion of Collagen Hydrolysate Leads to the Transportation of Highly Concentrated Gly-Pro-Hyp and Its Hydrolyzed Form Pro-Hyp into the Bloodstream and Skin", en *Journal of Agricultural and Food Chemistry*, núm. 65, 2017, pp. 2315-2322.

[4] D. Hexsel, V. Zague, M. Schunck, C. Siega, F. O. Camozzato y S. Oesser, "Oral Supplementation with Specific Bioactive Collagen Peptides Improves Nail Growth and Symptoms of Brittle Nails", en *Journal of Cosmetic Dermatology*, núm. 16, diciembre de 2017, pp. 520-526.

[5] P. Chen, M. Cescon y P. Bonaldo, "Lack of Collagen VI Promotes Wound-Induced Hair Growth", en *Journal of Investigative Dermatology*, núm. 135, octubre de 2015, pp. 2358-2367.

[6] O. Bruyere, B. Zegels, L. Leonori *et al.*, "Effect of Collagen Hydrolysate in Articular Pain: A 6-Month Randomized, Double-Blind Placebo Controlled Study", en *Complementary Therapies in Medicine*, núm. 20, junio de 2012, pp. 124-130.

[7] K. L. Clark, W. Sebastianelli, K. R. Flechsenhar *et al.*, "24-Week Study on the Use of Collagen Hydrolysate as a Dietary Supplement in Athletes

with Activity-Related Joint Pain", en *Current Medical Research and Opinion*, núm. 24, mayo de 2008, pp. 1485-1496.

[8] D. E. Trentham, R. A. Dynesius-Trentham, E. J. Orav *et al.*, "Effects of Oral Administration of Type II Collagen on Rheumatoid Arthritis", en *Science*, núm. 261, septiembre de 1993, pp. 1727-1730.

CAPÍTULO 15. EL PLAN CETOGÉNICO CONTRA EL CÁNCER

[1] American Cancer Society, "Study: Cancer Patients with Strong Religious or Spiritual Beliefs Report Better Health", 21 de octubre de 2015, https://www.cancer.org/latest-news/study-cancer-patients-with-strong-religious-or-spiritual-beliefs-report-better-health.html.

[2] Heather S. L. Jim, J. E. Pustejovsky, C. L. Park *et al.*, "Religion, Spirituality, and Physical Health in Cancer Patients: A Meta-Analysis", en *Cancer*, núm. 121, noviembre de 2015, pp. 3760-3768.

[3] Jacqui Stringer, R. Swindell y M. Dennis, "Massage in Patients Undergoing Intensive Chemotherapy Reduces Serum Cortisol and Prolactin", en *Psycho-Oncology*, núm. 10, octubre de 2008, pp. 1024-1031.

[4] M.P. Bennett, J. M. Zeller, L. Rosenberg y J. McCann, "The Effect of Mirthful Laughter on Stress and Natural Killer Cell Activity", en *Alternative Therapies in Health and Medicine*, núm. 9, marzo-abril de 2003, pp. 38-45.

Índice analítico

Las entradas referentes a las recetas de este libro van indicadas con *letras cursivas*.

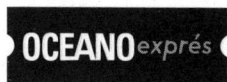

OCEANO *exprés*

Esta obra se imprimió y encuadernó
en el mes de junio de 2024,
en los talleres de Impregráfica Digital, S.A. de C.V.
Av. Coyoacán 100-D, Col. Del Valle Norte,
C.P. 03103, Benito Juárez, Ciudad de México.